北京市科学技术研究院首都高端智库研究报告

北京市医药健康产业技术路线图研究

北京市科学技术研究院创新发展战略研究所课题组　编著

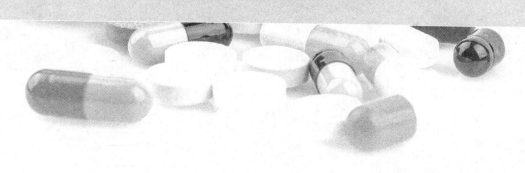

U0226330

经济管理出版社
ECONOMY & MANAGEMENT PUBLISHING HOUSE

图书在版编目（CIP）数据

北京市医药健康产业技术路线图研究/北京市科学技术研究院创新发展战略研究所课题组
编著.—北京：经济管理出版社，2022.12
ISBN 978-7-5096-8872-4

Ⅰ.①北…　Ⅱ.①北…　Ⅲ.①医疗保健事业—产业发展—研究—北京　Ⅳ.①R199.2

中国版本图书馆 CIP 数据核字（2022）第 248878 号

组稿编辑：陆雅丽
责任编辑：杜　菲
责任印制：许　艳
责任校对：陈　颖

出版发行：经济管理出版社
　　　　　（北京市海淀区北蜂窝 8 号中雅大厦 A 座 11 层　100038）
网　　　址：www.E-mp.com.cn
电　　　话：（010）51915602
印　　　刷：唐山昊达印刷有限公司
经　　　销：新华书店
开　　　本：787mm×1092mm/16
印　　　张：19.5
字　　　数：392 千字
版　　　次：2023 年 6 月第 1 版　　2023 年 6 月第 1 次印刷
书　　　号：ISBN 978-7-5096-8872-4
定　　　价：98.00 元

前　言

医药健康产业是国家重点发展的战略性新兴产业，是与人类健康密切相关的具有较强成长性、关联性和带动性的朝阳产业，对推动全国经济社会可持续发展、培育经济发展新动能具有重要意义。随着新冠肺炎疫情在全球蔓延，世界范围内加速了生命科学领域的创新突破。在此背景下，紧密关乎民生、具有科技创新驱动特点和可持续增长潜力的医药健康产业成为北京市转变发展方式、优化产业结构、转换增长动力、推动高质量发展的重点发展方向。

2018年以来，推动北京医药健康产业高质量发展成为国际科技创新中心建设的重要任务。北京市相继出台了《北京市加快科技创新发展医药健康产业的指导意见》《北京市加快医药健康协同创新行动计划（2018—2020年）》《北京市加快医药健康协同创新行动计划（2021—2023年）》《北京市生物医药全产业链开放实施方案》等多个支持医药健康产业高质量发展的政策措施，从战略部署、产业规划、平台建设、产业链布局、制度政策、生态环境等方面打造具有全球影响力的医药产业创新高地。作为关乎国计民生的战略性新兴产业与"高精尖"产业，北京市医药健康产业已成为助推北京创新发展的"双发动机"之一。

综观十余年北京市医药健康产业的快速发展，已具备实现新一轮提质增速发展的良好基础，主要表现为原始创新基础研究优势显著、功能定位与特色鲜明产业集群格局显现、产业创新要素高度集聚等。虽然医药健康产业发展还存在一些薄弱环节，距离全球有影响力的医药产业创新高地还有差距，但随着政策红利持续释放，全链条持续开放，疫苗、基因编辑、国产高端医疗设备、下一代抗体药物等重点领域深耕细作，人工智能、脑机接口等新技术应用愈发广泛，"十四五"时期北京医药健康产业高质量发展必将迈上更高台阶，为打造首都高精尖经济结构提供强有力支撑。

本书是北京市科学技术研究院首都高端智库（以下简称北科智库）系列蓝皮书成果之一。本书是一本专注于地方医药健康产业发展的报告，旨在研究和绘制未来10年北京市医药健康产业重点领域详细、精准的技术路线图，分析在不同时间节点上关键技术、相关产品、市场及政策举措等要素的实现情况，以期为业内人士提供参考。本书共八章，面向推动医药健康产业创新发展需求，利用大数据、文献专利计量分析和技术路线图理论，研究北京市医药健康产业发展现状与趋势，结合北京市产业结构特点和产业规划等内容，选择医药健康产业的疫苗和基因编辑两个重点领域，绘制重点领域技术路线图，提出对策建议，以期为国际科技创新中心建设提前布局相关医药健康领域技术研发和研发孵化提供重要的信息参考和决策支持，为北京市政府主管部门提供后续布局医药健康产业前沿技术、关键技术与技术孵化提供主要依据。

本书是由北京市科学技术研究院创新发展战略研究所、中国科学院科技战略咨询研究院联合承担的北京市财政项目"大数据背景下北京市医药健康产业重点领域选择及技术路线图研究"的研究成果，课题总负责人是北京市科学技术研究院创新发展战略研究所王海芸研究员，陈媛媛副研究员及李玲副研究员均为子课题负责人，他们共同负责研究工作的整体推进，各章研究内容主要由两单位研究人员共同完成。在本书成稿过程中得到了中国科学院微生物所、基因组所、动物所与遗传发育所，中国医学科学院药物研究所，中国食品药品检定研究院，中国科学院过程工程研究所，北京大学，中日友好医院，首都医科大学附属医院，国家药典委员会，中国医药企业发展促进会，中国生物技术股份有限公司等科研院所、高校和企业的专家的大力支持和指导，在此一并表示感谢！

希望通过本书的出版可以进一步增进广大读者对北京市医药健康产业及产业技术路线图的了解。由于路线图绘制过程中只能选择医药健康产业的部分专家进行咨询，不能穷尽所有主体，加之时间和研究水平有限，书中疏漏在所难免，本书文责自负，与咨询专家无关，欢迎广大读者提出宝贵意见和建议。

编委会

2022 年 6 月

目　录

第一章　理论与方法

当前，全球化变革日益加剧，加之新冠肺炎疫情带来的高度不确定性，世界呈现出竞争优势重塑、产业链和创新链重建、创新和经贸力量格局重构的叠加态势。在世界大变局背景下，医药健康产业日渐成为北京市加快构建高精尖经济结构、实现首都特色产业转型升级的国际引领支柱产业，是未来支撑首都经济社会发展较有潜力的增长极。

第一节　医药健康产业的范围界定与特点分析

一、政策文件对医药健康产业的界定与要求

通过对国家层面、北京市层面医药健康产业相关的政策文件进行梳理，发现在不同发展阶段对医药健康产业的认知和界定均有差别，对医药健康产业的发展重点提出了不同要求，但大多涉及药品、医疗器械和健康服务等细分领域。

（一）国家层面

2015年，国务院发布的《中国制造2025》提出，要推动生物医药及高性能医疗器械领域突破发展。"发展针对重大疾病的化学药、中药、生物技术药物新产品，重点包括新机制和新靶点化学药、抗体药物、抗体偶联药物、全新结构蛋白及多肽药物、新型疫苗、临床优势突出的创新中药及个性化治疗药物。提高医疗器械的创新能力和产业化水平，重点发展影像设备、医用机器人等高性能诊疗设备，全降解血管支架等高值医用耗材，可穿戴、远程诊疗等移动医疗产品。实现生物3D打印、诱导多能干细胞等新技术的突破和应用。"

2016年，国务院发布的《"十三五"国家战略性新兴产业发展规划》提出，要加快生物产业创新发展步伐，培育生物经济新动力。具体包括：构建生物医药新体系，推动生物医药行业跨越升级，创新生物医药监管方式；提升生物医学工程发展水平，发展智能化移动化新型医疗设备，开发高性能医疗设备与核心部件；培育生物服务

新业态，增强生物技术对消费者的专业化服务能力，提高生物技术服务对产业的支持水平。

2016 年，国家发展改革委发布的《"十三五"生物产业发展规划》提出，要推动生物产业重点领域新发展，具体包括：构建生物医药新体系，加速新药创制和产业化，加快发展精准医学新模式，推动医药产业转型升级；提升生物医学工程发展水平，构建智能诊疗生态系统，提高高品质设备市场占有率，推动植（介）入产品创新发展，提供快速准确便捷监测手段；拓展惠及民生新应用，推广基因检测、细胞治疗、高性能影像设备、生物基材料、生物能源、中药标准化等新兴技术应用，促进产业发展成果更多惠及民生。

2016 年，《国务院办公厅关于促进医药产业健康发展的指导意见》提出，医药产业是支撑发展医疗卫生事业和健康服务业的重要基础。在加强技术创新方面，要加强原研药、首仿药、中药、新型制剂、高端医疗器械等创新能力建设，建设医药产品技术研发、产业化、安全评价、临床评价等公共服务平台；继续推进新药创制，重点开发临床病治疗药物，加快新型抗体、蛋白及多肽等生物药研发和产业化，开发创制疫苗急需品种及新型佐剂以及儿童用药；加快医疗器械转型升级，重点开发数字化探测器、超导磁体、高热容量 X 射线管等关键部件，研制高性能诊疗设备，推动体外诊断设备和配套试剂产业化，发展高端植介入产品与康复辅助器具中高端产品；加快推进中药现代化。

2022 年，国家发展改革委印发了《"十四五"生物经济发展规划》。在重点发展领域方面，要"顺应'以治病为中心'转向'以健康为中心'的新趋势，发展面向人民生命健康的生物医药"。在重点任务方面，"瞄准临床医学与健康管理、新药创制、脑科学、合成生物学、生物育种、新发突发传染病防控和生物安全等前沿领域，实施国家重大科技项目和重点研发计划"；"加快发展高通量基因测序技术，推动以单分子测序为标志的新一代测序技术创新，不断提高基因测序效率、降低测序成本"；"发展基因诊疗、干细胞治疗、免疫细胞治疗等新技术，强化产学研用协同联动，加快相关技术产品转化和临床应用，推动形成再生医学和精准医学治疗新模式"；"部署开展中医药治疗重大疾病作用机制及针灸作用原理研究"等等。

（二）北京层面

2016 年，北京市科学技术委员会、北京市发展改革委等 7 家单位联合发布的《北京生物医药产业跨越发展工程（G20 工程）三期实施方案》提出，"生物医药产业是我国战略性新兴产业，具有创新引领、技术密集、价值高端的产业特点。"具体要"加强布局重大新药研发，支持创新生物制药、化学药、中医药加快临床前研究、临床研究、生产工艺研究，支持大品种开展国际临床研究，拓展海外市场，加快国产新药转化应用。加强高端医疗器械研发，重点支持基因检测系统、数字诊疗装备、医疗辅助机器人、精密植入物等领域开展新技术、新产品研发及转化应用，提高国产医疗器械质量工艺、精准性能、临床使用率和市场竞争力"。

2017年，北京市人民政府发布的《北京市加快科技创新发展医药健康产业的指导意见》对医药健康领域没有明确划分，只提及重点聚焦在生物制药、高端医疗器械、现代医疗服务业等领域。在技术研发创新方面，要在分子诊断和分子影像、生物信息、中医药现代化等产业前沿方向进行技术探索，实施生物医学传感与仪器、医学虚拟现实技术、生物医学三维（3D）打印技术、医疗康复机器人等一批交叉创新重大研究项目，发展新一代高通量基因测序技术和治疗重大疾病的细胞产品等。在健康诊疗与服务方面，重点在生物制药、高端医疗器械领域布局基因检测、远程医疗、智能康复等个性化诊疗产品与服务，建设智能诊疗生态系统提供在线智慧健康管理服务，支持开发具有自主知识产权的基因检测设备、试剂及生物信息软件等。

2018年，北京市人民政府办公厅发布的《北京市加快医药健康协同创新行动计划（2018—2020年）》提出，医药健康产业发展要"聚焦生命科学前沿技术、医工交叉新兴业态、高精尖医药产业等重点领域"。"制定北京医药健康协同创新发展重点方向目录，重点支持干细胞与再生医学、脑科学与类脑、结构生物学、合成生物学、蛋白质组学等基础研究，推动免疫治疗、基因检测及新型测序、多模态跨尺度生物医学成像等技术发展，促进创新药、高端医疗器械，以及医药健康与人工智能、大数据技术融合新兴业态等领域发展。"

2021年，《北京市国民经济和社会发展第十四个五年规划和二〇三五年远景目标纲要》提出，北京要"做大做强医药健康产业""培育以生物医药产业带动大健康制造与服务配套发展的万亿级产业集群，聚焦新药、新器械、新服务等细分产业方向，推进生物医药与健康产业协同发展"。在实施新药产业化工程方面，北京将"推进大分子抗体药物、抗肿瘤创新药物等一批10万升以上规模医药生代工基地投产，支持新型疫苗、下一代抗体、细胞治疗、单抗新药等10个以上国际原创新药落地转化。"在实施全生命周期大健康服务工程方面，北京将"推动医疗、护理、康复、养老等全链条融合发展，重点建设中关村生命科学园、大兴生物医药基地、医疗器械产业园……生命与健康科学小镇、国际数字健康应用创新中心、中医药改革示范区、小汤山美丽健康产业园区等一批生物医药研发和医护康养产业集聚区"。

2021年，北京市人民政府办公厅发布的《北京市加快医药健康协同创新行动计划（2021—2023年）》指出，至"2023年，北京医药健康产业创新发展继续保持国内领先，医药健康工业和服务业总营业收入突破3000亿元（不包括新冠疫苗特定条件下增量），产业创新力、竞争力、辐射力全面提升，基本实现国际化高水平集群式发展"。

2021年，北京市人民政府发布的《北京市"十四五"时期高精尖产业发展规划》指出，"发力创新药、新器械、新健康服务三大方向，在新型疫苗、下一代抗体药物、细胞和基因治疗、国产高端医疗设备方面构筑领先优势，推动医药制造与健康服务并行发展。北部地区重点布局昌平区、海淀区，南部地区重点布局大兴区、北京经济技术开发区，力争到 2025 年医药健康产业实现营业收入 1 万亿元，其中医药制造达到 4000 亿元"。

二、医药健康相关产业的统计分类

高技术产业（制造业）是指国民经济行业中 R&D 投入强度（即 R&D 经费支出占主营业务收入的比重）相对较高的制造业行业，包括医药制造，航空、航天器及设备制造，电子及通信设备制造，计算机及办公设备制造，医疗仪器设备及仪器仪表制造，信息化学品制造 6 大类。其中，医药制造业、医疗仪器设备及仪器仪表制造业与医药健康产业有关（见表 1-1）。

表 1-1　高技术产业（制造业）与医药健康产业有关的分类（2013）

名称	国民经济行业分类代码
一、医药制造业	27
（一）化学药品制造	
化学药品原料药制造	2710
化学药品制剂制造	2720
（二）中药饮片加工	2730
（三）中成药生产	2740
（四）兽用药品制造	2750
（五）生物药品制造	2760
（六）卫生材料及医药用品制造	2770
五、医疗仪器设备及仪器仪表制造业	
（一）医疗仪器设备及器械制造	358
医疗诊断、监护及治疗设备制造	3581
口腔科用设备及器具制造	3582
医疗实验室及医用消毒设备和器具制造	3583
医疗、外科及兽医用器械制造	3584
机械治疗及病房护理设备制造	3585
假肢、人工器官及植（介）入器械制造	3586
其他医疗设备及器械制造	3589

资料来源：国家统计局社会科技和文化产业统计司编. 中国高技术产业统计年鉴 2020［M］. 北京：中国统计出版社，2020.

国家知识产权局商标局将商品服务类目分为 45 类，与生物医药健康产业相关的有 6 类，分别是：①医疗器械，包含外科、医疗和兽医用仪器、器械、设备，不包括电子、核子、电疗、医疗用 X 光设备、器械及仪器；医疗用电子、核子、电疗和 X 光设备；医疗用辅助器具、设备和用品。②科研服务，涉及提供化学研究服务与提供生物学研究服务。③医疗园艺，涉及医疗服务，卫生、美容服务。④医药卫生，包含药品、消毒剂、中药药材、药酒；医用营养品，人用膳食补充剂，婴儿食品；兽药，动物用膳食补充剂；卫生用品，绷敷材料，医用保健袋。⑤科学仪器，包括测量仪器仪表、实验室用器具、电测量仪器、科学仪器。⑥化学原料，涉及食药用化学品等。

在国家统计局发布的《国民经济行业分类2019》中，与医药健康产业相关的涉及医药制造业、专用设备制造业、医学研究和试验发展三类。医药制造业包括化学药品原料药制造、化学药品制剂制造、中药饮片加工、中成药生产、兽用药品制造、生物药品制品制造、卫生材料及医药用品制造和药用辅料及包装材料制造。专用设备制造业包括制药专用设备制造、医疗仪器设备及器械制造。

北京市科学技术委员会、中关村科技园区管理委员会将医药健康产业的统计口径分为医药工业和医药服务业两大类。医药工业包括：化学药、中药、生物药、医疗器械，具体分为化学药品原料药制造、化学药品制剂制造、中药饮片加工、中成药生产、兽用药品制造、生物药品制造、卫生材料及医药用品制造、医疗仪器设备及器械制造、制药专用设备制造、保健食品制造等子领域。医药服务业包括：软件和信息技术服务业、房地产业、商务服务业、研究与试验发展、专业技术服务业、科技推广与应用服务业、卫生等子领域。

三、学术界对医药健康产业的范围界定

不同的学者和组织对医药健康产业的范围有不同的定义，但都是从学科领域、应用领域、产业链条等不同的维度来进行界定。

中国科学技术发展战略研究院将生物和人口健康划分为生物技术和人口健康两个领域。①按照生物技术领域的发展特点和战略需求，生物技术领域的技术结构分为前沿生物技术、生物医疗技术、生物农业技术、生物制造技术、生物资源技术、生物安全技术和生物信息技术7个方面。前沿生物技术主要包括突破生命科学重大原创理论，多维度、跨尺度、高分辨率解析技术，大分子结构的深度解析及互作，人类细胞调控图谱，人类表型组与跨尺度关联，基因及表达操控技术，细胞命运及功能的精准调控，生物与半导体融合技术，认知与类脑智能，生物形性仿生技术，生命合成与创造，再生与器官制造技术，体外生命孕育技术，信息的生物存储等。生物医疗技术主要包括重大疾病诊断技术及产品、重大疾病治疗技术及产品、疾病预防技术及产品等。生物农业技术主要包括新一代农业生物育种、农业有害生物防治、新型农产品加工、人工光合固氮体系的智能设计、新型生物肥料、新型生物饲料等。生物制造技术主要包括大宗化学品、精细化学品、生物能源、生物加工过程、生物环保等。生物资源技术主要包括人类资源、微生物资源、动物资源、植物资源、特殊环境生物资源等。生物安全技术主要包括新发突

发及重大传染病防控、外来生物入侵防控、实验室生物安全、生物技术谬用防范、生物安全实物资源库及信息网络建设等。生物信息技术主要包括生物大数据的管理与共享、生物大数据分析技术、生物知识工程、面向健康医疗的生物大数据技术等。②人口健康领域的技术结构分为疾病防控、健康促进、中医药、新药创制、医疗器械、生殖健康、人口老龄化、食品药品安全 8 个方面。

《中国生命健康 2035 技术预见》将生命健康领域划分为 12 个子领域，分别是慢性非传染性疾病、传染性疾病、创新药物研发、再生医学、生殖健康、精神健康、生命科学与医疗健康设备、营养与食品安全保障、卫生应急、环境与健康、人工智能与智慧医药、生物安全。

《中国工程科技 2035 发展战略》将医疗卫生与人口健康领域分为 12 个子领域，分别是法医学、中医药学、药物工程、整合医学与医学信息技术、认知与行为科学、生殖医学、口腔医学及眼耳鼻喉、疾病防治、预防医学、生物物理与医学工程、再生医学、生物与分子医学。

《北京市产业经济发展蓝皮书（2018—2019）聚焦高精尖》提出，北京医药健康产业链主要由前沿创新、生物制药、医疗器械和医疗服务构成。其中，前沿创新包含基础研究、药物发现、临床前研究和 CRO、大型药企、研究院所等，生物制药包含化学药、创新药和高端仿制药等，医疗器械包含诊断类设备、医学影像设备、参数检测设备和分析检验设备等，医疗服务包含基因检测、基因测序技术、第三方独立医学平台和基因检测数据分析等（见图 1-1）。

火石研究院认为医药健康产业已成为除电子信息产业外，北京市最具创新驱动特点、最具发展优势、最符合高质量发展要求的"高精尖"产业之一，是未来支撑北京市经济社会发展最有潜力的增长点。北京市药品行业主要聚焦在化药、生物药、中药、医药中间体等细分领域。器械行业主要聚焦在影像设备、医疗机器人、植入器械、体外诊断试剂等领域。同时，北京市也大力布局基因技术、医疗人工智能、新材料+、抗体药物等新业态，以及医药研发服务（CRO）、医药生产服务（CMO）、医药销售服务（CSO）等，其中 CRO 企业集聚近 200 家，位居全国前列①。

太平洋研究院认为医药产业总体可以分为两个板块：医和药。①以药为代表的化药、中药、生物制药以及医药服务。化药是医药行业中占比最大的子行业。是指利用化学/生物等技术，将矿物或动植物中提取的有效成分改造成的小分子有机化合物。化药按注册分类，一般分为仿药和创新药；按产品形式分类，一般分为原料药和制剂。中药是指在中医药理论指导下使用的药用物质及其制剂，包括中药材、中药饮片和中成药等。生物制药是利用基因变异或 DNA 重组等生物技术，借助微生物、动植物细胞等生产

① 北京市医药健康产业发展研究 [EB/OL]. [2019-01-08]. https://www.cn-healthcare.com/articlewm/20190108/content-1044289.html.

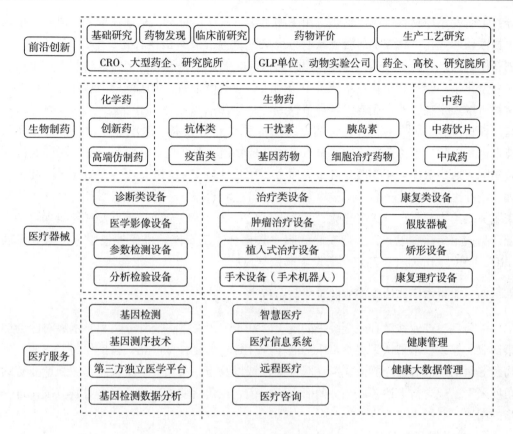

图 1-1 北京市医药健康产业链布局

资料来源：北京市产业经济研究中心．北京市产业经济发展蓝皮书（2018-2019）：聚焦高精尖［M］．北京：北京工艺美术出版社，2019.

的大分子药（疫苗、血液制品、单抗和组织细胞等）。一般可分为疫苗、抗体、血制品、细胞治疗、重组蛋白。医药研发服务行业相关的主要产业链包括医药研发服务（CRO）、医药生产服务（CMO）和医药销售服务（CSO）。②以医为代表的医疗服务、医疗器械、医药商业。医疗服务就是医院以患者和一定社会人群为主要服务对象，以医学技术为基本服务手段，向社会提供能满足人们医疗保健需要，为人们带来实际利益的医疗产出和非物质形态的服务，它是医药研发、生产企业的下游行业。医疗器械产业链主要包括上游器械零组件制造，中游医疗器械研发、制造、销售和服务，以及下游医疗卫生行业和家庭用户，其中，下游包括各类医疗卫生机构、各级体检中心以及家庭个人用户等。医药商业主要是指医药批发和零售业①。

《成都市产业发展白皮书（2019）》认为成都医药健康产业链总体可以分为三个部

---

① 医药产业链情况［EB/OL］．［2020-07-27］．https://www.sohu.com/a/400325880_712322.

分：①研发及原材料供应。聚焦应用生物组学、医疗信息学、精准医学基础研发，推动生物医药产业在生物技术前沿领域取得突破；重点发展有机化合物、生物提取原料药、创新植物药、中药保健养生食品等原材料供应。②制造和流通。聚焦医药制造，重点发展新型化学药制剂、生物技术药、中药制品、中药衍生品、中医改良型新药、生物医学材料，增强生物医药产业链关键环节控制力；聚焦器械制造，重点发展诊断诊疗设备、医疗耗材/植入器械、康复设备、手术设备、重大诊疗设备、医学穿戴设备，强化新兴技术创新引领；聚焦药品流通，重点发展医药物流、医药批发、医药仓储，增强医药商贸国际流通集散能力。③医疗健康等服务。聚焦医疗健康服务，重点发展体检/健康管理、精准医疗、医疗美容、高端康复医疗、特色专科医疗、养生养老服务，推动医疗健康服务供给多元化、方式多样化、品质国际化；聚焦保险金融，重点发展健康保险和金融产品；聚焦信息服务，重点发展健康大数据和人工智能；聚焦外包服务，重点发展CRO、CMO/CDMO（医药定制研发生产）、CSO[①]。

四、北京市医药健康产业的定义与范围

医药健康产业并没有完全统一的定义。基于政策文件、统计分类和学术界对医药健康产业的探讨，本书认为北京市医药健康产业是一个复合型产业，包括化药、中药、生物药等医药产品和医疗器械、医疗服务等领域以及与医药相关的新兴业态。从产业链的角度来看，包含与上述领域相关的研发、生产、经营活动等环节。下面对其范围做进一步的阐述：

（一）基础研发活动

基础研发活动主要是生物医药相关的基础创新与源头创新，重点包括干细胞与再生医学、脑科学与类脑、结构生物学、合成生物学、蛋白质组学等基础研究，以及与之紧密联系的基因编辑、干细胞等技术，主要由高等院校、科研院所、医药企业（含CRO）等主体实施；面向药品开发时，基础研发活动还包括药物发现、临床前研究、生产工艺研究、药物评价等。

（二）生产活动

生产活动主要指药品和医疗器械两大类医药健康产品的试验开发、规模化生产。其中，药品主要包含化药、中药与生物药，其中化药一般分为仿制药和创新药，中药一般分为中药饮片和中成药，生物药一般分为抗体类、疫苗类、基因药物、细胞治疗药物等；医疗器械主要聚焦在影像设备、医疗机器人、植入器械、体外诊断试剂等领域，可细分为诊断类设备、治疗类设备、康复类设备等。

（三）经营活动

经营活动主要指医疗服务，重点包括基因检测、智慧医疗、健康管理等。在此，药

---

① 医药健康产业生态圈［EB/OL］.［2019-09-23］. http://cddrc.chengdu.gov.cn/cdfgw/ztlm028003/2019-09/23/content_41ad07195a8641749acd81e3c12fe6d6.shtml.

品、医疗器械的销售经营不在本书研究范围内。

（四）新兴业态

新兴业态主要是指医药健康与人工智能、大数据技术、新材料等融合形成的新兴业态。

第二节 技术路线图绘制的主要方法

一、技术预见方法

技术预见是通过系统地研究科学技术趋势和经济社会长远未来的需求，选择和确定可能产生最大经济和社会回报的新兴通用技术和战略研究领域的活动。技术预见活动是个复杂的系统工程，涉及多个方面，单一的方法无法有效地支撑，需要综合多种方法辅助完成，从方法论视角提高技术预见过程的科学性和有效性已成为学者关注的焦点，也是技术预见实践者不断提升支撑政策和战略制定能力的选择。与单纯的技术预测不同，技术预见不仅限于技术本身，而是要考虑技术的社会经济需求和影响[1]。近期大数据和信息与网络技术在技术预见中的尝试和应用将主导未来技术预见方法的研究方向。

随着技术预见方法逐渐增多，为掌握每类方法的功能以及在技术预见过程中的使用，现有学者对方法进行了分类。Cameron 等（1996）[2] 基于欧洲和国际其他国家的技术预见活动，提出了预见方法的三角结构，对 10 种方法在创造性（Creativity）、专业性（Expertise）和互动性（Interaction）三个维度上进行了分析。随着预见方法体系的不断丰富，在三角结构的基础上，Popper（2008）[3] 增加了实证性（Evidence）维度，提出了包含 33 种预见方法的"钻石模型"，并且用三种格式的字体分别代表定性方法（正常字体）、半定量方法（加粗字体）和定量方法（下划线），成为目前技术预见方法较为常见的一个分类。

"钻石模型"中包含了：①3 种定量方法，即科学计量、模型和趋势外推；②6 种半定量方法，即交叉影响分析、德尔菲调查、关键技术选择、多准则决策、利益相关者分析和技术路线图；③15 种定性方法，即回溯预测、头脑风暴、公民座谈会、环境扫描、论文情景撰写、专家座谈会、未来研讨会、会议研讨会、访谈、文献综述、形态分

---

① 樊春良. 科学和技术政策研究进展［J］. 学科发展，2006，21（3）：234-239.

② Cameron H, Loveridge D, Cabrera J, et al. Technology foresight: Perspectives for European and international cooperation［R］. Report to the European Commission. Manchester: University of Manchester, 1996.

③ Popper R. Foresight methodology［A］//The Handbook of Technology Foresight. Cheltenham: Edward Elgar Publishing Limited, 2008.

析、调查、相关树、情景分析和 SWOT 分析。

现有研究涉及的方法远不止 33 种，随着技术预见研究与实践的深入，越来越多的方法被提出。除上述分类外，还有较多研究从不同视角对面向未来的研究方法（包括技术预测、技术评估和技术预见）进行了不同的分类，包括对技术预见方法的不同分类①（见表 1-2）。Miles 和 Keenan（2004）把技术预见方法分成四类：问题识别类、外推分析类、创意类、优先级设定类②。

表 1-2　面向未来的研究方法的典型分类

领域（Area）	类别和方法数量	类别以及各类中包含的方法个数	文献的提出者
预测（Forecasting）	3 类 21 种方法	相关类（5）；直接类（9）；结构类（7）	Roper 等（2011）
预测	5 类 20 种方法	外推分析类（4）；模式分析类（4）；目标分析类（4）；回溯类（4）；直觉类（4）	Vanston（1995）
预测	3 类 31 种方法	主观评价类（4）；探索类（20）；规范分析类（7）	Mishra, Deshmukh, Vrat（Ayres 1969；Makridakis and Wheel-wright 1978；Mishra et al., 2002）
技术评估（Technology Assessment）	9 类 70 种方法	经济分析类（14）；决策分析类（7）；外部性/影响分析（6）；信息监测类（4）；市场分析类（6）；风险评估类（5）；系统工程/分析类（8）；技术性能评价类（12）；技术预测类（8）	Tran（Tranand Daim, 2008），Henriksen（1997）
预见（Foresight）	4 类 13 种方法	问题识别类（3）；外推分析类（4）；创意类（4）；优先级设定类（2）	Miles 和 Keenan（UNIDO, 2005）
预见	3 类 40 种方法	预知类（10）；管理类（14）；创造类（16）	May（1996）
预见	3 类 44 种方法	定量类（11）；定性类（22）；半定量类（11）	Popper（Georghiouet et al., 2008）
预见	10 类 117 种方法	咨询类（10）；创意类（12）；规范类（15）；多准则类（15）；定位类（8）；模拟类（9）；诊断类（12）；分析类（17）；调查类（8）；战略类（11）	Magruk（2011）
面向未来的分析	13 类 53 种方法	创意类（3）；情报及监测类（2）；叙述类（4）；矩阵类（3）；统计分析类（2）；趋势分析类（4）；专家意见类（4）；模型和模拟类（6）；逻辑/因果分析类（9）；路线图类（4）；情景类（5）；估值类（5）；修正类（2）	Porter, Scapolo（Cagnin et al., 2008）

资料来源：Halicka（2016）。

---

① Halicka K. Main concepts of technology analysis in the light of the literature on the subject［J］. Procedia Engineering, 2016（182）：291-298.

② Miles I, Keenan M. Overview of methods used in foresight, a note prepared for the UNIDO textbook on foresight methodologies［EB/OL］. www. cgee. org. br/atividades/redirKori/290, 2004.

Magruk（2011）[①] 通过对方法的梳理发现，至今技术预见涉及的方法达 100 多种（见表 1-3），并将这些方法按照用途分成了 10 个类别：咨询类（Consultative）、创意类（Creative）、规范类（Prescriptive）、多准则类（Multicriterial）、定位类（Radar）、模拟类（Simulation）、诊断类（Diagnostic）、分析类（Analytical）、调查类（Survey）、战略类（Strategic）。咨询类方法广泛收集利益相关者的研究领域并分析相关意见；创意类方法基于自发性和创造性，有助于创建研究项目的愿景；规范类方法主要确定发展的愿景，与预测未来有关；多准则类方法可以测量一组变量与项目标准特征之间的关系；定位类方法便于监测、检查和分析那些最新研究成果、最新技术发现以及与项目有关的潜在创新的重要信号；模拟类方法由分析工具组成，利用专业知识进行集成与建模；诊断类方法可评估研究对象的当前状态及其开发管理过程；分析类方法是指研究发展趋势、推动力、变量的变化、现实研究的结构、社会以及潜在的利益相关者；调查类方法允许对过去的行动、结果以及时空研究的相关数据进行诊断和评估；战略类方法有助于促进规划、建设场景、解决复杂的决策问题以及进行变革管理。

表 1-3 技术预见可能涉及的方法及分类

创新性类别	每类中包含的方法
咨询类	选举、投票、调查、访谈、专家座谈会、文章、会议、研讨会、公民座谈会、头脑风暴
创意类	外卡、弱信号、思维导图、横向思维、未来轮、角色扮演、商业沙盘、共同研讨、推测撰写、可视化、比喻、逆向思考
规范类	相关树、形态分析、全面图景、发散图、未来图、回溯预测、SRI 矩阵、科幻小说分析、天才预测、未来传记、创新方法（TRIZ）、未来史
多准则类	关键技术、源数据分析、迁移分析、份额-偏离分析、数据包络分析、因子分析、一致性分析、聚类分析、敏感性分析、层次分析、投入产出分析、优先级设定、多准则决策
定位类	科学计量、网络信息计量、专利分析、文献计量、技术替代、S 曲线分析、技术路线图、类推法
模拟类	概率树、趋势外推、长波分析、指标、随机预测、分类树、模型和模拟、系统动力、代理人模型
诊断类	目标模拟、力场分析、SWOT、STEEPVL、制度分析、DEGEST、试错法、需求分析、约束理论、问题管理
分析类	SOFI、利益相关者分析、交叉影响分析、趋势影响分析、结构分析、大趋势分析、关键影响分析、成本效益分析、技术侦察、技术监测、可持续性分析、环境扫描、内容分析、风险分析、标杆法
调查类	网络搜索、案头调研、技术评价、社会网络分析、文献综述、追溯分析、大历史、后向视角分析
战略类	技术路线图、技术定位、德尔菲法、情景法、社会影响评价、技术扫描、多视角评价、因果层次分析、行动学习法

资料来源：Magruk（2011）。

[①] Magruk A. Innovative classification of technology foresight methods [J]. Technological and Economic Development of Economy，2011，17（4）：700-715.

从 20 世纪末开始，预见的方法愈加丰富，情景分析、德尔菲法、预测方法和技术路线图仍是比较重要的方法。一些定量为主的新方法，如系统动力学、文献分析和模拟逐渐得到重视。此外，传统的方法正以非传统的方式使用，如电子调查、基于模拟的情景分析、自动化的技术路线图等。

自 21 世纪起，技术预见活动主要以多种方法组合使用的方式开展。这不仅使结果更具有科学性，而且也提高了技术预见的实践指导效用。通过对 15 年来国内学术论文的梳理（见表 1-4）可以发现，我国技术预见方法从定性方法逐渐向定性定量方法相结合的方向发展，但较集中于一些常用方法，很多都处于钻石模型的中部。这一方面说明中国技术预见活动在方法选择上符合主流，另一方面说明在方法选择和使用上有些保守。随着人工智能、云计算等前沿科学技术的飞速发展，钻石模型里的方法有待进一步整合进技术预见体系中，以便进一步提高技术预见过程和结果的准确性和科学性。

表 1-4　中国技术预见研究的代表性方法简表

方法		文献列举
定性方法	德尔菲法+情景分析+专家视角	在借鉴国内外德尔菲调查问卷设计经验的基础上，提出了一套适合"中国未来 20 年技术预见研究"需要的德尔菲调查问卷问题设计、技术课题产生和德尔菲调查问卷统计分析方法
		面向 2035 年，对中国先进能源展开了技术预见研究，邀请国内专家，展望各领域的发展趋势和前景，并对中国先进能源领域未来最重要的 19 项课题进行了详细的述评
	德尔菲法＋技术路线图	以上海开展技术预见研究为例，分析德尔菲法和技术路线图的优劣势，并通过整体设计实现德尔菲法与技术路线图法的对接，为技术预见的发展提供新的视角
	德尔菲法+情景分析	以新能源汽车产业发展为对象的绿色技术预见方法研究
定量方法	专利文献计量	将专利计量方法应用于技术预见当中，以专利分类号为研究对象，分别采用频次分析法和共类分析法对国内冶金领域的技术热点与前沿进行计量分析
	（论文＋专利）文献计量	以新材料技术领域为例，应用论文文献计量和专利文献计量结合的方法进行技术预测
	知识图谱	对科学知识图谱在技术预见中的应用进行探讨
	专利分析+知识图谱	提出基于专利文本挖掘的知识图谱的分析方法，在对专利基础属性分析的基础上，通过定量分析生成专利网络与专利地图，并结合发明问题解决理论的进化法则，形成一种可视化的产业技术预见分析框架

续表

方法		文献列举
定性定量相结合方法	德尔菲法+相关分析+聚类分析	以信息技术的技术预见为例，运用德尔菲法、相关分析法、聚类分析法对未来信息技术的发展进行了详细的论述
	德尔菲法+动态仿真模拟	中国信息通信领域的技术预见，分两阶段执行，第一阶段使用德尔菲法，第二阶段使用动态仿真模拟
	语义分析+文本挖掘+技术路线图	提出综合运用语义分析、文本挖掘和技术路线图等方法，并应用于北京市微创外科技术临床应用的需求分析和技术选择的实践中
	情景分析+专利分析+德尔菲调查	基于企业关键技术选择的特性，结合情景分析法和专利地图法构建企业技术预见模式，包含三个主要模块：市场需求分析、专利地图技术分析及模拟评价筛选。以美菱公司为例进行模式应用，验证该模式的科学性和可行性
	专利分析+德尔菲调查+情景分析+技术环境监测	将专利分析、德尔菲法、情景分析和技术环境监测组合起来，形成了技术预见的组合模型，并以杀微生物剂为例进行了实证研究
	德尔菲法+专家会议+（论文＋专利）文献计量	将专家研讨、德尔菲调查等定性研究方法与文献计量、专利分析等定量研究方法结合起来一并开展研究。一方面，充分发挥中国工程院、国家自然科学基金委员会院士与专家群体的作用；另一方面，结合文献、专利数据分析结果为各领域备选技术清单的提出、筛选、修正提供参考
		根据"十三五"科技规划研究的需要，中国科学技术发展战略研究院2013年开始组织实施第五次国家技术预测，按照"技术摸底、技术预见、关键技术选择"三阶段推进，从科技整体状况、领域发展状况和重大科技典型案例等方面，分析了中国与世界先进水平的差距，力图客观评价中国技术发展水平

整体来看，国外在技术预见方法的使用种类上相对丰富，组合使用更加频繁。除德尔菲法、情景分析、技术路线图、文献计量、专利分析这些国内外通用的预见方法外，国外使用的方法还有环境扫描、弱信号、经济模型和数学模型，社会网络分析，知识网络，聚类分析法，创新方法（TRIZ）以及数据、文本、Web挖掘，专利等多种挖掘方法。国内预见实践活动中对方法组合的理解和使用，尤其在定量方法的探索上仍有待进一步地深化和发掘。因此，在未来的研究中，加强对聚类分析法、数据挖掘、文本挖掘、社会网络分析法的研究和应用是十分必要的：可尝试对"德尔菲法+技术生命周期""德尔菲法+社会网络分析""K-means聚类+TRIZ""德尔菲法+竞争情报分析""德尔菲法+数据挖掘"等新的可能组合进行研究。未来需加强技术预见的系统和平台建设，积极探索"互联网+"这个超级信息场对技术预见的作用，致力于提高技术预见的可靠性和准确性（任海英、于立婷、王菲菲，2016)[①]。

---

① 任海英，于立婷，王菲菲．国内外技术预见研究现状分析——基于文献计量学视角［J］．科技管理研究，2016（14）：254-261.

二、技术路线图方法

技术路线图作为一种技术管理工具所具有的特定优势，使其日益成为技术预见的常见方法之一，已被日本、韩国、德国、中国、欧盟等国家和地区广泛运用到技术预见活动中。但是技术的不确定性与技术路线图方法本身的局限性导致其在技术预见中的使用范围有限，因而其在技术预见活动不同阶段的应用要加强与其他方法如德尔菲法、情景分析、文献计量等的结合，以主客观方法综合运用来保证规划和预见的科学性及权威性。

（一）技术路线图方法溯源与概念界定

技术路线图（Technology Roadmap/Roadmapping，TRM），又称技术蓝图，是技术管理的重要研究方法，也常用在技术预见中。

技术路线图最先由企业应用。最早出现在美国的汽车行业中，企业为了削减成本并提高竞争力，要求供应商提供未来产品的路线图。20世纪70年代，摩托罗拉公司开始绘制技术路线图，用于技术演变和技术定位。当时的摩托罗拉公司首席执行官罗伯特·高尔文（Robert Galvin）极大地推动了技术路线图方法的应用，为该方法的发展起到了奠基性的作用。Willyard和McClees（1987）[①]发表了关于技术路线图的第一篇文章——*Motorola's Technology Roadmap Process*，介绍了摩托罗拉公司的经验。在摩托罗拉公司中发展起来的技术路线图主要应对的是企业战略或技术发展的问题。摩托罗拉公司构建了两种类型的路线图，一种是新兴技术路线图（Emerging Technology Roadmap），另一种是产品技术路线图（Product Technology Roadmap）。新兴技术路线图主要针对单一技术；产品技术路线图则详细完整地描述产品线的过去、现在和未来。摩托罗拉公司的模式和经验引起了其他美国公司的极大兴趣。80年代初，康宁（Corning）公司也采用了技术路线图的方法，用于企业整体战略和企业内部的事业部战略的规划。90年代，在经济全球化浪潮的冲击下，战略规划和技术管理成为企业成功必不可少的因素，技术路线图的作用日益凸显。技术路线图在以技术为中心的欧美大型企业中逐步得到广泛运用。1995年，罗克威尔汽车公司（Rockwell Automation）开始采用技术路线图。欧洲企业如英国石油（British Petroleum）公司和飞利浦（Philips）公司分别在1995年和1996年引入技术路线图。这一时期开始涌现出大量的企业技术路线图[②]。

除在企业中得到广泛运用外，技术路线图也在行业中得到采用。同样是从美国开始，1992年发布的"美国半导体行业（SIA）技术路线图"揭开了行业技术路线图的序幕。来自半导体行业、大学、政府的179名专家和学者参与了该路线图的制定，详细描述了时间跨度长达15年的技术路线；1997年版的技术路线图有超过600名专家和学

① Willyard C H, McClees C W. Motorola's technology roadmap process [J]. Research Management, 1987 (30): 9-10.

② 李雪凤，仝允桓，谈毅. 技术路线图——一种新型技术管理工具 [J]. 科学学研究，2004，22 (s1): 89-94.

者参与，历时两年完成。这一技术路线图后来扩展成为欧洲、日本、韩国、中国台湾等国家和地区半导体产业协会共同参与制定的"国际半导体技术蓝图"（International Technology Roadmap for Semiconductors, ITRIS）①。1998 年，美国海军的一个研究小组在 Zucher 的召集下召开了一次产业技术路线图研讨会，表明了军方对技术路线图的兴趣。从企业中诞生到行业层面的运用，技术路线图方法进一步应用到了国家层面。1990 年以来，美国有超过 200 个政府推动的路线图，国家层面的技术路线图取得了很大的进展（见图 1-2）。

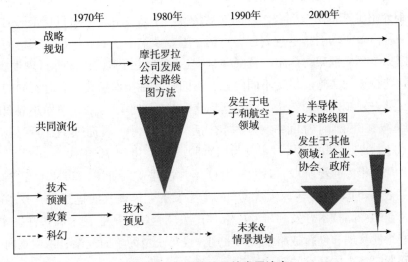

图 1-2 技术路线图的发展演变

资料来源：Center for Technology Management, Cambridge University（2009）.

国内外学者对于技术路线图有着不同的定义。Galvin（1998）② 认为，技术路线图是针对某一特定领域，集中该领域的专家智慧和意见，对重要变动因素所作的未来展望。Probert 和 Radnor（2003）③ 总结的技术路线图最一般的定义是：一群利益相关者关于怎样到达他们想到达的地方，怎样实现他们期望目标的总的观点和看法。路线图的目的就是帮助组织能在正确的时间和地点拥有正确的能力，从而实现其目标。Kostoff 和 Schaller（2001）④ 认为，"技术路线图就是一种使决策者在未来科技发展远景上达成一致的可视化的辅助工具，其过程就是确认、评估和选择各种战略上的可能性，使这些可

① Rea D G, Brooks H, Burger R M, et al. The semiconductor industry-model for industry/university/government cooperation［J］. Research Technology Management, 1997, 40（4）: 46-54.

② Galvin R. Science Roadmaps［J］. Science, 1998, 280（5365）: 803.

③ Probert D, Radnor M. Frontier experience from industry-academia consortia［J］. Research Technology Management, 2003, 46（2）: 27-30.

④ Kostoff R N, Schaller R R. Science and technology roadmaps［J］. IEEE Transactions on Engineering Management, 2001, 48（2）: 132-143.

能性可以实现科技目标"。Phaal 等（2004）① 认为，技术路线图具有以下四个特征：①它不是一个"黑箱"，每次应用都是一次学习体验，针对特定的情况，每次运用都要采取灵活的方法；②技术路线图的价值体现在制定过程中，集中不同领域的专家，共享各种信息和观点，通过几次反复的过程形成通盘考虑解决问题的方案，并且可以具象化地表现出来；③技术路线图具有清晰的时间维度，能够有效地确保技术、产品、服务和市场发展等因素的同步化，并反映出技术环境动态变化的本质；④技术路线图可以促进知识共享，有助于共同愿景的形成，并使行动与合作付诸实践。

国内对技术路线图的关注兴起于 2004 年。李雪凤等（2004）首次在《科学学研究》上详细介绍了技术路线图在国外的发展情况。丁云龙和谭超（2006）② 把技术路线图总结为一种需求驱动的技术规划程序：把一组专家集中在一起，提出关键的技术规划信息，制定一个预见框架，确定、选择并且提出替代性技术，借此进行理性投资决策，并且促进这些投资的实施。尽管不同国家、不同学者对技术路线图有着不同的定义，但都反映了对某一领域前景的看法，以及达到这个前景的手段方法。技术路线图的目的就是帮助组织能在正确的时间和地点拥有正确的能力，从而实现其目标。李栎等（2009）③ 将技术路线图的发展过程分为四个阶段：20 世纪 70 年代至 1987 年为萌芽阶段，1987~1992 年为起步阶段，1992~2000 年为快速发展阶段，2001 年至今为创新发展阶段（见表 1-5）。也有学者从路线图的类型发展上梳理其演进过程：技术路线图首先产生于企业的产品技术开发和研发决策，其次被应用于产业技术和共性技术的发展，最后被政府研发管理和创新战略规划所采用，经历了由简单向复杂、由微观向宏观、由单一主体开发向多主体开发的演进过程。

表 1-5　技术路线图发展各阶段分析

时间	20 世纪 70 年代至 1987 年萌芽阶段	1987~1992 年起步阶段	1992~2000 年快速发展阶段	2001 年至今创新发展阶段
标志事件	汽车行业使用产品未来路线图	Willyard 等发表摩托罗拉关于技术路线图的经验	1992 年美国半导体行业制定技术路线图	技术路线图在创新管理中的应用
实践发展	关于技术路线图的研究和应用	摩托罗拉和康宁等企业开始关注技术路线图方法，但还没有大规模应用	①企业空前增多；②相关研究开始出现；③应用范围不断拓宽，用于科学研究以及行业、国家层面的技术路线图相继出现	①很多新兴领域开始使用；②与其他战略工具整合，通过各种途径进行方法上的改进，用于企业管理、突破性技术、R&D 管理等方面

① Phaal R, Farrukh C J P, Probert D R. Technology roadmapping—A planning framework for evolution and revolution [J]. Technological Forecasting & Social Change, 2004, 71 (1): 5-26.

② 丁云龙，谭超. 作为技术预见工具的技术路线图及其应用前景 [J]. 公共管理学报，2006, 3 (4): 40-45, 108-109.

③ 李栎，张志强，安培浚. 技术路线图的发展与应用分析 [J]. 图书与情报，2009 (3): 8-13.

续表

时间	20世纪70年代至 1987年萌芽阶段	1987~1992年 起步阶段	1992~2000年 快速发展阶段	2001年至今 创新发展阶段
学术研究	无	Motorola's Technology Roadmap Process	出现关于技术路线图的研究文献，但数量不多	通过Web of Science搜索，主流期刊上出现70多篇有关技术路线图的研究文章，主要关于商业战略、创新和新产品开发，方法以案例研究为主

资料来源：Carvalho M M, Flewry A, Lopes A P. An overview of the literature on technology roadmapping（TRM）: Contributions and trends. Technological Forecasting & Social Change, 2013, 80（7）: 1418-1437.

综合已有研究，根据技术路线图的优点和局限，本书将技术路线图定义为：不同组织层面的利益相关者根据特定组织目标和一致技术前景，基于专家意见建立的能够以可视化的方式体现在一定时间范围内的技术资源、组织目标和环境变化之间的动态联系以及目标实现路径的工具和方法。

（二）技术路线图的基本原理与操作步骤

1. 技术路线图的基本原理

技术路线图在原理上体现出系统论的思想，它表明了技术的发展方向及达到目标需经过的路径和一系列关键节点，从而确定优化方案，并建立起产品、市场和技术之间的联系，使不同要素之间形成一定的结构和相互联系。因此，技术路线图反映出了系统观的思想，其制定过程是一个复杂系统建模的过程[1][2]。

基于专家意见的技术路线图，在认识论的意义上是一个多方面观点和抽象层级多重迭代的过程。每次迭代都要经历四个阶段：一是构思阶段，进行信息处理，思考路线图的结构；二是发散思维阶段，通过情景分析和头脑风暴发现新的机会；三是收敛阶段，分析发散的结果，精简趋势、挑战、机会、竞争等各方面的问题；四是综合阶段，按不同类别综合性地整合信息，进行设计、建构，并以图示的方式表达[3]。

技术路线图的基本框架构建体现出系统观和时空观的思想。路线图在逻辑上一般指明了两个方向的路径：水平方向和纵向联系。水平方向（横向发展）是指技术随着时间的变化而发展的过程，横向发展体现的是以时间变化为基础的技术发展过程。在技术路线图中，时间长短的确定取决于商业或系统的变化速率。在快速变化的部门，如软件业或电子产业，时间长度相对较短，而在航空航天系统领域，时间长度相对较长。就大多数企业而言，在技术路线图中考虑10年左右的时间长度是比较合适的。纵向联系是指技术和研发项目、产品、市场的关系路径，体现了技术路线图更加丰富的内涵。一般

---

① Ibarra C J, Ogliari A, Back N. Systematization of technology roadmapping［J］. Product: Management & Development, 2008（6）: 77-97.

②③ Phaal R, Muller G. An architectural framework for roadmapping: Towards visual strategy［J］. Technological Forecast & Social Change, 2009, 76（1）: 39-49.

而言，纵向分为三个层次：最高层主要考虑外部市场和产业环境，包括社会、技术、环境、经济、政治和基础设施等方面，以及内部商业趋势、目标及约束；中间层则是依据最高层阐述的产品和技术演化过程；最底层则是关于以知识为基础的资源，主要指研发能力、资金能力等①。

技术路线图就是由纵横两个维度交错而成，典型的公司层面的产品路线如图 1-3 所示。

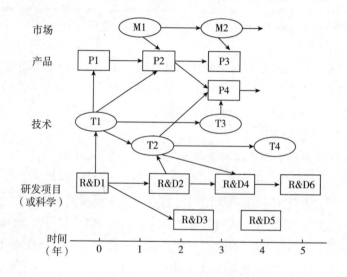

图 1-3　产品技术路线图

资料来源：Pieter Groenveld. Roadmapping integrates business and technology［J］. Research Technology Management Washington：Seploct，2021（40）：288.

从技术路线图的表现形式来看，Probert 和 Radnor（2003）总结了八种格式②，如表 1-6 所示。

表 1-6　技术路线图的八种格式

序号	格式	表述
1	多层式 （Multiple Layers）	是最为普遍的表现形式，它将路线图的多种要素综合，设置多个层次，包括若干总层次和分层次。这种路线图可以用来研究每一个层次内部的演变以及各层次之间的相互依赖和相互关系，有助于促进多个层次之间的融合

① Phaal R，Muller G. An architectural framework for roadmapping：Towards visual strategy［J］. Technological Forecast & Social Change，2009，76（1）：39-49.

② Probert D，Radnor M. Frontier experience from industry-academia consortia［J］. Research Technology Management，2003，46（2）：27-30.

序号	格式	表述
2	栏目式 （Bars）	用来表示项目进程及其先后顺序。这种路线图用每个层次或者子层次的一组条形图来表示，简单明了，易于交流
3	表格式 （Tables）	适用于目标、特性或绩效容易量化的领域，或者各种活动集中在某些特定时间段发生的情况
4	图解式 （Graphs）	指采用简单的图形代表发展领域的各项子领域、任务、项目等主体，并将其发展过程直接在图中表达出来，通常标示明确的注解和说明
5	图画式 （Pictorial Representations）	通过绘制类似图画的形式来表达事物发展的相关因素及其实现路径，可以清晰地反映出事物发展的过程和关系
6	流程图 （Flow Charts）	作为一种特殊类型的图，一般用来把目标、行动和结果联系起来。流程包括一系列的活动；有先后顺序的执行；活动之间有逻辑关系；涉及多个人或部门；有共同的目标
7	单层式 （Single Layer）	通常只有一个层次，表示某一领域、项目或系统的发展路径。一般而言，绘制这种类型路线图的重点是突出多层路线图的某一个层次
8	文本式（Text）	由于其描述的是具体内容，可用文本的形式直接表示

资料来源：Probert 和 Radnor（2003）。

2. 技术路线图的操作步骤

（1）企业技术路线图的快速启动方法——T-plan 基本步骤。T-plan 是一套企业层面的技术路线图的快速启动方法，主要用来支持企业进行产品、服务和技术的规划，也可以帮助企业进行一般性的商业规划。T-plan 的标准流程是针对企业层面的综合产品规划设计的，主要包括 4 场研讨会。研讨会的参与者人数最多不超过 10 人，所有参与者最好是能够参加全部的研讨会。尤其重要的是，参与者的人员结构要能代表企业有兴趣的全部业务领域，通常来自企业的不同部门，包括研发、工程、生产、市场、销售、采购、财务及人力资源部门等，还可邀请外部专家、客户和供应商参与。

标准的 T-plan 流程如图 1-4 所示。第一场研讨会（"市场"）旨在建立一套着眼于未来的优先市场及商业驱动因素，反映出内部和外部诸多因素；第二场研讨会（"产品"）旨在建立一套"产品功能概念"，它可以满足研讨会 1 中界定的各项驱动力；第三场研讨会（"技术"）旨在识别可以实现预期产品功能的可行技术方案；第四场研讨会（"制图"）通过绘制市场营销和技术路线来形成路线图。

（2）行业、国家层面技术路线图的一般操作步骤。T-plan 的流程适用于企业层面的小规模技术路线图的制定，其重点关注企业内部召开的四场研讨会；而应用于行业及国家层面的技术路线图，在包含 T-plan 基本思想的基础上，制定的过程更加复杂。一般来说，应包括 10 个构成要素，分别为目标愿景、发展思路、需求分析、发展环境、发展内容、重大任务、时间阶段、发展路径、保障条件、配套措施。结合以上 10 个要素，技术路线图的制定流程可以分为准备、绘制、执行与修正三个阶段。

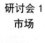

研讨会 1 市场	研讨会 2 产品	研讨会 3 技术	研讨会 4 制图
●绩效维度 ●市场与业务驱动力 ●安排优先次序 ●SWOT分析	●产品功能概念 ●分组 ●影响力排名 ●产品战略 ●差距	●技术分组 ●分组 ●影响力排名 ●差距	●将技术资源与未来市场机会相结合 ●差距

建立流程　　　　管理流程　　　　基于流程的后续工作

图1-4　技术路线图制定过程中的四场研讨会

资料来源：Phaal 等（2009）①。

1）准备阶段。在技术路线图的准备阶段，要明确技术路线图的需求；组建核心团队，确定参与者；收集充足的资料和信息；明确路线图的范围和界限。

①明确技术路线图的需求就是要确定技术路线图的制定需要哪些资源和条件，绘制技术路线图需要哪些知识和技术储备，尤其是资金需求和人才需求。

②组建核心团队，确定参与者，这是制定技术路线图的基础工作。核心团队应该由领军人物、相关领域专家和工作人员共同组成。领军人物领导整个技术路线图的制定过程，因此一方面要具有相关领域的专业知识和经验，另一方面则必须富有远见，能够统领全局。相关领域专家必须是业界权威，清楚了解本领域的现状及发展趋势，具有前瞻性的战略眼光。普通的工作人员则主要负责沟通联络、材料管理、后勤保障、会议准备等具体工作。另外，可根据需要成立专家委员会，专家委员会由决策部门领导、专家学者、技术人员、企业领导等相关领域人员组成。组建专家委员会，一方面有利于保证人才、资金等各种资源的调配，另一方面有助于协调组织内外部的各类关系。

③收集充足的资料和信息主要包括两个方面：一是分析整理文献资料，包括通过检索国内外数据库获得的专业文献资料，以及相关法律法规和政策信息；二是开展调查研究，通过对不同类群的专家人员进行问卷调查或访谈，以获得特定的信息。

④明确路线图的范围和界限就是要确定技术路线图的应用领域，以及制定路线图的交流沟通机制、预算、时间框架、进度和预期成果等。

2）绘制阶段。在技术路线图的绘制阶段，要通过召开大量的研讨会，整合各类资源和信息。通过头脑风暴法、情景分析法和德尔菲调查法，对各类信息进行梳理，并进行科学的评价和预测，为技术路线图的制定提供依据。本阶段具体步骤有以下五个：确

---

① 罗伯特·哈尔，克莱尔·法鲁克，戴维·普罗伯特. 技术路线图-规划成功之路［M］. 北京：清华大学出版社，2009.

立和细化目标，分析问题和难点，确定技术方案和对策，确定各项技术对策的优先度，制定综合进度时间表并撰写报告。

第一，确立和细化目标。为解决具体问题，应在现有能力的基础上，确立一个具有代表性的发展目标，并给出完成时间。细化目标就是要明确技术路线图的各个阶段目标，分析实现这些阶段目标所应具备的关键技术和实现的关键路径，以及每个阶段目标的完成时限和详细程度。

第二，分析问题和难点。根据所确立的目标与需求，认真分析能力与目标之间的差距以及影响和制约目标发展的各种相关因素，识别影响目标实现的重点、难点问题，并对所有问题进行系统地梳理与判断。

第三，确定技术方案和对策。可以通过头脑风暴法来获取技术对策，然后依据专家意见，在综合考虑时间、成本和涉及的利益等方面因素的基础上对备选方案进行选择。

第四，确定各项技术对策的优先度。许多技术对策可能是利用现有资源难以实现的研发工作。哪些技术对策应该优先实施，这需要专家根据技术目标和技术发展需求达成共识。

第五，制定综合进度时间表并撰写报告。根据所确立的发展目标、时间阶段和优先的技术对策，选择恰当的形式，如图形、表格或两者相结合的形式，描述各项活动及其目标、成本和进度计划等情况。然后，撰写路线图报告。

3）执行与修正阶段。路线图绘制完毕后，经专家委员会审核通过才可发布并进入执行阶段。执行阶段需要制订相应的实施计划，内容包括具体的短期活动和预算以及长期的资源计划。随着执行过程的推进，还需要对路线图进行定期评估。

（三）技术路线图的应用领域

自20世纪70年代末摩托罗拉首次将技术路线图用于指导企业发展后，企业（产品）技术路线图被越来越多的企业所应用；90年代，技术路线图被应用于半导体等行业的发展，诞生了产业（行业）技术路线图，成为引导产业发展的工具；90年代末，技术路线图被应用于国家战略技术规划，国家技术路线图随之出现。

根据实际目标，技术路线图可以应用于科学研究、知识管理、技术管理、产品开发管理和项目规划、区域和国家发展战略等领域。

根据应用类型，路线图可分为八类：①产品规划；②能力规划；③战略规划；④长期规划；⑤知识资产规划；⑥项目规划；⑦流程规划；⑧集成规划①②（见表1-7）。

---

① Probert D, Radnor M. Frontier experience from industry-academia consortia［J］. Research Technology Management, 2003, 46（2）: 27-30.

② Phaal R, Farrukh C J P, Probert D R. Technology roadmapping—A planning framework for evolution and revolution ［J］. Technological Forecasting & Social Change, 2004, 71（1）: 5-26.

表 1-7 技术路线图的应用类型

	类型	描述
目标	产品规划	最常用，关注技术能力在产品制造中的融入，通常包括若干代产品的规划
	能力规划	类似产品规划，但更适用于服务型企业，关注如何将技术能力融入企业的经营能力中
	战略规划	关注战略维度，通常用于业务层面对机会和威胁进行评估
	长期规划	用于延展规划的时间段，通常运用于行业或全国性的层面（愿景），如美国的科学和技术路线图
	知识资产规划	关注将知识资产和知识管理方法与业务目标联系起来
	项目规划	关注战略的执行，以支持整体研发项目的管理，与项目计划方法很接近（甘特图）
	流程规划	支持知识管理，关注知识的流向，用于支持具体的流程领域，如新产品开发
	集成规划	关注技术的整合和变革，以及不同的技术如何整合并形成新的技术

资料来源：Probert 和 Radnor（2003）；Phaal 等（2004）。

不同应用类型的技术路线图适用于不同的层面。聚焦于产品、技术、能力和项目管理的路线图适用于企业层面，而着眼于战略和长期规划的路线图则更适用于行业及国家层面。不同层面的技术路线图在其适用条件上是相似的，这是因为：一是所应用领域可预测；二是需要对技术进行长期、大量投资。表 1-8 对企业、行业和国家三大层面的技术路线图应用类型、时间长度、适用条件、制定特点和典型应用进行了概括分析①。

表 1-8 企业、行业和国家三大层面的技术路线图分析

	应用类型	时间长度	适用条件	制定特点	典型应用
企业	产品规划；能力规划	10 年左右	核心产品；长生命周期的产品的技术平台	由企业召集内部不同部门的专家讨论制定	摩托罗拉产品技术路线图
行业	行业技术规划	10~15 年	通用技术；统一技术范式	由行业内各类（跨国）协会组织共同发起制定	国际半导体技术蓝图（IRIS）
国家	国家战略技术规划	10~15 年	关键技术；共性技术；巨大投入	由政府组织相关领域专家制定	日本的战略技术路线图 2007

资料来源：穆荣平和陈凯华（2021）。

总体来看，技术路线图已被各类科研及管理组织广泛运用于技术、产品、市场、研发和创新发展等多方面的规划制定中②，经历了从微观层面的企业产品与技术规划到中观层面的行业技术规划，再到国家层面的科技发展远景规划的发展路径。如今，很多国家都将技术路线图用于本国科技创新发展的规划和预测。例如，韩国国家技术路线图，欧洲卓越研究区路线图，日本五年一次的日本战略技术路线图，加拿大基于生物的基础

---

① 穆荣平，陈凯华．科技政策研究方法之技术预见方法［M］．北京：科学出版社，2021.

② Rine M. Technology roadmappings：Infrastructure for innovation［J］．Technological Forcasting & Social Change，2003，71（1）：67-80.

原料、燃料及工业产品的科技创新路线图，中国在"十二五"和"十三五"规划的前期研究阶段所制定的中国国家技术路线图等。

第三节 医药健康产业技术路线图绘制的流程

本书主要是利用大数据、文献专利计量分析和技术路线图理论，研究北京市医药健康产业发展现状与趋势，结合北京市产业结构特点和产业规划等内容，选择医药健康产业中的疫苗和基因编辑两个重点领域，绘制重点领域技术路线图，为北京市医药健康产业长期发展、国际科创中心建设提前布局相关技术研发提供政策建议，也为政府主管部门提供决策参考。

绘制北京疫苗和基因编辑领域产业技术路线图主要分为前期准备阶段、实施阶段和后续阶段（见图1-5）。前期准备阶段主要是开展文献收集与分析，组建专家团队；实

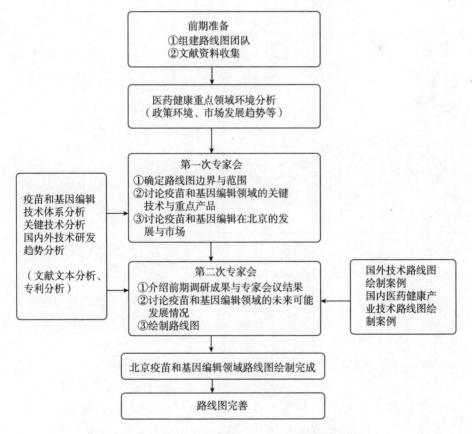

图1-5 北京市医药健康产业技术路线图绘制流程

施阶段是技术路线图绘制的核心过程，具体包括路线图边界与范围的界定、文献文本分析与专利分析、政策与市场分析、产品和技术发展分析、路线图绘制与解读。后续阶段是对已绘制的路线图进行完善与修正。

第二章　国内医药健康产业技术预见实践分析

我国"十三五"时期医药健康产业发展迅速，国家层面出台了医药健康产业的发展规划指引、《"十三五"生物产业发展规划》等，对于促进我国医药健康产业发展起到了积极的促进作用。2021年，《中华人民共和国国民经济和社会发展第十四个五年规划和2035年远景目标纲要》提出了我国生物医药的发展目标。从技术预见分析的角度看，对我国医药健康产业进行技术预见研究主要来自科技部、中国科学院、中国工程院、中国科协等多个部门。本章主要遴选了中国科学院、中国工程院两个机构及上海市医药健康产业开展的技术预见研究成果进行介绍。

第一节　我国医药健康产业技术预见与技术路线图绘制

一、中国生命健康2035技术预见

中国生命健康2035技术预见是中国科学院组织的新时代"中国未来20年技术预见研究"的重要组成部分，着眼于未来生命健康领域技术发展趋势，结合经济、社会和国家安全需求，提出未来符合生命健康领域国家战略需求的技术清单，遴选出2035年前生命健康领域重要的技术领域和关键技术。

（一）技术预见流程

中国生命健康2035技术预见采用情景分析法和专家提名法来确定技术课题，具体流程分为以下九个步骤：一是成立生命健康技术预见专家组，专家组由来自政府、企业、高校及研究机构的知名专家组成。二是参考以往生命健康领域技术预见子领域划分经验及国外相关成果，将生命健康领域划分为慢性非传染性疾病、传染性疾病、创新药物研发、再生医学、生殖健康、精神健康、生命科学与医疗健康设备、营养与食品安全保障、卫生应急、环境与健康、人工智能与智慧医疗、生物安全12个子领域，并确定

各子领域专家组。三是为防止遗漏国家前沿问题并提高课题准确性，翻译和学习韩国、日本及英国技术预见相关材料，供课题组和专家组参考。四是基于中国生命健康领域技术的发展水平，并在考虑未来战略发展需求的基础上，各子领域专家研究讨论提出初步的技术课题备选清单。五是汇总子领域课题清单，在与子领域专家沟通后删除不符合选择原则的技术课题，合并重复的技术课题。六是组织专家组会议对技术课题清单进行审核，确定第一轮德尔菲调查备选技术课题清单，并进行第一轮大规模德尔菲问卷调查。七是汇总第一轮德尔菲调查专家的意见，通过专家组讨论研究，确定需要修订的技术课题清单，并形成第二轮德尔菲调研的备选技术课题清单，再进行第二轮德尔菲问卷调查。八是汇总第二轮德尔菲调查专家的意见，分析子领域发展趋势，确定关键技术清单。九是完成技术预见报告（见图2-1）。

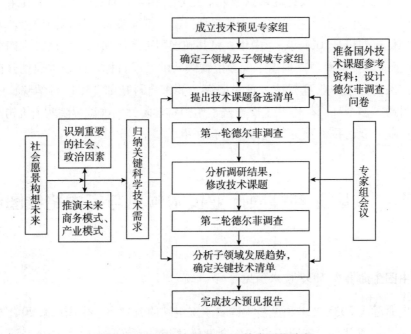

图2-1 中国生命健康2035技术预见流程

资料来源：中国科学院创新发展研究中心、中国生命健康技术预见研究组.中国生命健康2035技术预见[M].北京：科学出版社，2020.

（二）技术发展趋势

结合本次技术预见调查结果，面向2035年，随着大数据、人工智能等技术快速渗透生命科研研究，中国需发展的最为重要的技术领域包括以下12个方面：

1. 慢性非传染性疾病领域

中国应重点发展慢性病发生发展的预测技术、慢性病个体化诊疗的大数据分析技术、基于系统生物学的慢性病个体化早期监测与预防技术、控制代谢性疾病发生发展的精准营养干预技术等。

2. 传染性疾病领域

中国应在传染病预警、预防、诊断与治疗四个方面取得显著进步，重点包括基于前沿大数据的预警技术、广谱抗传染病的技术、精准智能的诊断技术以及有效的病原体清除技术等。

3. 创新药物研发领域

中国应着重加强原创理论，发展原创技术，研发原创新药，重视创新药物新模式，特别是基于复杂疾病共性病理基础的创新药物研发。在具体技术方面，要把握精准化、个性化为代表的未来医学发展趋势，建立以基于大数据和人工智能的精准药物设计为核心的原创候选新药发现关键技术体系，发展药物评价及新药研发技术，加强现代生物治疗技术和新策略及其在新药研发中的应用研究等。

4. 再生医学领域

中国应实现针对各重大疾病的再生医学实践，建立再生医学理论体系；建立细胞命运决定和器官形成的基础理论，指导再生医学实践；将增材制造、基因编辑、智能化工程技术等技术综合应用到再生医学；通过干细胞和药物延缓机体衰老、治疗 PD/AD 等老年神经退行性疾病；开发基于干细胞诱导、三维培养和增材制造等技术的体外自体器官制造技术；治疗肝衰竭、肝硬化、心衰等严重影响国民健康的慢性病。

5. 生殖健康领域

中国应围绕育龄人群、儿童与青少年、中老年生殖健康管理，开发生殖健康相关的疾病防治的技术、建立管理体系；针对生殖细胞发生障碍或质量下降的情况，进行干细胞体外分化为功能配子技术甚至体外实现人造生殖器官；实现胚胎植入前、胎儿期全方位的先天缺陷与遗传疾病的诊断与阻断及适当宫内治疗；将人工智能技术应用于辅助生殖配子胚胎质量的评估、妊娠相关疾病评估以及染色体分析；建立适宜中国人群且经济有效的生殖健康相关疾病综合防治应用平台。

6. 精神健康领域

中国应加快构建精神疾病风险预测及早期诊断模型，并寻求基于生理指标改变的精神疾病诊断标准；积极推进和构建精神疾病有关的脑功能分子网络图谱和疾病分子分型体系，并尽快建立大规模人类行为数据库及专家结构化访谈临床资料学习库；加快推动脑神经科学、影像学和分子遗传学发展。

7. 生命科学与医疗健康设备领域

中国应系统构建国家生命科学与医疗健康设备创新体系，加快共性核心技术和关键部件开发。重视颠覆性前沿技术和重大原始创新，在电子光学显微镜及配套设施、显示器球管、医用传感器、新型微流控芯片、超声换能器、微电机等核心配件领域超前布局，同时注重培养和引进领域尖端人才，创造领域发展良好环境。

8. 营养与食品安全保障领域

中国应重点围绕营养慢性病相关基础机制、智能型人体营养状况评估与预警技术、个体化营养干预、食品安全新型溯源与监测预警技术等方面优先布局发展。

9. 卫生应急领域

中国应实现覆盖全国的具有风险评估与应对、事件监测与预警、智能监护与救治、多部门联合决策行动等功能的卫生应急智能指挥与决策体系；建立统一完善的突发事件卫生应急风险监测与预警信息共享平台，开展多层次的共同参与卫生应急安全风险监测；卫生应急信息移动整合技术将在中国突发公共卫生事件的现场应急处置中得到实际应用；基于情景构建的卫生应急准备概念将会得到普遍推广；各种模型技术及方法不断成熟，大数据、人工智能、计算机仿真技术、物联网、运筹学等技术方法的推广也将进一步带来模型技术在传染病防控及决策上的应用。

10. 环境与健康领域

在暴露测量方面，中国应加强未知（新型）污染识别和检测技术的研发；在健康效应和危害识别方面，中国应着重开发重要环境健康危害的识别技术；在风险评估和干预控制方面，中国应促进重大环境健康危害干预控制技术得到切实的应用。

11. 人工智能与智慧医疗领域

中国应重点加强面向未来医学的智能决策支持系统，以及具有边缘计算能力的医疗设备物联网接入终端两大技术方向的研究与应用推广。

12. 生物安全领域

中国应建立生物安全实验室污染风险预警远程自动化识别系统，发展仿真技术在评价高等级实验室的安全性设计、调试、检测和消毒中能够得到广泛应用，掌握基于高级人工智能的生物安全（生物恐怖）净评估平台，实现生物安全装备和设施的人工智能化，战略性生物资源保护与保藏关键技术标准建立等①。

二、中国医药卫生领域工程科技发展技术路线图

中国医药卫生领域工程科技发展技术预见是中国工程院与国家自然基金委联合组织的 12 个领域中国工程科技 2035 发展战略研究的一部分，是在战略研究中首次引入技术预见，旨在更准确地把握医药卫生领域世界科技发展大势，研判医药卫生领域可能产生重大科技突破的方向，提出关键技术及关键共性技术，描绘医药卫生领域工程科技发展路线图。

（一）技术预见流程

中国医药卫生领域工程科技发展技术预见的流程，主要包括前期研究、确定备选技

---

① 中国科学院创新发展研究中心，中国生命健康技术预见研究组. 中国生命健康 2035 技术预见［M］. 北京：科学出版社，2020.

术清单、德尔菲调查以及集成分析论证五个阶段。

（1）前期研究。主要是形成适合本项目特点的技术预见与需求分析方案，开展调查研究，收集相关背景资料、相关技术预见成果等。

（2）确定备选技术清单。主要包括两部分工作，首先按照工程科技战略研究特点划分技术预见领域和子领域；其次充分发挥院士、领域专家的作用，按照技术预见领域对重点领域、重要技术方向进行预选，提出备选技术清单。

（3）开展第一轮德尔菲专家调查，制定调查问卷，开展专家调查。根据研究目标制订技术预见专家调查问卷和调查方案，完成技术预见调查系统，建立参调专家库。基于备选技术清单，开展大范围的问卷调查，对备选技术清单进行评估、筛选，并对调查结果进行统计分析与评估。

（4）备选清单修订及第二轮德尔菲专家调查。基于第一轮调查结果，结合战略研究初步结果，经领域专家组研讨、研判，修订形成第二轮备选技术清单；组织开展第二轮专家调查，并将第一轮调查结果反馈给参调专家，调查结束后对调查结果进行统计分析与评估。

（5）集成分析论证。开展技术方向评价，选择确定未来发展重点。基于德尔菲调查结果及需求分析结果等，组织专家筛选提炼未来工程科技发展的重点领域、关键技术项目和重大技术群①。

（二）技术路线图绘制

随着我国经济社会的发展，人们对健康的需求不断提升，同时随着老龄化社会的到来，我国各种慢性病和衰老相关性疾病的防治需求增加，为满足"健康中国"发展需求，应结合我国国情进一步加快医疗卫生领域科技创新，到 2025 年，我国医药卫生技术总体达到世界中上游水平，2035 年，医药卫生技术总体达到世界先进水平，为全面实现"人人享有健康"的战略目标提供技术保障（见图 2-2）。

到 2035 年，我国医疗卫生领域重点任务主要有 9 个：①建立我国慢性病防控的关键技术及其三级预防体系；②构建高效的防控新发传染病网络；③建立生物精神病学诊断和治疗的新技术体系；④建立完整的具有世界先进水平的生殖技术创新体系；⑤建成具有中国特色的国家药物创新体系；⑥建立用于临床治疗的细胞与组织修复技术以及组织器官再造技术；⑦发展成熟的个体化治疗和精准医疗技术；⑧建立我国资助研发的新型健康医疗设备关键技术体系；⑨构建智能化一体化的全国健康医疗卫生服务系统。

为推进医药卫生领域重点任务的实现，需要在新药发现研究与制药工程关键技术，中药资源保护、先进制药和疗效评价技术，人工智能及大脑模拟关键技术，细胞与组织修复及器官再生的新技术与应用，新型生物材料与纳米生物技术，生物医学大数据与精

---

① 中国工程科技 2035 发展战略研究项目组. 中国工程科技 2035 发展战略综合报告［M］. 北京：科学出版社，2020.

准医疗，疾病预测、预警及个性化健康管理相关技术，环境污染与人类健康关系综合评价技术及相关疾病防治技术，食品安控识别体系及安全控制技术等关键技术领域实现一系列突破，并应大力提升我国医药卫生领域的原始创新能力，重点部署与加强以下九个方面的基础研究：①分子诊断与生物治疗机制研究；②干细胞干性维持及命运决定的机制研究；③基于干细胞的组织器官修复研究；④针对重大疾病精准靶向治疗的创新药物研究；⑤中药资源保护与制药现代化；⑥重大疾病的发病机制及防治；⑦高端医疗设备及新型诊疗技术的基础理论研究；⑧认知与行为医学基础研究；⑨生殖健康基础研究等。

在我国"十三五"科技创新规划的基础上，建议适时设立新药发现、中药现代化与制药重大工程以及智慧健康重大工程，开展人体微生态与健康重大科技项目和智能化医疗与大数据等重大科技项目攻关，在国家层面予以支持和推动我国医药卫生事业发展。

为保障和推进我国医疗卫生领域科技创新，应进一步完善相关法律法规，加大技术研究与资金投入支持，重视科研成果转化和产业化，加强实施专利战略和人才强卫战略，并加强宏观调整，促进理、工、医的融合，建立有利于创新发展的良好环境。

第二节　上海医药健康产业技术预见与技术路线图绘制

一、上海技术预见"三图一体"方法体系

上海市是国内较早开展技术预见研究的地区。2008 年科技部在国家软科学研究计划中安排了"区域重点产业技术路线图研究"项目，组织上海、北京、天津、广东、湖南、湖北、内蒙古、广西 8 个省份开展区域重点产业技术路线图研究工作。上海市一直追踪国内外相关研究的进展，在基本方法上注意吸收其他领域的方法应用到技术路线图的编制过程之中①。上海在开展技术预见与技术路线图绘制的实践中，一方面是和业界专家紧密结合，通过德尔菲问卷和专家探讨保证技术的前瞻性；另一方面聚焦特定技术的演变过程以及技术节点间的关系，瞄准战略目标，得出该技术领域的未来发展趋势，以及实现战略产品所需的关键步骤。

上海在近年的技术预见实践中，把技术路线图分为三个子图表进行研究绘制：情景图、技术体系图、技术路径图。这三个图表逻辑层层递进，情景图为技术体系提供目标导向，技术体系图为技术路径图提供关键技术攻关清单，技术路径图与情景图结合形成

---

① 李玲，李海丽. 我国技术路线图研究与实践的现状与问题［J］. 创新科技，2012（10）：16~18.

兼具目标与步骤的技术路线图，简称为"三图一体"（见图 2-3）。

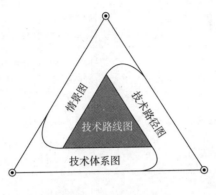

图 2-3 "三图一体"

二、上海市康复器械产业技术路线图绘制

我国康复事业越来越受到各界的关注和重视，各级政府和相关部门先后出台了一系列政策支持和推动康复医学和康复器械产业的发展。上海市把康复器械产业作为大健康产业的重要细分产业，遵循"三图一体"的原则，绘制了康复器械产业的技术路线图。

（一）产业范围与边界确定

康复器械属于医疗健康产业的细分赛道，近年迎来爆发式增长。全球未对康复器械形成较为统一的定义。在国际上，康复器械（Rehabilitation Devices）指康复医疗中用于康复训练与治疗、帮助功能恢复的器具，普遍被称为辅助产品（Assistive Products）[①]。在国内，通常没有"辅助产品"这类字眼，大多被称为"康复辅具""康复器具"或"辅助器具"等，尚未统一标准。上海市沿用国际统一标准"康复器械"的名称和定义，根据使用场景将其划分为康复诊疗类器械、功能增强与辅助类器械、环境无障碍改造与控制类器械三大类型。

康复器械包括 12 大类、125 个次类、700 多个支类，上海选取了几个重点子领域及核心产品作为研究对象。针对上海康复器械产业链的研发机构、设计制造、供给消费等关键环节进行德尔菲问卷调查，提炼专家组意见，从而确定康复机器人、康复诊疗电生理设备、远程康复系统及终端设备、中医康复设备、普惠型生活辅助设备五个领域作为未来上海市康复器械重点发展的子领域，其对应的重点产品方向有17 项（见表 2-1）。

---

① 在最新出版的 ISO 9999：2011《Assistive Products for Persons with Disabilities—Classification and Terminology》（失能者辅助产品——分类与术语）国际标准中作为标准名称。

表 2-1 上海市康复器械重点发展子领域及重点目标产品

重点发展子领域	重点产品方向	标志性目标产品
康复机器人	康复护理机器人	智能护理床 床旁饮食护理机器人
	神经康复训练机器人	脑卒中智能交互式上肢康复训练机器人 脑卒中用外骨骼手功能康复训练机器人 脑卒中患者下肢减重康复训练机器人
	截瘫辅助行走机器人	穿戴式截瘫辅助行走机械服
	高端智能轮椅车	多姿态控制智能轮椅 具有护理功能的智能轮椅
	智能肌电假手	智能动态比例假手 感觉反馈智能假手 多手指控制仿生手
康复诊疗电生理设备	睡眠监护与治疗电生理设备	网络化睡眠呼吸障碍筛查系统 多导睡眠监测系统 睡眠障碍治疗仪 家用睡眠呼吸暂停辅助治疗系统
	功能电刺激设备 （含植入式电刺激设备）	肌肉连续电刺激器 人工耳蜗
远程康复系统及终端设备	基于物联网的交互式远程康复系统 （含社区居家监护康复系统）	基于物联网的交互式远程康复系统 基于社区平台的老年人行为安全监测与防护系统
	便携式功能诊疗终端设备	智能化肢体功能评定和训练系统
	远程言语评估与训练终端系统	言语语言评估与训练综合系统
中医康复设备	经络导平治疗仪	全电脑控制经络导平仪
	中医手法仿生按摩设备	保健按摩椅 仿生智能按摩椅 全自动按摩椅
普惠型生活辅助设备	卫浴辅助器具	无障碍浴缸 移动式多功能卫浴座椅
	移动辅助器具	家用多功能轮椅 家用移位器
	家用护理器具	家用多功能护理床 气压防褥疮床垫
	居家无障碍环境改造器具	组合式无障碍坡道
	居家无障碍环境控制器	语音式无障碍环境控制器 吹吸气式无障碍环境控制器

（二）专家研讨会组织

在绘制康复器械技术路线图过程中，课题组一共召开了五次专家研讨会，分别针对康复器械的五个重点发展子领域进行分析研判。专家研讨会主要议题包括德尔菲问卷调研结果论证；对情景图、技术体系图、技术路径图审核评估；审核相关项目建议，在此基础上绘制了上海市康复器械技术路线图。

（三）德尔菲问卷设计

康复器械技术路线图课题的德尔菲问卷主要分为四部分：一是对康复器械产业发展的总体认知情况调查；二是对康复器械产业的未来发展预判调查；三是对康复器械产业链环节的技术调查；四是对康复器械产业的现状研判。

（四）情景图：任务、需求与愿景描绘

1. 市场需求

康复器械产品使用场景主要是医疗机构、康复机构、家庭或社区，且市场需求各有所侧重。首先，医疗机构中需求量最大的当数综合医院，集中在康复诊断、评价与训练理疗类设备；其次，康复机构中的康复中心与医院的需求类似，但福利院和敬老院更多地使用日常生活辅助器械以及部分康复评估、与训练治疗类设备，而假肢矫形器装配机构这一细分市场则需求量较小；最后，家庭或社区场景中主要以日常生活辅助为主，部分便携式康复训练与理疗设备、康复诊疗终端设备也存在潜在市场需求。根据上海康复器械情景图中的目标愿景，结合上海市产业基础和较强的市场需求，设定上海市康复器械行业及各重点发展子领域产业的产值战略目标（见表2-2）。

表2-2 未来15年上海市康复器械产业规模目标预测

序号	行业或子产业	上海现有产业规模估算（亿元）	预计年均增长率（%）	2025年产值目标（亿元）	2028年产值目标（亿元）	备注
1	康复机器人	0.2	40~60	60	230	实际增长率在70%~80%
2	康复诊疗电生理设备	2.0	30~40	90	200	
3	远程康复系统及终端设备	1.0	35~45	150	260	
4	中医康复设备	3.0	25~30	60	150	实际增长率约为30%
5	普惠型生活辅助设备	4.0	15~25	60	100	实际增长率约为25%
6	康复器械服务业	5.0	20~25	80	180	
7	康复器械及其服务业	约15.0	30~35	500	1100	—

注：上海现有产业规模是根据上海主要康复器械相关生产及服务企业目前产值统计估算。

2. 愿景描绘

通过专家研讨实地调研、德尔菲问卷调查等多种研究方式，形成对上海康复器械产业技术的总体认知，从而了解上海康复器械产业的发展环境、发展现状以及未来需求，明晰上海康复产业未来发展趋势、发展水平，可能的经济效益和社会效益、康复医学服务体系架构等，借此明确其未来康复器械产业市场、战略目标、研发方向、人才队伍建设等重点任务。在此基础上，形成上海康复器械未来情景描述，绘制涵盖趋势、需求、目标、研发方向等内容的上海市康复器械未来情景（见图2-4）。

（五）技术体系图：技术壁垒分析

根据上海市康复器械情景图中重点发展子领域及其目标愿景，梳理出关键技术清单，形成各自的关键技术体系图，由点及面，在此基础上整合绘制上海市康复器械技术体系图。

1. 康复机器人子领域

关键共性技术包括多传感器信息融合的感知技术、智能人机交互技术、自主智能技术、图像理解技术、关键零部件技术、软机器人技术。重点目标产品方向是脑卒中康复训练机器人、截瘫辅助行走机器人、康复护理机器人、高端智能轮椅车、智能肌电假手。

2. 康复诊疗电生理设备子领域

关键共性技术包括康复物联网及其远程交互技术、生理信息检测与处理技术、基于电生理信号的功能评估方法等。重点产品方向主要是睡眠监护与治疗电生理设备、功能电刺激设备（含植入式电刺激设备人工耳蜗）。

3. 远程康复系统及终端设备子领域

关键共性技术包括康复物联网及其远程交互技术、生理信处理技术、多传感器信息融合的感知技术。重点产品方向包括远程康复系统（含社区居家监护远程康复系统）、便携式家用功能诊疗设备、言语语言评估与训练系统（远程终端）。

4. 中医康复设备子领域

关键共性技术包括生理状态模拟技术、康复器械工业设计与人因工程学、智能人机交互技术、自助智能技术。重点目标产品方向包括经络导平治疗仪、中医手法仿生按摩设备。

5. 普惠型生活辅助设备子领域

普惠型生活辅助设备尽管技术简单，但由于我国在中高端产品质量方面还无法与国外产品竞争，甚至在残联系统的政府配置项目中，这些普惠型产品由于质量因素被排斥在外，正是因为我国这类产品在关键技术上还没有突破。

根据上述子领域关键技术体系图，结合上海市康复器械情景图，绘制出上海市康复器械总体技术体系（见图2-5）。

（六）技术路径图绘制

绘制康复器械产业五大重点领域的技术路径图，用以确定康复器械产业关键共性技术及其目标产品的实现时间，为康复器械产业的技术路线图绘制奠定基础（见图2-6）。

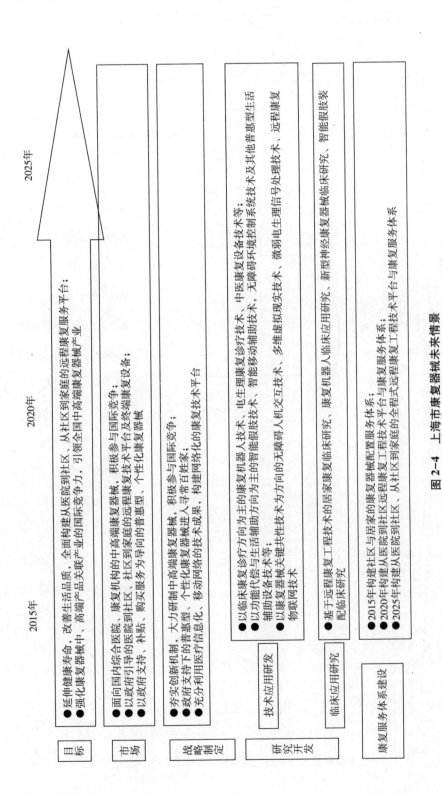

图2-4 上海市康复器械未来情景

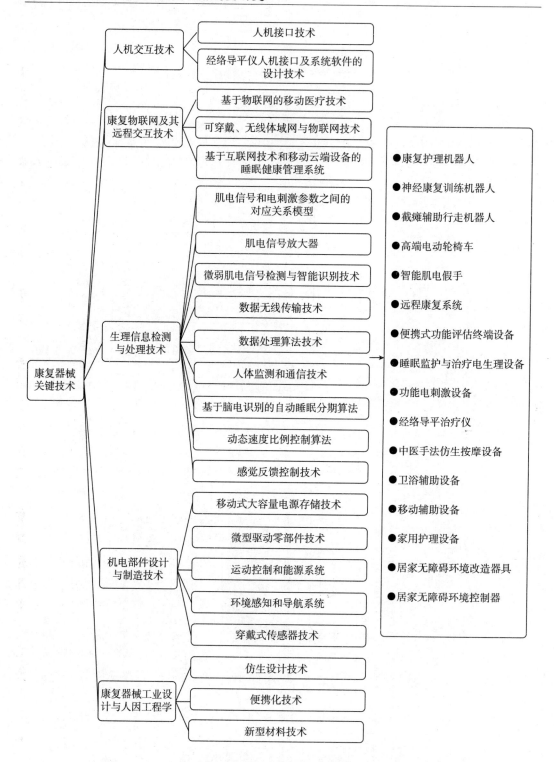

图 2-5 上海市康复器械重点发展领域及目标产品方向总技术体系

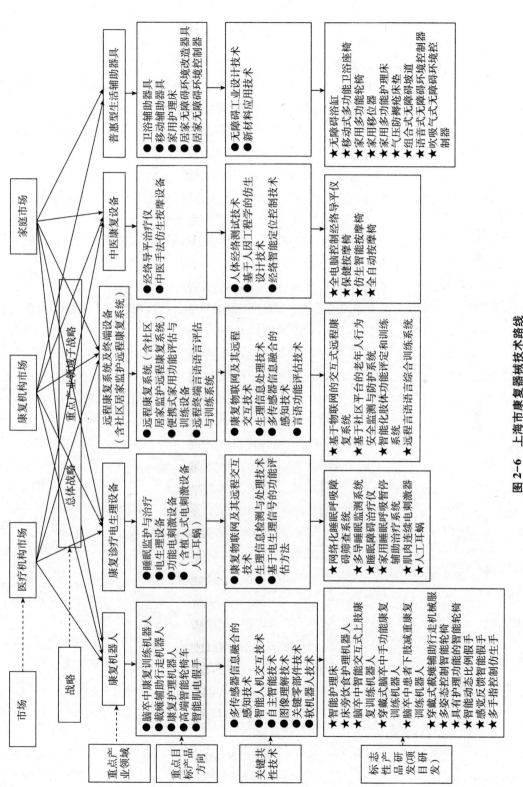

图 2-6　上海市康复器械技术路线

1. 康复机器人子领域

作为海内外康复器械的主要发展方向之一，国际上的龙头企业 Hocoma、Panasonic 等近年发展迅猛；而上海乃至全国的康复机器人产业发展并不乐观，处于产业初创阶段，亟须在康复机器人三大共性技术和五大重点目标产品方面攻关。其中，在多传感器信息融合感知技术上，上海已经有较好的基础。因此，只要进行 2~3 年的技术攻关就有望获得全部技术突破与创新。在脑卒中康复训练机器人、智能肌电假手方面，上海具有一定的基础，同样可以优先发展。

2. 康复诊疗电生理设备子领域

该领域设立两个重点目标产品方向，即睡眠监护与治疗电生理设备、功能电刺激设备（含植入式电刺激设备人工耳蜗）；包括三个关键共性技术：康复物联网及其远程交互技术、生理信息检测与处理技术、基于电生理信号的功能评估方法等。上海在睡眠监护与治疗电生理设备研发方面处于起步阶段。

3. 远程康复系统及终端设备子领域

作为一个多技术集成的大系统，涉及的关键技术较多，可选取具有市场潜力且与上海产业基础匹配的两种产品，即便携式家庭康复评估训练系统与远程言语评估训练系统。两种产品可以进一步凝练为生理信号处理技术、康复物联网及其远程交互技术、多传感器信息融合的感知技术三大关键共性技术。其中，上海的生理信号处理技术基础较好，可以作为优先突破对象。虽然上海在后两者也有一定的技术基础，但实现工程化应用还需要 3~5 年的时间，形成领域优势还需要 5~10 年的时间。

4. 中医康复设备子领域

作为一个新兴领域，中医康复设备是我国发挥优势和特色的重点领域。该领域下一步主要进行两个重点产品发展方向攻关，包括三项关键共性技术，即人体经络测试技术、基于人因工程学的仿生设计技术、经络智能定位控制技术。其中，上海在人体经络测试技术方面具有较好的基础，已经开发出相应的经络导平仪产品。

5. 普惠型生活辅助设备领域

该领域占据康复器械 3/4 的产品类目，具有极其重要的战略意义。但我国工业基础较为薄弱，产品工业设计及新材料加工工艺等方面还有许多技术瓶颈，设备供应极其依赖进口。总体来看，该领域可总结为无障碍工业设计技术、新材料应用技术两项关键共性技术，上海均具备良好的基础；涉及卫浴辅助器具、移动辅助器具、家用护理床、居家无障碍环境改造器具及居家无障碍环境控制器五类目标产品方向，其中上海在居家无障碍环境控制器方面已经成功研制出相应的产品样机，其余几类设备则具有一定的技术与产业基础。

（七）结论与建议

我国康复器械产业只是刚刚起步，大部分产业化程度较低。上海康复器械领域的技术研发单位与生产企业相对较少，相关研发的科研院校或机构只有 5~6 家，生产企业

10 余家，有一定影响的康复医学服务机构 10 余家，康复器械装配服务企业 6 家，总体产值规模约 15 亿元。虽然上海康复器械产业总量较小，但在国内仍具有其他地区无法比拟的优势：上海从事康复器械研发的高校在国内具有一定的优势与影响，总体科研基础较好，科研实力较强，容易形成未来康复器械的研发中心；设置有全国唯一康复工程本、专科人才培养专业或专业方向。此外，全国最大康复器械展览会之一的 China Aid 常年在上海举办，有全国唯一的康复工程杂志《世界康复工程与器械》，这都是很好的展示与信息交流平台。

　　为促进上海康复器械的良好发展，提出以下五方面的对策建议：一是通过实施科技扶持、税收激励、康复保障、市场引导、产业园区五大政策，形成政策、技术、规模、资本、人才的五大优势；二是聚焦五大产业领域形成五大产业群，打造一个特色产业，强化一个优势产业，扶持一个先导产业，推进一个传统产业，培育一个服务产业；三是集聚资本、技术、人才、市场、企业五大资源，推动机械生产企业、电子生产企业、计算机软件企业、养老服务机构和医疗服务机构的转型发展；四是实行"建立 1 个市级标委会、5 年建立 100 项地方标准、10 年建立 50 项国家标准"三项举措，引领中医康复设备、康复机器人、远程康复系统三大领域的标准确定；五是通过在职培训、国外引进和本土培养等方式培育康复器械领域的各类人才，通过人才来提升康复器械领域企业的研发能力、创新能力和竞争能力。

第三章　国外医药健康产业技术预见实践分析

技术预见概念提出后，美国、日本、英国、德国等传统发达国家都周期性地开展技术预见实践，技术预见逐渐成为全球各国描绘产业发展路径、制定科技政策与科技规划的最有效工具。医药健康领域作为最关乎民生和最具增长潜力的知识密集型产业，极大地带动关联产业的发展，因此各国都非常重视医药健康领域的技术预见、技术研发和应用。技术预见服务、产业规划和激励政策等作为重要公共产品，成为各国影响医药健康领域技术突破和实际应用的重要因素。

第一节　美国技术预见实践与医药健康产业发展趋势分析

一、美国技术预见实践

（一）美国技术预见发展的简要历程

有组织的专业技术预见活动首先在美国出现，并在第二次世界大战期间通过对接军事需求得到了广泛的实践。"二战"期间，美国海军和空军招募了大量的数学家、科学家、工程师等参与作战计划、后方筹备和军事科技计划的制订等工作，很多新科学理论和新技术通过这些高级知识分子在军事实践中得到了成功应用。其中就包括运筹学、博弈论、统计规划、计量分析和未来预测等一系列新方法，军事领域技术预测也开始在美国盛行。例如，美国将情景分析法、趋势外推法和德尔菲法作为博弈理论的补充应用于冷战时的美苏核武器装备竞争中；在与苏联日益扩大的太空装备竞赛过程中，美国又相继发明了诸如相关树形法、形态分析法等具体的技术预见研究新方法[①]。战争结束后，随着大量军事科研单位和科技成果转为民用，只用于军事的技术预见方法随着军人转

---

① 杨捷，陈凯华．技术预见国际经验、趋势与启示研究［J］．科学学与科学技术管理，2021，42（3）．

业，开始被很多企业和产业引进并使用。

1967年，美国发布了《迈向2000年的工作进展》（*Toward the Year* 2000 *Work in Progress*），推动技术预测由军事领域步入社会领域。报告提出要作"未来研究"（the Study of Future），强调综合利用不同预测方法来识别未来[①]。20世纪70年代，摩托罗拉时任首席执行官就领导整个公司范围内的技术路线图系统化开发和应用，成为首个公开系统使用技术预见和技术路线图方法的企业[②]。但同时期，受越战、石油危机和美元危机等宏观经济环境急剧变化影响，美国国内新保守主义抬头，自由主义开始盛行，迫使美国政府不能过度干预社会经济生活，放任市场经济自由运行。在这种大环境中，政府对于这种基于定量方法的技术预测的关注度逐渐有所下滑。但是随着80年代"信息技术"（IT）的兴起与发展，电子信息产业对技术预测的需求变得非常重要，加上新的预测方法和工具得以应用，关于对"信息技术"发展的推测和系统性分析成为技术预见活动的重要领域。

1990年，美国总统科技顾问委员会（PCAST）成立国家关键技术委员会，每两年向总统和国会提交一次《国家关键技术报告》。到1998年，美国共发布过四次《国家关键技术报告》，列出了美国关键技术发展清单，为各级政府科技投入提供了指南，加强了联邦政府在科技投入方面的宏观调控作用，对美国科技政策的制定产生了巨大影响。《国家关键技术报告》为美国企业研发投资指明了方向，加强了企业之间、企业与政府及研发机构之间的合作。美国关键技术研究所也曾发布《国际关键技术清单》，汇集了美国、日本、英国、法国、德国和OECD 6个国家和组织的8份技术预测报告，提出了面向未来10年的在信息通信、环境、能源、生命健康、制造、材料、运输、金融、其他（海洋、建筑、空间）9个技术领域，38个技术类别，130个技术子列，375个能够实现的重点技术。美国产业界为了应对国际新形势开展了许多"类预见"活动，主要预计方法包括情景分析、德尔菲调查、技术情报、技术路线图等[③]。

2020年6月，美国总统科技顾问委员会在《关于加强美国未来产业领导地位的建议》报告中提到，美国在人工智能、量子信息科学、先进制造、生物技术和先进通信网络五大未来产业正面临挑战，要创建一种新型研究所，充分整合利用美国国家实验室的力量，跨越前沿研究和产品开发阶段，建立产业界、学术界和非营利组织共同参与的平台。2021年1月，PCAST正式发布《未来产业研究所：美国科学与技术领导力的新

① Perloff H S. Toward the Year 2000 Work in Progress, Modernizing Urban Development ［J］. Daedalus, 1967, 96 （3）: 789-800.

② Willyard C H, Mcclees C W. Motorola's Technology Roadmap Process ［J］. Research Management, 1987, 30 （5）: 13-19.

③ 中国科学院创新发展研究中心中国生命健康技术预见小组. 中国生命健康2035技术预见 ［M］. 北京: 科学出版社, 2020.

模式》的咨询报告①，特别提到未来产业研究所（Industries of the Future Institutes）的定位就是促进从基础研究、应用研究到新技术产业化的创新链全流程整合，采用独特的组织模式和管理机制多部门协作推动前沿产业科技创新，帮助美国维持科技全球领导地位。

（二）美国技术路线图应用的主要案例

在美国技术预见活动开展过程中，绘制技术路线图的方法经常被使用。Willyard 和 McClees（1987）出版的 *Motorola's Technology Roadmap Process*，确立了摩托罗拉作为世界上第一家系统使用技术路线图方法的企业的地位②。在随后的发展中，这种企业内部技术路线图分析方法被更多的企业和政府机构应用到战略、创新和政策前瞻性研究中。

1. NASA 技术路线图

为帮助美国航空航天局（NASA）排列出科研事项的优先顺序，美国国家研究委员会（NRC）在 2012 年 2 月 1 日发布了《NASA 空间技术路线图与优先研发技术：恢复 NASA 的技术优势，为空间新纪元铺平道路》的报告，明确提出了对 NASA 未来任务优先级最高的 16 项技术。这 16 项技术选自 83 项 NRC 挑选出的高优先级技术，而这 83 项高优先级技术选自路线图中的约 300 项技术。在此基础上，NASA 在 2015 年又发布了一次技术路线图，在 2012 年的基础上进行了较大的调整，由 16 个报告构成，包括总论和 15 个技术领域路线图。总论是对路线图内容和发展过程的总体概述，15 个技术领域路线图采用了四级技术领域分解结构进行组织：第一级为技术领域（15 个），第二级为技术子领域，第三级为技术（340 项），第四级为研究任务（或称候选技术）③。这些技术不仅能促进美国航空航天工业发展，而且帮助人类实现在太空或低地球轨道以远长期居住，开展地外生命研究，并扩展科学家对宇宙起源的认知。

2. 国际半导体技术路线图（ITRS）

行业类的技术路线图由工业协会和政府支持，由企业和学术界代表共同参与，为整个行业刻画一个路线图以满足未来市场的需求。以半导体行业协会（SIA）为例，它是由欧洲、日本、韩国、中国台湾、美国五个主要的芯片制造地区发起组建的，发布首个国际半导体技术路线图（International Technology Roadmap for Semiconductors，ITRS），主要是对未来 10~15 年的晶体管物理指标需求做一个技术预见，并鼓励创新解决方案。在传统摩尔定律即将失效的当下，过往的芯片技术路线已发生重大改变，SIA 在 2016 年停止了更新路线图。在 2013 年的 ITRS 报告（也就是倒数第二份路线图）中，晶体

① 王雪莹. 未来产业研究所：美国版的"新型研发机构"[J]. 科技智囊，2021（2）：12-17.

② Willyard C H, McClees C W. Motorola's Technology Roadmap Process [J]. Research Management, 1987, 30 (5), 13-19.

③ 慈元卓，廖小刚. NASA 战略技术投资组合管理研究系列之二：NASA 技术路线图及其制定过程研究 [J/OL]. 国防科技要闻，https：//www.sohu.com/a/225433424_635792. 2018.

管小型化还属于长期预测内容，但到了2016年7月正式发布的最后一版ITRS报告①中，继续缩小微处理器中的晶体管将不再是一种经济的做法。经历了50多年的微型化，晶体管的尺寸可能将在5年后停止缩减，而芯片制造不再追求更小的开关、更密集或更快的内存，转而采用其他方式提高晶体管密度。

3. NIH技术路线图

国立卫生研究院（NIH）是美国卫生和公共服务部的重要组成部分，包括27个研究所和中心，是美国最主要的医学研究机构，负责和支持基础、临床和转化医学等研究。2002年，NIH新任院长组织来自学术机构、政府部门和私人团体的300多名生物医学权威人士，在一年多的时间内进行了一系列的讨论，并经过内部27个研究所和研究中心主任的认真商讨和学术审阅，在2003年形成了一个通向生命科学未来的"中长期发展规划"——国立卫生研究院路线图（NIH Roadmap for Medical Research）②。NIH医学研究路线图包括探索新途径、未来的研究团队和临床研究企业的重组三大主题。共有9个执行组（见表3-1）为路线图的下一步工作制订了计划，包括时间表、里程碑、协调机制、需求清单以及计划执行人员的安排③。因此可以说NIH路线图是一套完整的规划，它加深了公众对医药健康研究的理解，激励各学科研究队伍改进医学研究，从而推动医学发现和改善人类健康。大部分计划从2004年开始，这些都是后来美国医药健康研究的重点领域。

表3-1　NIH医学研究路线图三大主题与具体执行内容

主题	主要目标	执行小组	执行小组工作内容
主题一：探索新途径	加深对生物系统复杂性的理解，为21世纪的药物研究建立一个更好的"工具箱"	（1）建立板块、生物学途径和网络	加速和推动对生物途径和网络的全面探索和研究；发明新的工具，使研究人员能够实时确定一个单细胞中大量个体蛋白质的数量、位置和交互作用，用于更早、更准确地诊断、预防和治疗多种疾病
		（2）小分子文库和分子成像	为研究生物分子药物的科学家提供有机小分子物质信息，作为其更深入研究细胞途径的化学探针；支持高特异性、高灵敏度的分子探针制备技术的研究，使分子探针的检测准确度提高10~100倍

① Semiconductor Industry Association（SIA）. 2015 International Technology Roadmap for Semiconductors（ITRS）[EB/OL]. https：//www. semiconductors. org/resources/2015 - international - technology - roadmap - for - semiconductors - itrs/，2015.

② Medicine Z E. The NIH Roadmap [J]. Science，2003，302（5642）：63-72. doi：10. 1126/science. 1091867.

③ Kantor L W. NIH Roadmap for Medical Research [J]. Alcohol Res Health. 2008，31（1）：12-3.

续表

主题	主要目标	执行小组	执行小组工作内容
主题一：探索新途径	加深对生物系统复杂性的理解，为21世纪的药物研究建立一个更好的"工具箱"	（3）结构生物学	要建造一个人体内各种蛋白质分子结构的图谱库；发展新的蛋白质生产方法和发明专用的设施，从而快速、有效地制造大量适合研究的膜蛋白质样品；更广泛地研究蛋白质结构，以及进行更为复杂的基于计算机方法的数据分析
		（4）生物信息学和计算生物学	为医学研究铺设一条未来的"信息高速公路"。计划的焦点是建立一批国家生物医学计算中心，在科学界推进数据共享，消除壁垒，使得生物医学计算系统的所有部分都可供共同使用
		（5）纳米医学	创造和使用分子或原子级别的材料与装置，聚焦于与健康和医疗相关的纳米科技的应用上，建设一些纳米医学中心，以作为知识和技术的中心环节服务于纳米医学计划
主题二：未来的研究团队	探索科学团队的新的组织模式，鼓励科学家和研究机构尝试研究管理的新模式	（6）高风险的研究	建立新的基金以鼓励科学家投入到生物医学的研究中，激励全世界所有勇于创新的科学家接受21世纪生物学和医学研究的重大挑战。用他们的智慧和创造力解决生命科学研究中的诸多问题，发展更高新的生物技术，开发分子药物，促进人类疾病的治疗和全人类健康
		（7）交叉学科研究	设立一系列基金，对科学家进行交叉学科研究策略的培训；建立专门的中心以帮助科学家从现有的学科中再创造出一些新的、更前沿的学科；举办未来发展研讨会，以促进生命科学与物理学以及其他一些仅有限影响的重要学科间的合作发展，使科学家从事交叉学科的研究变得更加容易
		（8）公共—私人合作	让公私合作为科学的发展提供新的模式，鼓励学术界、政府和私营部门等各方面研究人员的合作，召集高水平的会议来激励新的、必要的合作，加速医学的进步以提高人们生活质量，尽快改善人们健康
主题三：重新设计临床研究事业	综合临床研究网络，协调各步骤，让公众更全面地参与研究过程	（9）重组临床研究事业计划	临床研究在有组织的病人团体、社区医生和学术研究人员之中需要发展新的合作。促进创造更好地共同进行临床试验工作的学术中心和那些照顾足够多组的、具有典型特征病人的社区医生组成的综合网络，建立临床研究信息的新的、系统的记录方法，临床研究协议的新标准，现代信息技术在NIH和病人联盟之间的新合作模式，以及重新组织临床研究人员的新战略

资料来源：编译自NIH路线图相关网页材料，http://nihroadmap.nih.gov。

4. 美国生物工业化路线图

2014年，应美国能源部（DOE）与国家科学基金会（NSF）联合要求，美国国家科学院研究理事会（NRC）统筹成立了生物工业化路线图委员会，并于次年发布了

《生物工业化路线图：加速化学药品的先进制造》①。该报告提出了生物学工业化的发展愿景，指出 2014 年医药健康领域产品行业为美国经济贡献了至少 3930 亿美元和 422 万个就业岗位。该报告涵盖了合成化学、代谢工程、分子生物学和合成生物学，并考虑何时及如何将非技术观点与社会关注整合入技术解决方案中。该技术路线图按照化学药品制造流程来划分，主要被分解为 6 个类别，每个类别包含一系列结论及路线图目标，代表该领域的阶段性突破。报告中提到化学药品的生物制造已成为美国经济的重要组成部分，并将在未来 10 年内快速成长。报告中提到的领域及相关进步为提升生物技术在国家经济中的贡献发挥了重要的作用。尽管该报告路线图是明确为了推动工业生物技术而设计的，但其中描述的很多技术需求和基础研究同样可以广泛应用于健康、能源和农业等其他领域。

二、美国医药健康领域战略及重点发展方向

过去 10 多年来，美国联邦政府为了支持重点领域的研发活动，还在联邦层面推出了一系列医药健康领域的科研计划（见表 3-2）。

表 3-2　美国联邦政府推出的部分医药健康领域科研计划简介

序号	科研计划	科研机构或计划简介
1	材料基因组计划（Material Genome Initiative，MGI）	由国家科技委员会（NSTC）及其分委会负责协调，但无常设办事机构
2	脑研究计划（BRAIN Initiative）	旨在进一步加强美国对先进神经科学研究技术和理论研究的支持，抢占未来神经科学研究的制高点
3	精准医学计划（Precision Medicine Initiative，PMI）	用于组建一个全国范围、涵盖百万志愿者的研究联盟；加强癌症基因组的研究。建立精准医学相关数据库，并加快评估现有法律法规体系，构建能够适应精准医学创新发展的法规框架。用于开发医疗数据互操作标准，研究数据隐私保护和数据安全交换的系统
4	耐药性国家行动计划（National Action Plan for Combating Antibiotic‐Resistant Bacteria）	旨在加强美国在应对抗药性细菌挑战中的能力，挽救更多感染抗药性细菌的患者
5	癌症射月计划（Cancer Moonshot Initiative）	致力于加速癌症相关研究，破除制约该领域发展的障碍，推动研究数据可及性，鼓励研究人员、医生、慈善人士、患者及其利益拥护者、生物制药企业共同合作
6	国家微生物组计划（National Microbiome Initiative）	支持跨学科研究，对多样化生态系统中涉及微生物组的基本问题给出答案；开发平台性技术，促进多样化生态系统中微生物组的相关知识与数据共享；联合民间科研机构与教育资源，加强微生物组领域的研发力量

① 美国国家科学院研究理事会（NRC）. 生物工业化路线图：加速化学药品的先进制造 [M]. 北京：科学出版社，2017.

续表

序号	科研计划	科研机构或计划简介
7	美国国防高级研究计划局（DARPA）生命铸造厂（Living Foundries）计划	基于生物体的新型材料设计、制造技术，是利用合成生物学技术实现材料的标准化设计和制造，强化按需设计、按需制造和生产超常材料的能力

资料来源：根据美国 NSF 或 NIH 公开资料编译和整理。

以美国国防高级研究计划局（DARPA）生命铸造厂（Living Foundries）计划为例。DARPA 自 2011 年启动了生命铸造厂（Living Foundries）计划，基于生物体的新型材料设计、制造技术，是利用合成生物学技术实现材料的标准化设计和制造，强化按需设计、按需制造和生产超常材料的能力①。该计划主要承担机构有美国斯坦福大学、哈佛大学、麻省理工学院、加州理工学院、文特尔研究所以及 Amyris 公司等，项目主管单位为 DARPA 生物技术办公室。2014 年，DARPA 启动了"生命铸造厂：千分子"（Living Foundries：1000 Molecules）计划，该计划是利用生物技术工具和工艺开展规模化精细试验，通过跨学科合作打造革命性的生物工程平台，提供新的材料、功能结构以及制造模式，作为验证，研究计划最终预期产生 1000 个自然界不存在的、独特的分子及化学结构模块，因此被称为"生命铸造厂：千分子"计划②。"千分子"计划（见表 3-3）是对生命铸造厂计划的补充完善。两个计划将充分利用合成生物学的技术平台，追求在材料、传感、制造领域的转化应用，创造美国的战略和经济优势。

表 3-3 美国"生命铸造厂：千分子"计划简介

	具体内容
总目标	（1）建设可快速进行分子结构前哨组织设计的综合基础设施，能提供模块化、标准化的技术设计平台，该综合基础设施的工程规模（吞吐量）和复杂性（设计和分析）必须能超越目前已有的工程结构数个量级 （2）实现革命性应用，努力开辟新的应用领域，包括新材料、传感设备、新药物等，着眼于在设计、制造、测试、分析全阶段的自动化实现
关键技术	（1）基础计算平台，该基础计算平台基于端到端的过程监控技术，是能实现可扩展和访问的平台，并进行分子结构量化精准设计 （2）生物体设计创新工具，能促进生物合成新路径、基因簇发现、化学结构预测等正向工程 （3）可扩展、自动化、高通量的遗传设计构建，能实现大批量的工程制造需求 （4）先进的设计评价反馈工具，能推进工程系统的大规模并行测试和分析，并对结果进行评价验证，进而修正反馈

---

① Pennis E . DARPA Offers ＄30 Million to Jump-Start Cellular Factories ［J］. Science, 2011, 333（6039）：147.

② 李鹏，楼铁柱. 颠覆性生物技术——生命铸造厂计划实施情况及进展 ［EB/OL］. 远望智库：战略前沿技术，https://ibook.antpedia.com/x/368448.html. 2017.

续表

	具体内容
主要进展	（1）开发新的生物合成计算机软件系统，该软件系统将生物合成设计时间从 1 个月缩短至 1 天，并能实现端到端的监控 （2）构建大规模基因网络，以该网络为基础初步验证生物制造的正向工程能力 （3）建立大规模 DNA 组装新方法，将体外准确装配的 DNA 片段数从此前最高 10 个提高到 20 个的水平，错误率降低到原来的 1/4 （4）实现将多种新生物制品的设计、工程和生产提速 7.5 倍 （5）实现对乙酰氨基酚合成途径的设计和制备
面临的挑战	（1）已知分子结构的快速改进。针对自然界中已知生物分子、合成生物学实现的分子以及目前经提取、纯化得到的天然产物，技术面临的挑战是工程化技术平台应表现出生物合成路径与生产方法在产量、成本、纯度等方面取得巨大的改进 （2）无法合成的已知分子结构。目前，某些分子无法通过常规技术手段进行生物合成，但可以构建理论上的生物合成路径，包括构建来自多种独特生物体的合成路径，技术面临的挑战是低成本、高产量实现这些分子原型 （3）创新的新分子结构设计。利用生物工程技术能够合成现有的普通化学方法尚无法合成的新分子，例如，能够利用周期表新元素产生新化学物质的酶，以及能高效整合非天然氨基酸的分子

资料来源：根据远望智库相关文章及 DARPA 公开外文材料整理。

三、美国医药健康产业的整体发展情况

美国高度重视医药健康领域的研发，投入了大量资金和人力用于该领域的科研活动，并且带来了显著的产出。

（一）研发投入产出情况

1. 在公共资助领域，生命科学领域占民用 R&D 经费的近一半

美国国立卫生研究院（NIH）隶属美国卫生与公共服务部（HHS），是全球最大的生物医学研究资助机构，美国医药政府主导的健康领域研发活动主要是 NIH 进行管理和监督，具有高度的自主权。2020 年，NIH 研发经费预算在 407.3 亿美元左右，占据美国联邦科技预算的 24.8%，仅次于国防科研经费（见图 3-1）。在除国防开支外的民用研发领域，NIH 的研发经费达到 46.3%。这还不包括 2020 年 3 月，因为新冠肺炎疫情，白宫为疾病控制和预防中心的拟议预算增加的 13 亿美元、为国家卫生研究院下属的国家过敏和传染病研究所的拟议预算增加的 4.4 亿美元经费。

2. 近 60% 的论文产出来自医药健康领域

美国在医药健康领域研发的高投入带来了这个领域的高科技产出。根据《科学技术指标 2020》，世界主要国家的公开发表论文共分为九大领域，其中临床医学·精神医学/心理学、基础生命科学这两个领域是与医药健康技术息息相关的。如表 3-4 所示，美国的医药健康类论文占比在 2018 年度达到了 58.4%，远高于其他领域的论文产出。这个比例也远高于中国的 28.9%，体现了中美在医药健康领域前沿研究上的差距。

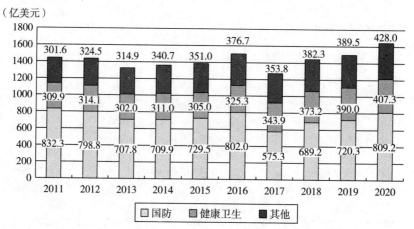

（亿美元）

图 3-1　2011~2020 年美国联邦 R&D 经费预算分部门构成

资料来源：美国国家科学基金会（NSF）．美国 2019~2021 财年度联邦科研经费按部分类的报告［EB/OL］．https：//ncses．nsf．gov/pubs/nsf21315．2021．

表 3-4　2011~2018 年美国各领域发表论文份额情况　　　　　　　单位：%

序号	论文研究领域	2011 年	2012 年	2013 年	2014 年	2015 年	2016 年	2017 年	2018 年
1	化学	8.2	8.1	8.0	7.8	7.7	7.7	7.4	7.4
2	材料科学	3.4	3.3	3.4	3.7	3.8	3.9	4.1	4.1
3	物理学·宇宙科学	7.8	7.7	7.4	7.2	7.1	6.9	6.7	6.4
4	计算机科学·数字	4.8	4.8	4.7	4.7	4.6	4.7	4.7	4.6
5	工学	6.3	6.1	6.4	6.5	6.5	6.6	6.9	7.2
6	环境/生态学·地球科学	6.4	6.5	6.9	7.1	7.2	7.5	7.6	7.7
7	临床医学·精神医学/心理学	27.1	27.3	27.9	27.9	28.4	28.7	29.0	29.4
8	基础生命科学	32.4	32.6	31.6	31.3	30.8	30.2	29.7	29.0
9	其他	3.5	3.6	3.7	3.9	3.9	3.9	3.9	4.1

资料来源：日本文部科学省，科学技术指标 2020，主要国家各领域论文数量份额，2021。

3. 原研药领先世界

根据 incoPat 创新指数研究中心与 IPRdaily 中文网联合发布的《2020 全球生物医药产业发明专利排行榜 TOP100》，美国共 48 家机构上榜，生物医药发明专利申请数量共 12059 件，占榜单总数的六成。在原研药方面，根据世界各大医药公司年报，2019 年全球药物销售额 TOP100 中，美国占 53 个，销售总额达到 2174.3 亿美元，数量和销售总额分别占 53%、65%。其中，全球药物销售额排名前 10 中，美国占了 9 个。所以，美国在医药健康产业一直是龙头国家，暂时没有国家可以撼动。

（二）**产业发展情况**

1. **产业规模居世界首位**

根据美国《制药经理人》杂志的"2020 年度全球制药企业 50 强排行榜"榜单，

共有 15 家美国企业上榜，包括辉瑞、默克、强生等，占榜单总数近 1/3。在入选企业中，处方药销售总额超过 3100 亿美元，占榜单总额的 44.4%；研发收入总额达 624.9 亿美元，占榜单总额的 48.2%[①]。这些生物医药龙头企业强大的企业自身实力不仅保证了生物医药新技术和新产品的研发，而且在创造性、敏捷性和成长性方面具有突出的优势，带动相关企业特别是中小企业的发展，进而推动整个美国生物医药产业的发展。

2. 形成多个世界级产业集群

美国在"二战"后积极开始医药制药技术研发，形成波士顿、旧金山、圣地亚哥、华盛顿—巴尔的摩、西雅图、纽约、洛杉矶等九大医药健康产业集群。其中，波士顿地区是马萨诸塞州的核心，而马萨诸塞州是全球首屈一指的生物技术超级集群。州内集聚了哈佛大学、MIT、波士顿大学等 40 多所世界顶尖高校，还拥有麻省总医院、哈佛医学院、新英格兰医学中心、千年制药等知名医院或龙头企业。州内共形成了六大生物技术集聚区，拥有超过 550 家生物技术和制药企业，药物开发企业达到 300 余家。作为全球最具活力的生物产业集聚区，涵盖新药研发和生产、医疗健康产品、医疗器械和设备以及环境与兽医等领域。区域内生物技术与制药企业超过 240 家，代表性的企业包括百健（Biogen）、诺华（Novartis）等全球知名企业。

第二节　日本技术预见实践与医药健康产业发展趋势分析

一、日本技术预见实践

（一）日本技术预见发展的简要历程

作为最早由政府组织实施大规模技术预见的国家，日本从 1971 年开始，每五年开展一次全国范围内大规模的技术预见调查活动，截至 2021 年，已进行了 11 次预见实践（见表 3-5），形成了制度化的技术预见。1995 年日本政府正式通过了《科学技术基本法》，制定了名为"科学技术基本计划"的科学技术战略，1996 年开始制订为期五年的《第 1 期科学技术基本计划》，便于政府实施长期、系统、连贯的科技政策。进入 21 世纪，由于国际竞争日益激烈，日本政府和企业界对科学技术创新的重视程度日益提高。2006 年，日本在《第 3 期科学技术基本计划》中提出"创新对于科学发展至关重要"的观点。2011 年，日本的《第 4 期科学技术基本计划》将实施"科学技术和创新政策的一体化进程"作为基本方针之一。从 2013 年起，日本每年都在此方针的指导下实施科学技术创新综合战略。而 2015 年实施的日本第 10 次科学技术预见项目正是在这样的

---

① Lloyd, I. Pharma R&D Annual Review 2020［R］. Pharmaprojects, Informa UK Ltd, 2020.

背景下进行的，它也是日本科学技术创新综合战略的一部分。

表 3-5　日本历年来技术预见支撑的科技计划

技术预见活动	时间	主要方法	支撑的科技计划
第 1～第 6 次	1971～1997 年（每隔五年）	德尔菲调查法	第六次预见活动支撑了第 1 期科学技术基本计划
第 7 次	2001 年	德尔菲法+需求分析法	第 2 期
第 8 次	2005 年	德尔菲法+需求分析法+情景分析法	第 3 期
第 9 次	2010 年	德尔菲法+情景分析法+地区研讨会法	第 4 期
第 10 次	2015 年	德尔菲法+情景分析法+未来愿景分析法	第 5 期
第 11 次	2019 年	德尔菲法+未来愿景分析法+社会未来图景分析法+地平线扫描	第 6 期

资料来源：根据日本文部科学省科学技术政策研究所（NISTEP）公开的技术预见材料翻译整理。

《第 1 期科学技术基本计划》和《第 2 期科学技术基本计划》强调重点科技创新领域。《第 3 期科学技术基本计划》以解决问题为导向，通过有效地应用科学和技术来解决问题与挑战，重点关注科技与不同领域的融合，如科技与人文和社会科学的结合。《第 5 期科学技术基本计划》提出实现"超智能社会 5.0"的必要技术（网络安全、物联网、大数据解析、人工智能），以促进新价值产出的核心技术（机器人、传感器、材料纳米技术、生物技术、光量子）。日本技术预见已经成为国家科技政策制定的重要工具。

（二）日本技术预见案例——第 11 次技术预见

2019 年 11 月，日本科技政策研究所（National Institute of Science and Technology, NISTEP）发布了《第 11 次科技预测调查综合报告》①，此次调查以 2040 年为目标，绘制了"科学技术发展下社会的未来图景"。第 11 次技术预见主要围绕科学技术重要度、国际竞争力、实现时间和政策支持开展了两轮德尔菲问卷调查，第一轮参与的专家有 6697 名，第二轮参与的专家有 5352 名。第二轮调查已经持续了两年，分别对 2030 年、2040 年、2050 年的场景进行了愿景规划。

第 11 次技术预见重点从单纯对未来科技发展方向进行预测发展为对技术情景与社会情景的组合分析。首先使用地平线扫描法掌握科学技术与社会的发展趋势，其次在对 50 个未来社会构想图景的基础上，利用人工智能技术对 ICT、健康医疗、材料、环境等七大领域 702 个技术专题进行聚类分析提出 8 个强交叉、跨学科的特定技术，总结归纳科技的未来愿景，进一步提出面向未来 30 年的技术发展方向。

---

① NISTEP. "S&T Foresight 2019—Summary report," NISTEP REPORT, No. 183, National Institute of Science and Technology Policy, Tokyo.

使用地平线扫描的方法掌握科学技术和社会发展趋势。主要通过文献研究、数据库检索、网页爬虫、专家咨询等方法收集报告 287 件，为下一步研究奠定基础。自 2007 年以来，日本科技政策研究所一直在开发和运营 KIDSASHI（Knowledge Integration through Detecting Signals by Assessing/Scanning the Horizon for Innovation），该系统每天采集全球范围内 300 多个大学和机构发布的报告，使用 AI 机器学习系统分析并编写文章，在 KIDSASHI 网站公开发布，从中可以获得更多的反馈信息。

社会未来愿景研究。创造是描绘"未来社会图景"（未来愿景）的过程，主要以专家研讨会的形式进行讨论，同时让许多利益相关者参与其中。日本科技政策研究所（NISTEP）已公布了"2040 年愿景与方案研讨会"的结果，对 2040 年的社会蓝图进行了预见。首先，研讨会就未来社会的目标方向进行了讨论，提出了 50 个未来社会的构想，总结为人文（Humanity）、包容（Inclusive）、可持续（Sustainability）和求知（Curiosity）四个关键词。作为未来社会蓝图基础上的价值观，提供了科学技术发展的方向。其次，研讨会以"展望研讨"为起点，提出了未来社会蓝图的补充、方案、相关科学技术和系统，并预见了科学技术的方向。

使用德尔菲调查法进行科技未来愿景研究（特定技术）。在德尔菲调查中，调查组设立一个专门技术预见调查委员会，主要把握技术预见整体情况。此外，还针对每个研究领域设立了 7 个小组委员会，每个领域下设 7～17 个细分领域，每个细分领域包含 10～20 个主题，一共确定了 702 个专题。然后，使用人工智能相关技术（机器学习和自然语言处理）对 702 个专题进行分层聚类分析，建立了 32 个科技专题集群，对专题集群进行了定量和定性分析。最终将上述成果与专家判断相结合，提取了 8 个跨学科、强交叉的特定技术。通过每个主题的实现时间（技术实现和社会实施）、重要性、国际竞争力和相关政策支持进行问卷调查，征集各领域专家对于科技发展的预测，从而总结归纳出科学技术的未来愿景。

社会未来图景研究。调查组结合科学技术和社会发展趋势一揽子报告（第一步）、社会未来愿景（第二步）和科学技术未来愿景（第三步），为构建科学技术发展和社会未来图景提出基本场景，为制订《第 6 期科学技术基本计划》在内的战略计划做准备。其目标是把社会未来愿景和科学技术未来愿景结合，通过科学技术发展来推动实现日本社会未来图景。

通过技术预见过程可以形成广泛共识，促进共同行动。科学家和其他专业人士在技术预见过程中不断交换思想、共享知识，将协调知识分散性的过程机制化、系统化，最终促成共同的发展大方向。其本质是人们对于未来技术的共识和塑造，反映了人们"主动塑造"的未来观。而现代科技创新的结果的确与人们的共识和共同行为有关。日本几十年预见活动中德尔菲调查的评估结果表明，那些被认为重要度高的课题，其成功实现率也高，甚至跟它们获得诺贝尔奖直接有关。

二、日本生物领域战略及重点发展方向

（一）关于生物医药的综合性战略

随着日本对医药健康产业的重视，政府把生物医药作为其经济增长点的国家战略。2004 年 12 月，由日本首相牵头的"生物科技战略会议"出台了日本生物工程发展战略大纲，该战略的支柱是大幅度增加国家对生物技术研发的投资。日本用于生物技术研发的费用为 4400 亿日元。此外，日本对转基因食品、生物新药和人造器官等生物技术有严格的管理制度和审查标准，对新药的审查时间是欧美国家的 2 倍，日本产业界对此表示不满，呼吁政府放宽对生物产品的管制，缩短审查时间。

在《生物技术战略大纲》（2002）之后，日本陆续发布了《促进生物技术创新的根本性强化措施》（2008）、《生物质战略》（*Biomass Strategy*，2009）、《生物质产业化战略》（*Biomass Industrialization Strategy*，2012）、日本生物产业协会发布的《2030 日本生物经济愿景：加强应对变化世界的生物产业的社会贡献》（2016）等政策或综合性战略报告。为了建设有效利用生物科技和生物资源的社会，2019 年 6 月，日本政府发布《生物战略 2019——面向国际的生物社区的形成》①。该战略明确提出，日本将重点发展高性能生物材料，生物塑料，可持续农业生产系统，有机废弃物和废水处理，健康护理和数字医疗，生物医药与细胞治疗，生物制造、工业与食品生物产业，生物分析、测量和实验系统，木质建筑和智能林业管理九大领域。建立生物和数字融合的数据基础、形成吸引全球人才和投资的国际中心、区域实证研究和网络化、完善创业和投资环境、监管公共采购和标准活动、加强研发及人才培养、知识产权和遗传资源的保护、加强国际战略、伦理法律与社会问题应对九项行动举措，希望通过以上的举措"到 2030 年将日本建成为世界最先进的生物经济社会"。

（二）关于生物医药的研发计划

除综合性的战略计划外，日本推出了一些重要的科研计划。例如，2019 年，日本启动了旨在复兴科技创新立国的新项目——"登月型"研发制度，着眼于实现 30 年后未来社会的急需技术，以引领社会变革。该制度于 2018 年 12 月形成基本思路，2019 年 12 月明确研发业务。与 2013 年设立的"颠覆性技术创新计划"（ImPACT）相比，"登月型"研发制度对"ImPACT"进行了改善与强化，以促进产出更多的破坏性创新成果、推动更为大胆的挑战性研发。该制度明确了六大目标：一是开发机器人和多人远程操作的虚拟替身技术（用于执行大规模复杂任务），为年轻人和老年人追求多样化的生活方式奠定基础；二是实现疾病的超早期预测和预防；三是实现人工智能（AI）与机器人的共同进步，具体表现为研制可以自主学习、行动并与人类共同生活的机器人，

---

① 陈方，张志强，丁陈君，吴晓燕. 国际生物安全战略态势分析及对我国的建议［J］. 中国科学院院刊，2020，35（2）：204–211.

开发与人类具有相同或更高身体能力且可与人类共同成长的 AI 机器人；四是针对地球环境，实现可持续发展的资源循环利用；五是充分利用有待开发的生物资源，在全球范围开创合理的、无浪费的可持续供应粮食产业；六是实现能带动经济和产业发展的通用量子计算机。这些目标一旦实现，对未来产业和社会将产生巨大影响，并可能改变未来社会体系。这些目标计划于 2050 年前全部达成。

三、日本生物医药产业的整体发展情况

（一）研发投入产出情况

1. 医药健康领域 R&D 经费投入强度最大

根据日本文部科学省提供的数据（见表 3-6），2018 年约 1.4 万亿日元用于医药健康领域的科技研发活动。在主要发达国家中，日本在医药健康领域的研发投入仅次于美国。

表 3-6　2010~2018 年部分国家历年医药健康领域 R&D 投入情况

单位：百万日元

年份	日本	美国	德国	英国
2010	1276007	5518004	518676	72814
2011	1229935	4937417	554438	80448
2012	1306134	5020375	542003	74932
2013	1437056	5310894	532791	66705
2014	1495336	5833984	540713	59003
2015	1457724	6069913	526083	57973
2016	1351568	6818422	633267	58659
2017	1465298	6976298	658958	——
2018	1404663	——	——	——

资料来源：日本文部科学省，科学技术指标 2020。

在所有制造业中，日本的医药制造业的研发投入强度（R&D 投入占营业收入的比重）是最高的（见图 3-2），达到了 8.8%。

2. 超过 52% 的论文集中在医药健康领域

日本在医药健康领域的高投入带来了该领域的科技高产出。以各领域发表的论文数量占比为例（见表 3-7），日本医药健康领域的论文自 2011 年以来，各年都超过了全部论文的一半，2018 年达到了 52.8%。这些前沿科研成果为日本医药健康产业的发展奠定了基础。另外，由技术预见活动支撑的日本历次"科学技术基础计划"鼓励公共研究机构（包括大学）的研究成果商业化、市场化，提高生物医药产业的科技成果转化

能力和创新能力，最终转化为现实的医药产业生产力。

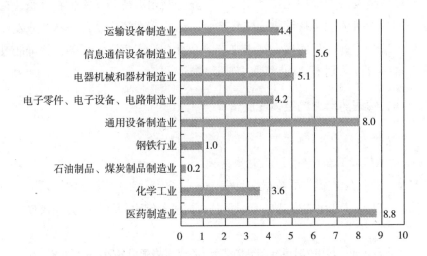

图 3-2　2018 年日本各产业领域 R&D 投入占营业收入的比重

资料来源：日本文部科学省，科学技术指标 2020。

表 3-7　2011~2018 年日本各领域发表论文份额情况　　　单位：%

序号	论文研究领域	2011 年	2012 年	2013 年	2014 年	2015 年	2016 年	2017 年	2018 年
1	化学	14.9	14.6	14.7	14.7	14.8	14.2	14.5	13.8
2	材料科学	6.1	5.7	5.8	6.2	6.0	6.3	6.3	6.2
3	物理学·宇宙科学	13.6	12.7	12.6	12.2	11.4	11.7	11.0	11.0
4	计算机科学·数字	3.7	3.8	3.7	3.7	3.8	3.7	3.9	3.8
5	工学	6.9	6.3	6.5	6.2	6.4	6.6	6.6	6.9
6	环境/生态学·地球科学	3.8	3.9	4.0	4.0	4.1	4.4	4.4	4.6
7	临床医学·精神医学/心理学	22.3	23.7	23.5	24.8	25.1	25.2	25.7	26.3
8	基础生命科学	28.2	28.7	28.5	27.4	27.6	27.1	26.8	26.5
9	其他	0.6	0.6	0.7	0.7	0.7	0.8	0.8	0.8

资料来源：日本文部科学省，科学技术指标 2020，主要国家各领域论文数量份额，2021。

（二）产业发展情况

医药产业规模依然很大。由于日本是最早步入老龄化社会的发达国家，这种人口结构促成了全民重视健康的社会文化环境，也使日本政府很早就开始布局，这些奠定了其医药健康产业发展的基础环境。作为全球医药健康产业强国，日本的医药健康产业主要涉及医药行业、医疗保健系统、保健品行业及社会福利等方面，日本的制药技术、生物科技在全球领先，这得益于日本在教育方向和内容上十分重视科技创新及研发操作，并不断根据实际情况调整教育发展方案，培育一代代具有创新意识的科研人才，为自主创新奠定了扎实的人力资本基础。政府还实施技术人才培养免税政策以激励企业对创新人才的培育。政府和企业为大学和科研院所进行技术研发提供资金保障，同时大学和科研院所对科研工作进行基础研究与应用研发的分工，促进创新成果转化，这种合作模式有效提高了技术研发效率。日本作为全球第三大医药市场，其市场监管和治理已具备完善且严格的法律制度，对其医药健康产业的发展提供了有力保障。

日本将与生命科学相关的产业作为 21 世纪重点扶植培养的产业。重点展开生物信息技术及纳米生物技术等的基础研究、疾病相关遗传基因及其产生的蛋白质结构研究等，以"基因新药"为目标来推动日本的生物技术产业。日本作为全球第三大医药市场，部分企业的技术实力已经跻身世界前列，有武田药品工业（Takeda Pharmaceutical）、安斯泰来制药（Astellas Pharma）和第一三共（Daiichi Sankyo）等行业巨头，并在筑波、神户等地形成医药产业集群。此外，日本特别注重生物技术与医药产业的统筹协调。例如，由全国 70 多家大企业、50 家公司和 20 家大型设备制造厂联合组成了生命科学委员会，目的就是减少研究上的重复，避免经济与时间上的浪费。

在应对新冠肺炎疫情时，日本的疫苗相关产业暴露出一些问题。在新冠疫苗研发方面不仅远落后于中国、美国、英国、俄罗斯等国，甚至还逊于古巴、印度和越南。其实，日本的疫苗产业曾经有辉煌的历史，早在 20 世纪 80 年代，日本科学家就首次研发出水痘疫苗和无细胞百日咳疫苗，在世界疫苗领域位居前列。日本国内着手新冠疫苗研发的只有大阪 Anges、盐野义制药、第一三共株式会社等企业，但暂无国产疫苗获准。2020 年 12 月，日本和美国企业签订了疫苗协议，指望使用美国的疫苗。但是，美国自身都满足不了国内需求，对日本供应能力有限。日本历届政府因为害怕承担责任，对疫苗一直过度谨慎，现在是世界上极少数不用 MMR（麻疹、风疹和腮腺炎）疫苗的国家。民众的不信任、政府的少作为、市场的不健全和企业的不积极都直接影响日本在疫苗领域的研发能力和产业化前景。

第三节　英国技术预见实践与生物医药产业发展趋势分析

一、英国技术预见实践

（一）英国技术预见发展的简要历程

英国是世界上开展技术预见较早的国家，技术预见的概念界定即由英国的专家实现。1983 年，SPRU（萨塞克斯大学政策研究中心）受英国政府委托，研究不同机构、部门在调查科学的未来以确认长期的优先领域活动所使用的方法，研究对象包括法国、德国、美国和日本。在此研究基础上，1984 年出版了《科学中的预见：挑选胜利者》，预见概念正式出现，并提出了技术预见的 5C 原则，即交流（Communication）、集中（Concentration）、协调（Coordination）、一致（Consensus）、承诺（Commitment）。随后的 1987~1988 年又开展了第二次研究，是 SPRU 受荷兰政府委托所做，此次研究扩展到了八个国家，在之前的四个国家的基础上增加了澳大利亚、加拿大、挪威和瑞典，最终以《研究预见：创造未来》为题由荷兰教育和科学部发表，并以《研究预见：优先领域的设置》为名成书出版。

1993 年，英国开展第一轮技术预见，称为"英国技术预见计划"（The UK Technology Foresight Programme，TFP），预算为 100 万英镑，其目标是"实现重要的文化变化：科学共同体、工业和政府部门更好交流、接触和相互理解"。

除国家科技管理层面外，英国学术界在中微观层面对于技术预见领域的方法研究和实践较多。代表性的是剑桥大学技术管理中心，提出"技术路线图快速启动"方法 T-plan，包括如何组织有效的"快速启动"研讨会、技术路线图的形象化（或称图像化）、战略性研讨会的心理方面（研讨会协调技巧等）等。

（二）英国技术预见的主要方法

技术预见一直是英国科技领域的一项重要工作，主要是向政府提出如何保证现有政策适应未来不确定性的建议，由政府首席科学顾问领导，并直接向首相和内阁秘书长报告[1]。在英国科学办公室（Government Office for Science，GOS）设有未来研究团队（Futures Team）（包括地平线扫描计划团队），研究团队在政府内部进行协调，促进未来研究成果进入政府政策制定过程。

近年来，英国技术预见项目主要包括预见研究项目和定期开展的"水平扫描计划"（Horizon Scanning Programme）。预见研究项目一般面向未来的 10~80 年，以英国开展的智能基础设施项目为例，其目的是未来 50 年如何利用科学技术建设稳健的、可持续的、智慧的、及时响应的、适应性的基础设施体系。此项目纳入了国家、区域、本地等不同层面的 300 位人员，委托领先学者撰写了 18 份涵盖人工智能、数据挖掘、信息如何影响人们选择和旅游心理等的前沿研究评论。

GOS 的未来研究团队负责支撑未来研究相关的示范、支撑工作，已开发一系列工具和资源为各政府部门实施自己的未来研究工作提供支持。为此，英国还设立有能力开发项目、网络、资源、咨询服务等。GOS 的未来研究团队制作了未来理念与预见的工具库，这些工具可根据项目的不同进行组合和定制（见表 3-8）。英国未来研究项目对于大型项目开展包括大范围的咨询、具体研究工作、利益相关者研讨会等活动；对于小型项目可能只有单独一次工作研讨会的机会。

① BIS. Foresight annual review 2012［EB/OL］. 2013-03-27. https：//www.gov.uk/government/publications/foresight-annual-review-2012-2.

表 3-8 英国政府开展未来研究所使用的主要方法工具

类别	方法工具	方法工具阐述
汇聚关于未来的智慧	水平扫描（Horizon Scanning）	搜寻政策、战略环境变化的早期预警信号
	7 问题（7 Qustions）	用于面向内外部利益相关者收集战略洞见的访谈技巧
	议题列表（The Issues Paper）	从"7 问题"访谈中提炼不同的观点，列出政策、战略议程中的战略与选择议题
	德尔菲（Delphi）	用于面向不同个体专家收集意见，是一种咨询程序，通过此流程明确战略议题重要性排序
发掘变化的动力机制	驱动力绘图（Driver Mapping）	即 PESTLE① 分析，明确影响未来政策环境的政治、经济、社会、技术、法律、生态环境的驱动力
	不确定性轴（Axes of Uncertainty）	定义未来政策领域的关键不确定性，并且是情况分析的基础
描述未来可能的样子	情景分析（Scenarios）	对未来可能出现的外部环境的脚本描述，每一种情景是在不同条件下形成的，会对政策及战略目标实现产生限制
	展望（Visioning）	为一个项目设定系列共同目标，并描述如果目标实现，未来会是什么样子
	SWOT 分析（SWOT Analysis）	对优势、劣势、机遇、挑战的分析
制定、测试政策与战略	政策压力测试（Policy Stress-Testing）	在不同情景下测试政策目标对外部条件的应对能力
	回推法（Backcasting）	明确面向一个特定的未来所应采取的步骤
	路线图（Roadmapping）	刻画一系列输入（研究、趋势、政策干预等）在未来一段时间内对相关政策或战略领域的塑造

资料参考：Government for Science. The Futures Toolkit［EB/OL］. Edition 1.0. Nov. 2017. https：//assets. publishing. service. gov. uk/government/uploads/system/uploads/attachment_data/file/674209/futures-toolkit-edition-1. pdf.

二、英国生物医药产业战略及重点发展方向

（一）近十年英国生物医药领域相关战略

1. 英国生命科学战略

"英国生命科学战略"是由当时的商业创新与技术部（Department for Business, Innovation & Skills，BIS）和生命科学办公室（OLS）联合制定，于 2011 年 12 月出台的，旨在使英国能够保持生命科学创新领域世界领导者位置。该战略有三个关键性的发展原则：一是通过学术界、产业界和国民医疗服务体系（NHS）之间的协同关系进行优势互补，进而建立一个一体化的生命科学研究的生态体系；二是以培养高技能的研究人员、临床医生和技术人员为目标，吸引、发展和奖励优秀人才，鼓励跨领域协作方式在

---

① PESTLE 分析：政治、经济、社会、技术、法律、环境六个方面的因素分析。

协同研究体系中创造更多的价值；三是在卫生保健领域，将从患者的真正需要出发，由发现问题向解决问题进行转变。通过资金缺口的管理转化、减少监管过程中的官僚主义等方式推进创新建设，为 NHS 应用与普及打下基础。

在人才培养方面，建立人才培养"学徒"机制，设立涵盖大学入学考试的高级学徒培养系统，在五年内培养出超过 400 名专业人才。在行政管理上，英国药品和健康产品管理局（MHRA）于 2012 年针对创新与突破性疗法设立了快速上市审批机制。通过与业界以及其他国际性监管机构的合作，为国内创造更为成熟的监管环境，为创新性的技术提供更加稳定的发展氛围。在国家卫生与临床优化研究所（NICE）引入合规制度，减少技术评估中的差异性，提升审查的规范程度。并将 NICE 的技术评估结果自动导入当地 NHS 的处方系统，以便提供更为安全、更符合临床实践的医疗服务。在资金上，通过与医学研究理事会（MRC）、工程和自然科学研究理事会（EPSRC）以及生物技术和生物科学研究理事会（BBSRC）的合作，共同设立一个金额达到 2500 万英镑的五年行动计划，重点发展科技及创新中心（TIC），聚焦尖端生物医药科学工程领域以及再生医学领域。在该战略 2012 年的更新版本中，还提出了"生物催化剂"（Biomedical Catalys）计划，该计划旨在帮助从事早期研究的中小企业和学者弥补资金缺口。此计划一直延续至今，是由 MRC 和英国研究与创新署（UK Research and Innovation，UKRI）合作开展的综合转化计划。

在数字化建设上，为了使研究数据的来源更为可靠，国家健康研究所（National Institute for Health Research，NIHR）于 2012 年向患者与公众推出增强版的"英国临床实验网关"，该网站提供与临床实验有关的权威信息与数据。NIHR 与 MHRA 共同出资 6000 万英镑，为健康与社会关怀中心与英国临床实际研究数据链（CPRD）提升数据传输安全方面的建设协助。此外，通过对剑桥欧洲生物信息研究所的扩建，建设用于生命科学研究的生物数据库并在剑桥和欣克斯顿成立可供 200 名员工协同合作的科技创新中心。在针对特定疾病、个性化诊疗、再生科学和医疗设备方面的研究发展上，伦敦的健康科学中心基于国民医疗服务系统（NHS）数据信息进行深度研究，将伦敦人口与病例的数据进行分析，为相关领域的临床研究提供支持。2012 年的更新版本再次强调了 NHS 在生命科学产业研究中的重要性，先进完备的 NHS 系统既能够为临床研究提供可靠的实验数据，也能够让研究更加贴近产业的商业化发展。

2. 生命科学产业战略

"生命科学产业战略"（Life Sciences Industrial Strategy）是 2017 年由英国生命科学产业战略委员会通过的一项战略，于 2020 年进行修订。英国生命科学战略委员会由生命科学产业各个细分领域的专家代表组成，涵盖英国生命科学产业多样的研究领域。

生命科学产业战略有五项发展核心内容。在科研上，持续对基础科学的研究，维持英国在基础研究上的国际领先水平。在产业化上，为生命科学产业相关企业营造良好的成长与发展环境，重点促进与生命科学产业相关的制造行业的发展。在英国国民医疗服务体系（NHS）的优化上，将 NHS 与产业发展有机结合，促进创新技术疗法的应用，为广大患者提供更优的医疗服务。在数字化上，利用数字与数码技术提升研究与治疗水平。在产业技能水平上，通过强有力的技能战略为行业输送稳定的优秀人才。

在"生命科学产业战略"框架下，英国政府制订了"高级健康研究计划"（Health Advanced Research Programme，HARP）。重点发展医学基因组学（Genomics in Medicine）、打造早期无症状慢性病有效诊断的平台、在病理学的研究与医疗成像技术上引入数字化与人工智能技术，以及应对社会老龄化中的健康问题，旨在为英国的生命科学产业在未来 10 年内新增两个新兴产业。在生命科学产品制造产业的发展上，主张通过吸引大量投资，生产和出口未来高价值的生命科学产品来促进产品制造的发展。

"生命科学产业战略"一方面将重点提升英国在生命科学技术上的新的研究与突破（Science Offer），另一方面强调应在基础设施发展上为英国生命科学产业的市场化提供更好的发展环境，并通过与 NHS 的协同合作为后期临床试验、真实数据收集或诊断或设备评估的创新发展提供数据支持。

（二）近十年英国生物医药产业重点发展方向

1. 产业战略关注生命科学基础研究与转化应用

英国"生命科学产业战略"的 HARP 提出了五项英国发展生命科学的重要方向：一是支持医学基因组学（Genomics in Medicine）的发展，包括基因检测与基因筛选。二是建立无症状慢性病的早期筛查平台，为慢性病诊疗提供更为有效的诊断依据。三是发展合成生物学（Synthetic Biology），成立专项独立研究小组对合作生物学技术路线图进行研究。四是在探索科学（Discovery Science）方面，通过对基础研究的支持来维持和扩充英国在国际生命科学产业的影响力，旨在吸引来自世界各地的相关领域的科学家。五是在转化科学（Translational Science）方面，重点提升英国在临床试验方面的研究能力；通过对英国创新的临床试验的设计与实践进行记录，在世界范围内进行对比研究，在相关领域设立转化基金，以支持可供临床阶段使用的分子和设备在介入治疗上的商业化应用。

2. 积极推进生命科学与数字技术结合

2020 年更新版的"生命科学产业战略"，在生命科学研究领域主要分为三个子方向（见表 3-9），分别是卓越科学研究（Scientific Excellence）、数字创新（Digital Innovation）以及数据生成（Data Generation）。具体来说，在卓越科学研究上，英国较为突出的研究机构或企业有弗朗西斯·克里克研究所（Francis Crick Institute）、罗莎琳·富兰克林研究所（Rosalind Franklin Research Institute）以及惠康—桑格研究所（Wellcome Sanger Institute）。在数字创新领域，代表机构或企业以及项目有阿兰·图灵研究所（Alan Turing Institute）、数字弹射器（Digital Catapult）、数码创新中心计划（Digital Innovation Hub Programme）。在数据生成领域，代表研究机构或企业以及项目有英国生物库（UK Biobank）、基因组学英国 100k 基因组项目（Genomics England 100k Genomes

Project）以及 NIHR 生物资源研究（NIHR Bioresource）。

表 3-9　英国生命科学产业战略代表机构、项目和主要研究方向

领域	研究所名称	主要方向
卓越科学研究	弗朗西斯·克里克研究所	英国最大的生物医学创新研究机构，致力于健康和健康基础生物学
	罗莎琳·富兰克林研究所	通过开发新的技术和仪器并加以应用来应对健康和生命科学领域的主要挑战
	惠康—桑格研究所	非营利性的英国基因组学和遗传学研究所，致力于支持全球医学研究
数字创新	阿兰·图灵研究所	英国国家数据科学和人工智能研究所，汇集了五所著名大学的研究人员［剑桥大学、爱丁堡大学、牛津大学、伦敦大学学院和华威大学］，是世界级的人工智能研究机构
	数字弹射器	先进数码科技创新中心
	数码创新中心计划	管理以疾病为重点的数据库，并为研究和创新提供真实的世界范围内的证据和临床试验服务
数据生成	英国生物库	世界上最大的长期生物样本库研究，调查了超过 50 万人的遗传易感和环境暴露对疾病发展的影响，进行了全基因组测序
	基因组学英国 100k 基因组项目	通过英国健康和社会福利部设立的下属公司来保障大规模基因组医疗与研究，与 NHS 一道在基因组医学服务中提供全基因组测序
	NIHR 生物资源研究	募集 13 万名志愿者进行基因、环境、健康和疾病方面的关联研究

英国生物产业协会（UK BioIndustry Association，BIA）针对生物科学与医疗保健领域中的多项技术，列举了该领域中具有战略性意义的研究方向，包括基因组学、细胞和基因疗法、生物工程学以及耐药性的研究①。

三、英国生命科学产业的整体发展情况

英国生物医药产业统称为生命科学产业，在英国生命科学办公室（Office for Life Sciences，OLS）的相关统计中，生物医药产业分为四个部门，分别是生物制药核心部门和生物制药服务与供应部门、医疗科技核心部门和医疗科技服务与供应部门。

（一）研发投入产出情况

1. 研发投入近年维持稳定状态

（1）生命科学基础研究位居世界领先地位。根据 2020 年英国"生命科学竞争力指标"的相关数据统计，在生命科学领域被引用文献排名前 1% 的研究中，英国位列第二，在世界范围内的占比达到 19% 左右，仅次于美国（见图 3-3）。第三位为德国，占比达到 12% 左右。中国排在第八位。

---

① https：//www.bioindustry.org/policy/strategic-technologies.html.

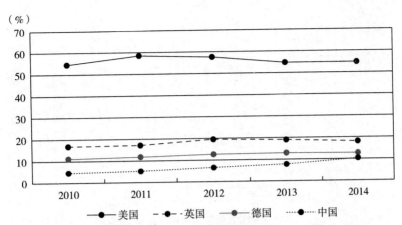

图 3-3　2010~2014 年世界生命科学领域前 1%被引文献占比情况

资料来源：International Comparative Performance of the UK Research Base.

（2）政府科研投入缓慢上升。英国政府在健康方面的科研投入经费在 OECD 国家中名列前茅，并在总体上呈逐年上升的趋势（见图 3-4）。

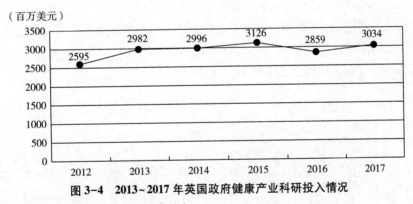

图 3-4　2013~2017 年英国政府健康产业科研投入情况

资料来源：OECD Research & Development Statistics.

（3）制药产业研发投入相对停滞。据《英国生命科学竞争力指标 2020》的统计，英国制药产业 R&D 的投资额在 2011 年达到高点，之后出现下降，自 2015 年起又开始有所上升，但其上升速度不及全部工业 R&D 投资的增长速度，故而所占比重出现下降（见图 3-5）。

2. 专利产出近年无显著增长

虽然英国生物制药产业的研发投入不断上升，但从创新产出的代表性指标——专利来看却未见明显增长。根据我国发布的《国际专利分类与国民经济行业分类参照关系表 2018》，下面重点分析其医药制造业中的化学药品原料药制造、化学药品制剂制造、生物药品制造、基因工程药物和疫苗制造四大细分领域。数据源于 incoPat 专利数据库。

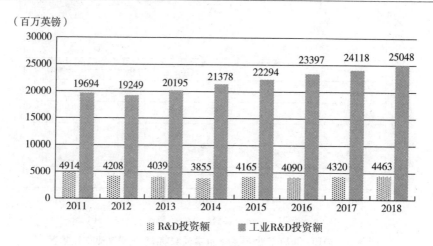

图 3-5　2011~2018 年英国制药产业 R&D 投资额

资料来源：UK Business Expenditure on Research and Development（BERD）2018 Survey，Office for National Statistics（ONS）.

（1）专利申请量相对稳定，无明显增长。由于专利从申请到公开一般有 18 个月的滞后期，因此 2020 年的数据为不完全数据，在趋势分析中不包括 2020 年。2010~2019年，化学药品原料药制造专利年度申请量约 120 件；化学药品制剂制造专利申请量约100 件；生物药品制造专利在 10 年中稍有增长，申请量约 200 件；基因工程药物和疫苗制造同样稍有增长，申请量约 170 件（见图 3-6）。

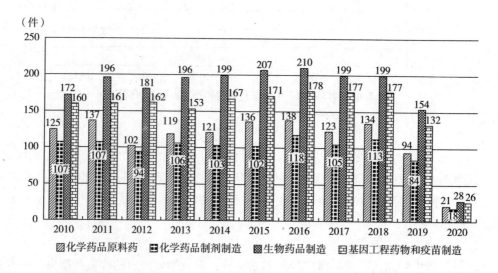

图 3-6　2010~2020 年英国四个细分领域的专利申请情况（专利族的数量）

资料来源：incoPat 专利数据库。

（2）各细分行业的主要申请人以国际制药巨头为主（见表3-10）。英国化学药品原料药制造专利申请人以英国、瑞士、瑞典、美国为主，其中英国药企葛兰素史克专利申请数量排名位列第一，达到334件；在化学药品制剂制造领域，英国跨国药企葛兰素史克专利申请数量排名位列第一，欧洲跨国药企数量占比较大，其次是美国药企，在专利申请数量排名前十的申请人中还出现了亚洲申请人印度科学与工业研究理事会，该机构是印度政府为发展工业而设立的专门机构，成立于1940年，旗下拥有数十家研究机构；与化学药品稍有不同的是，英国在生物药品制造方面的专利人以英国本土为主，专利申请数量排名前十中占据六位（葛兰素史克公司有过名称变更，故合算为一个），而且在此领域出现了英国的研究机构、高校；基因工程药物和疫苗制造的专利申请人以本土企业、科研机构、政府部门为主，其中只有1家美国企业，其余申请主体均来自欧洲或者欧盟国家。

表3-10 2001~2020年英国医药制造业四大细分领域专利申请人排名前十情况

单位：件

细分领域	专利申请人名称	专利申请数量
化学药品原料药制造	英国葛兰素史克（Glaxo group Ltd；Glaxo group limited）	334
	瑞士诺华公司（Novartis AG）	171
	瑞典阿斯利康（Astrazeneca AB）	150
	美国辉瑞（Pfizer Ltd）	83
	史克必成（Smithkline Beecham PLC）	74
	美国默沙东（Merck Sharp Dohme）	57
	英国GW制药（GW Pharma Ltd）	56
	史克必成（Smithkline Beecham Corp）	45
	英国GW研究（GW Res Ltd）	41
化学药品制剂制造	英国葛兰素史克（Glaxo group Ltd；Glaxo group limited）	220
	瑞士诺华公司（Novartis AG）	149
	瑞典阿斯利康（Astrazeneca AB）	112
	美国辉瑞（Pfizer Ltd）	77
	英国GW制药（GW Pharma Ltd）	56
	英国GW研究（GW Res Ltd）	41
	史克必成（Smithkline Beecham PLC）	37
	美国默沙东（Merck Sharp Dohme）	33
	印度科学与工业研究理事会（Council Scient Ind Res）	31
生物药品制造	英国葛兰素史克（Glaxo group Ltd；Glaxo group limited）	346
	瑞士诺华公司（Novartis AG）	169
	瑞典阿斯利康（Astrazeneca AB）	157

续表

细分领域	专利申请人名称	专利申请数量
生物药品制造	美国辉瑞（Pfizer Ltd）	84
	史克必成（Smithkline Beecham PLC）	82
	英国医学研究理事会（Medical Research Council，MRC）	71
	英国国防部（国防大臣）（SECR DEFENCE BRIT，GB）	70
	牛津大学 Isis 科技创新公司（Isis Innovation）	59
	英国 GW 制药（GW Pharma Ltd）	54
基因工程药物和疫苗制造	英国葛兰素史克（Glaxo group Ltd；Glaxo group limited）	350
	瑞士诺华公司（Novartis AG）	171
	瑞典阿斯利康（Astrazeneca AB）	144
	美国辉瑞（Pfizer Ltd）	82
	史克必成（Smithkline Beecham PLC）	82
	英国国防部（国防大臣）（SECR DEFENCE BRIT，GB）	64
	英国医学研究理事会（Medical Research Council，MRC）	61
	牛津大学 Isis 科技创新公司（Isis Innovation）	55
	英国 GW 制药（GW Pharma Ltd）	54

注：英国 GW 研究（GW Res Ltd）为英国 GW 制药（GW Pharma Ltd）子公司，故两家公司分别计数；英国葛兰素史克（Glaxo group Ltd；Glaxo group limited）为同一公司，故将两家公司合并计数；史克必成（Smithkline Beecham PLC）位于英国；史克必成（Smithkline Beecham Corp）位于美国，为史克必成英国公司与美国药企合并后的集团总称，故两家公司分别计数。

资料来源：Incopat 专利数据库。

3. 新药临床应用速度加快

新药从市场批准到形成临床指南的时间不断缩短。英国国家卫生与临床优化研究所（National Institute for Health and Care Excellence，NICE）的数据显示，英国新药从获得上市审批到形成最终的 NICE 指南①所需时间不断缩短，2019~2020 年已不足 6 个月，使患者能够更快地使用新药。

癌症类新药从市场批准到形成临床指南的时间缩短最快。从 2016~2017 年度到 2019~2020 年度，癌症类新药市场批准和最终 NICE 指南之间的时间间隔从 17 个月缩短至不足 3 个月（见图 3-7）。

（二）产业发展情况

1. 医药制造业规模在欧洲处于中上游

英国生命科学产业近五年保持上升趋势。根据英国生命科学办公室（OLS）的统计数据，2019 年英国生命科学产业营业收入达到 807 亿英镑，从业人员 25.47 万人。2010~

---

① NICE 起源于 1999 年的英国国家优质临床服务研究院，后经 2005 年的合并，为公众预防疾病、促进健康生活方式制定公众健康指导，并制定健康服务质量标准等。NICE 指南一般是新药临床使用的指导标准。

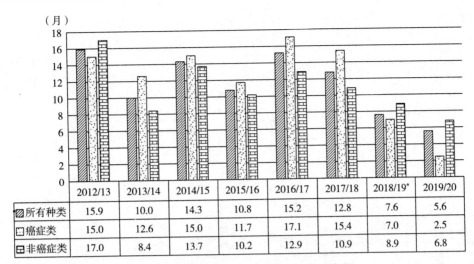

（月）	2012/13	2013/14	2014/15	2015/16	2016/17	2017/18	2018/19*	2019/20
所有种类	15.9	10.0	14.3	10.8	15.2	12.8	7.6	5.6
癌症类	15.0	12.6	15.0	11.7	17.1	15.4	7.0	2.5
非癌症类	17.0	8.4	13.7	10.2	12.9	10.9	8.9	6.8

所有种类　　癌症类　　非癌症类

图3-7 新药获得上市审批到形成最终 NICE（临床）指南所需时间

资料来源：National Institute for Health and Care Excellence.

2019年，英国生命科学产业的营业收入经历了前期的下降，自2016年才重新开始稳步上升。但是，生命科学产业的从业人员规模大体上自2012年起就保持着上升态势，因此从单位从业人员产出来看，英国在2013年之后并没有显著的增长，生产效率相对稳定（见图3-8）。

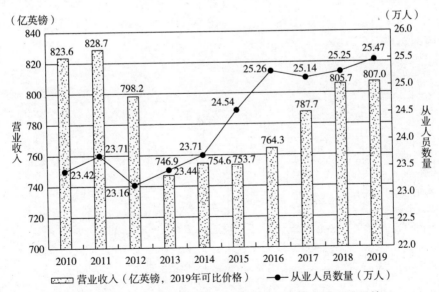

营业收入（亿英镑，2019年可比价格）　　从业人员数量（万人）

图3-8 2010~2019年英国生命科学产业营业收入及从业人员情况

资料来源：整理自英国生命科学办公室（OLS）。

英国医药制造业年总附加值水平在欧洲国家中处于相对中等偏上的水平。据欧盟相关数据统计，2013~2016 年，英国医药制造业年总附加值维持在 120 亿~130 亿英镑（见图 3-9）。

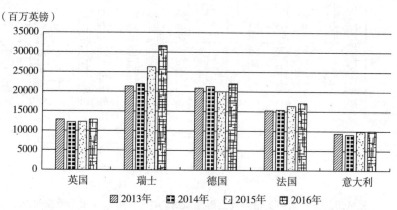

图 3-9　2013~2016 年欧洲部分国家医药制造业总附加值情况

资料来源：Eurostat-Data Explorer Annual Detailed Enterprise Statistics for Industry.

2. 生物制药核心部门与医疗技术核心部门为产业重点

生物制药核心部门贡献了最多的营业收入，但国际影响力却在下降。英国制药核心部门的年度营业收入约占生命科学产业营业收入的 45%，是四个部门中占比最高的，其次为医疗技术核心部门（见图 3-10）。同时，自 2014 年开始，英国的药品（Pharmaceutical Products）进出口开始出现逆差（见图 3-11），在一定程度上代表着英国在制药领域的国际影响力在下降。

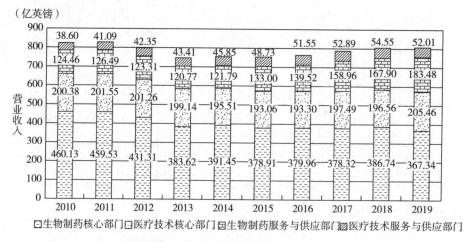

图 3-10　2010~2019 年英国生命科学产业四个子部门年度营业收入

资料来源：Bioscience and Health Technology Sector Statistics 2019.

（百万美元）

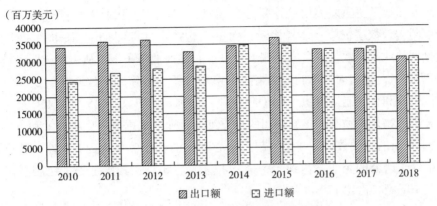

图 3-11　2010~2018 年英国药品进出口情况

资料来源：UNCTAD STAT Data Center：International Trade in Goods and Services：Trade Structure by Partner，Product or Service：Merchandise Trade Matrix-Detailed Products.

医疗技术核心部门雇佣人员比例最高，生产效率需要提升。从细分行业上看，医疗技术核心部门从业人数占比最高，并且近十年持续上升，2019 年达到 40%。从业人数增幅较为明显的还有生物制药服务与供应部门人员，2010~2019 年逐渐与生物制药核心部门从业人员的数量相近（见图 3-12）。医疗技术行业虽然营业收入增长不明显，但吸纳的劳动力却明显增长，在一定程度上是英国推进生命科学与数字技术相结合等医疗技术行业发展的政策效果，同时也说明此行业的生产效率需要提升。

（人）

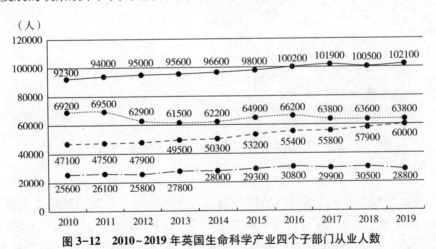

图 3-12　2010~2019 年英国生命科学产业四个子部门从业人数

注：图中自上而下依次是医疗技术核心部门、生物制药核心部门、生物制药服务与供应部门、医疗技术服务与供应部门。

资料来源：Bioscience and Health Technology Sector Statistics 2019.

3. 产业内细分行业不断变迁

2010~2019 年，生物制药核心部门与医疗技术核心部门下细分行业的从业人数发生了一定变化。2010 年，从业人数排名前四位的分别是小分子药物、数字健康、体外诊断、骨科器械以及可重复使用的诊断分析器械；2019 年，从业人员排名前三位的仍旧是小分子药物、数字健康、体外诊断，而单用途技术（Single Use Technology）以及辅助技术分列从业人员数量排名的第四、第五位。在产业链条上，从事供应服务链的企业累计有 2793 家，排名前三位的分别是提供市场分析与专家顾问的企业、试剂设备以及耗材的供应商和合同制造组织（CMO）企业，分别是 687 家、645 家和 466 家。

小分子药物是生物制药核心部门的重点细分行业。根据英国生物技术和卫生技术部门 2019 年发布的相关数据，在生物制药核心部门的企业数量达到 873 家，其中最多的是从事小分子研究的企业，达到 585 家，占总数的 67%；其次是先进疗法医药产品企业，共有 102 家，占比 12%（见图 3-13）。

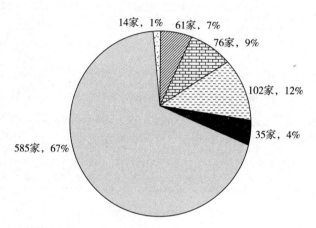

14家，1%　61家，7%
76家，9%
102家，12%
35家，4%
585家，67%

▨ 抗体（Antibodies）
⊟ 治疗性蛋白质（Therapeutic Proteins）
⊡ 先进疗法医药产品（Advanced Therapy Medicinal Products，ATMPs)
■ 疫苗（Vaccines）
▢ 小分子药物（Small Molecules）
⊞ 血液及组织制品（Blood & Tissue Products)

图 3-13　英国生物制药细分行业企业数量与占比

资料来源：整理自英国生物技术和卫生技术部门所发布数据。

数字医疗已成为医疗技术部门的核心细分行业。2019 年，英国医疗技术核心部门企业共有 3072 家，其中数字医疗企业的数量最多，达到 600 家，其后是从事辅助技术、体外诊断技术、一次性技术以及可重复使用的诊断或分析设备的企业，分别有 360 家、262 家、228 家以及 194 家（见表 3-11）。

表 3-11　英国医疗技术核心部门细分行业企业数量排名前十情况　　单位：家

序号	企业技术领域	企业数量
1	数字医疗 （Digital Health）	600

续表

序号	企业技术领域	企业数量
2	辅助技术 （Assistive Technology）	360
3	体外诊断技术 （In Vitro Diagnostic Technology）	262
4	一次性技术 （Single Use Technology N. E. C. ）	228
5	可重复使用的诊断或分析设备 （Re-usable Diagnostic or Analytic Equipment N. E. C. ）	194
6	包括流动医院在内的医院硬件设施 （Hospital Hardware Including Ambulatory）	184
7	骨科设备 （Orthopaedic Devices）	154
8	移动接入 （Mobility Access）	136
9	可重复使用的外科器械 ［Surgical Instruments（Reusable）N. E. C. ］	131
10	牙科和颌面技术 （Dental and Maxillofacial Technology）	117

资料来源：整理自英国生物技术和卫生技术部门所发布数据。

第四节　德国技术预见实践与生物医药产业发展趋势分析

一、德国技术预见实践

（一）德国技术预见发展的简要历程

德国早期是采用日本德尔菲方法开展国内的技术预见、技术路线图的研究，更多是把技术预见作为宏观国家科技战略制定的一种方法。

1990 年 10 月"两德统一"，德国面临着严重的财政危机，国家研发经费不足以支持所有的研发计划，必须聚焦到对未来经济社会发展有用的领域，将资源做最有效地利用。因此，1992 年，德国启动了"面向 21 世纪的技术扫描"研究，正式进入科技规划，而这个起步就是技术预见活动。

"面向 21 世纪的技术扫描"研究由德国联邦教育与研究部（The German Federal Ministry of Education and Research，BMBF）支持，弗朗霍夫协会统筹负责，共找出 100

项技术清单，针对各项技术提出产品愿景及未来 10 年的发展规划。不过，当时的德国政府对于以上方案的可行性表示质疑。1993 年，德国政府认识到技术预测是一项复杂、系统的工程，为了建立科学的技术预测工作体系，决定向日本学习经验。同年，德国弗朗霍夫协会和日本科技政策研究所共同合作开展了"德尔菲 1993"技术预测。1996 年，德国与日本联合开展了 MINI 德尔菲调查，在国内选取了材料、生命科学与健康、环境三个领域开展调查。调查结果由官方出版，取得了较大的社会影响。当时的德国教育和研发部比较满意，但弗朗霍夫协会认为德国在德尔菲技术预测方面仍存在一些问题。1998 年，德国教育研发部委托弗朗霍夫协会开展新一轮技术预测，强化预测的公共服务功能，预测成果提供给中小企业、研究机构和社会公众。

进入 21 世纪，德国开发采用了"未来"研究对话（2001～2005 年）的方式，更加强调技术预测过程中的参与性，目的是开发研究主题，并转化为具体的研究资助行动。当时的"未来"研究对话为"高技术战略 2006"的出台做了重要支撑。

后来，2007～2016 年，德国教育与研究部（BMBF）开展了一项全国范围的技术预见研究，根本目标是使德国发展成为世界上的科学与创新基地。2007～2009 年，BMBF 开展了第一轮预见活动，由弗劳恩霍夫协会系统与创新研究所（FhG ISI）和劳动经济和组织研究所（FhG IAO）合作承担。本轮预见以"技术推动"为主，重点研究未来技术发展，最终从 14 项研究与技术的新优先领域中选择了 7 项作为"新的未来领域"。这为德国的"高技术战略"和把德国发展成为科学与创新基地做出了重要的贡献。在此基础上，2012 年 5 月，BMBF 开始了以"需求拉动"为重点的第二轮预见活动，在此次预见过程中社会趋势、挑战、需求作为研究与技术的限制因素而得到考量，并由此为需求驱动的研究与创新政策提供信息。技术预见的最终成果包括技术领域选择，还有如何推进德国发展为创新基地相关的创新政策、环境建设等。

（二）德国技术预见的案例及主要方法

德国开展技术预见研究采用的方法包括专家咨询、面对面访谈、文献计量分析、情景分析、德尔菲调查、趋势追踪、技术路线图等，与世界上其他国家差异并不明显。在此，以弗劳恩霍夫协会系统与创新研究所（FGH ISI）所承担的路线图项目为主，选择 9 个案例分析其绘制过程和主要方法（见表 3-12）。

德国开展技术预见的领域非常广泛，有面向技术领域的、面向产品市场的以及综合的，如《德国联邦政府的健康研究项目路线图》主要是明确在健康领域应该优先发展的主题；《西北 2050》是为西北工业地区的气候适应性创新过程绘制路线图。

二、德国生物医药产业战略及重点发展方向

（一）近十年德国生物医药产业相关战略

德国联邦教育与研究部（BMBF）主要负责德国研究项目的发展与创新、促进技术转移与成果转化等任务。自 1996 年实行"生物区建设"战略（BioRegio）以来，德国

表3-12　德国技术预见项目案例

指标	锂电池技术路线图2030（Technology Roadmap-Lithium-Ion Batteries 2030）	锂电池产品路线图2030（Product-Roadmap-Lithium-Ion Batteries 2030）	风洞技术路线图（Wind Tunnel Technology Roadmap）	德国联邦政府健康研究计划路线图（Roadmap for the German Health Research Program of the Federal Government）	环境技术路线图2020（Roadmap Environmental Technologies 2020）	纳微集成路线图（Roadmap Nano-Micro-Integration）	信息技术面向未来（Future Ready with IT）	西北2050（NorthWest 2050）	用户接纳路线图（Roadmap for Customer Acceptance）
项目主题	技术	产品、市场	产品、市场、技术	市场	技术	技术	多种	技术、产品、市场	市场、产品
资金来源	公共机构	公共机构	DNW（风洞实验机构）、欧洲风洞协会	公共机构（BMBF）	公共机构	公共机构（BMBF）	公共机构	公共机构	公共机构
项目持续时间	3年	3年	1年	3年	2年	9个月	不定	5年	2年
目标群体	产业界、政府、公众	产业界、政府、公众	企业、协会	产业界、政府、公众	产业界、政府、公众	产业界、政府、公众	企业	产业界、政府、公众	产业界、政府、公众
分析框架	国家	国家	国际	国家	国家	国家	不定	国家、区域	国家
时间分析跨度	至2030年	至2030年	至2030年	至2014年	至2020年	至2023年	不定	至2050年	至2020年
绘制过程	1. 专家咨询 2. 文献计量分析 3. 检验体系 4. 技术路线图 5. 产品路线图	1. 专家咨询 2. 文献计量分析 3. 检验体系 4. 技术路线图 5. 产品路线图	1. 面对面访谈 2. 电话访谈 3. 产品路线图 4. 技术路线图 5. 综合路线图	1. 组建工作组讨论最严重的医疗问题 2. 明确关键主题 3. 在线调查 4. 凝练主题 5. 评估与选择优先主题 6. 组合跨界主题	1. 建立框架 2. 文本研究 3. 构造假设 4. 专家调查 5. 评估 6. 专家会	1. 参加相关会议及展览 2. 文本研究 3. 医学报告 4. 专家访谈 5. 研究会 6. 报告	1. 组建团队及外部咨询 2. 路线图策划、目标、时间、范围 3. 现状分析（市场与技术趋势）4. 现有路线图汇编 5. 后续活动定义	1. 范围与主要概念定义 2. 趋势、需求和潜力分析 3. 可能未来推 4. 路线图 5. 报告与宣传	多次调查所得的用户接受的数据汇集到一起，绘制路线图，路线图包括三层：重要的社会趋势；政府、交通工具、基础设施、移动通信需求；建议

续表

指标	锂电池技术路线图2030（Technology-Roadmap-Lithium-Ion Batteries 2030)	锂电池产品路线图2030（Product-Roadmap-Lithium-Ion Batteries 2030)	风洞技术路线图（Wind Tunnel Technology Roadmap)	德国联邦政府健康研究计划路线图（Roadmap for the German Health Research Program of the Federal Government)	环境技术路线图2020（Roadmap Environmental Technologies 2020)	纳微集成路线图（Roadmap Nano-Micro-Integration)	信息技术面向未来（Future Ready with IT)	西北2050（NorthWest 2050)	用户接纳路线图（Roadmap for Customer Acceptance)
补充方法	文献计量、情景分析	文献计量、情景分析	文献计量、创新体系分析	同行评议、文献计量	德尔菲调查	情景分析	用户访谈、趋势追踪	情景分析	无
形象化绘图	多层图	多层图	多层图	文本形式	单层图	多层图	多层图	—	多层图
参考文献	Thielmann, Axel, Isenmann, Ralf;Wietschel, Martin: Technologie-Roadmap Lithium-Ionen-Batterien 2030. Karlsruhe 2010	Thielmann, Axel; Sauer, Andreas; Isenmann, Ralf; Wietschel, Martin; Plötz, Patrick: Produkt-Roadmap Lithium-Ionen-Batterien 2030. Karlsruhe 2012	Isenmann,Ralf (et al.): Wind Tunnel Technology Roadmap and Analysis of the Innovation within the Field. Karlsruhe 2010	Gesundheitsforschungsrat (GFR) BMBF (Ed.): Roadmap für das Gesundheitsforschungs-programm der Bundesregierung. 2007	Schippl, Jens (et al.): Roadmap Umwelttechnologien 2020. Karlsruhe 2009	Horter, Hansjürgen (et al.): Denkendorfer Forschungsberichte 2007	Fraunhofer ISI: Zukunftsfähig mit IT-Wie kleine und mittlere Unternehmen mit Roadmaps ihre Innovationskraft stärken können. Karlsruhe 2010	Schippl, Jens (et al.): Roadmap Umwelttechnologien 2020. Karlsruhe 2009	Dütschke, Elisabeth (et al.): Roadmap zur Kundenakzeptanz-Zentrale Ergebnisse der sozialwissenschaftlichen Begleitforschung in Modellregionen. Karlsruhe 2012
更新情况	每几个一次	每几年一次	—	—	—	—	不确定	—	—

资料来源: Cuhls K, Vries M D, Li Haili, Li Ling. Roadmapping: Comparing cases in China and Germany [J]. Technological Forecasting & Social Change, 2015, 101 (DEC.): 238-250.

的生物医药战略经历了 1999 年的"生物档案"战略（BioProfile）和"生物机遇"（BioChance）战略以及 2006 年提出的"高技术战略"（High-Tech Strategy，HTS）。"生物区建设"旨在促进地区以及社区间的互动交流，培养科学家的企业家精神并协助他们建立企业。"生物档案"战略是"生物区建设"战略的补充，旨在让各个产业区能够明确自身所擅长的发展领域与相对优势。"生物机遇"战略旨在扶持从事以研究为主的、在财务上易遇风险的创新性生物技术企业，进而在面对激烈的国际竞争环境下，提升德国生物科技产业整体的竞争力与影响力。"高技术战略"旨在为德国的研究与创新制定指引规划，包括"高技术创造者基金"（High-Tech Founder Funds）、"制药发展计划"（Pharmaceutical Initiative）以及"生物医药竞赛"（BioPharma Competition）战略。自 2006 年提出后，还发布了"高技术战略 2020""高技术战略 2025"等进行修正与升级。

1. 高技术战略（High-Tech Strategy）

"高技术战略"（HTS）于 2006 年首次由德国政府提出，重点聚焦于科研政策的革新，涉及的领域主要包括健康、通信与交通以及前沿科技，并首次从国家层面提出产业集群的战略发展模式。一年后的 2007 年，德国政府将"高技术战略"的覆盖范围扩充至环境保护领域，2010 年，又将战略重点进行了转移，实现了从技术领域向需求领域的迁移，从需求角度针对健康与营养、气候与能源、移动交通、安全、通信等方面来探寻面对全球性挑战下的最佳解决方案。2014 年，"高技术战略"的主导方由科研联合小组变为高科技论坛组织，并将战略目标转向成为世界科技创新的领导者，"工业 4.0"的概念就在这个时期提出。2018 年，德国政府出台了"高技术战略 2025"，是该战略计划至今的最新版本。

"高技术战略 2006"从健康与安全的生活、通信与交通、交叉学科技术三个方面设立了 17 项创新战略，其中包括"健康研究与医疗技术"和"生物技术"，强调科学与产业之间的紧密合作和支持新技术的快速扩散。"高技术战略 2020"提出了五个创新领域，其中之一是"保健/营养"创新领域。"高技术战略 2025"把"健康保健"作为未来要面对的首要挑战，应对此挑战需要预防、诊断和治疗的先进理念，要依赖高质量的研究。

2. 世界健康战略（Global Health Strategy）

"世界健康战略"是德国为了响应世界卫生组织的相关战略而制定的，该战略旨在确保德国在世界健康与卫生领域的参与是有效与可持续的，通过国际间的合作，建立和扩大战略伙伴关系，共同面对新的挑战，通过适当的财政拨款的方式促进该战略的发展。

抗菌素耐药性（AMR）对全球健康的威胁日益严重，德国政府通过对"抗生素攻坚研究"（Antibiotic Pipeline Reports）的支持，参与全球抗菌素耐药性研究与开发中心（Global AMR R&D Hub）、抗菌素耐药性联合规划倡议（JPIAMR）、创新药物倡议

（IMI）和结核病新抗结核药物联盟等方式，从健康角度发展对 AMR 的研究。

在面对流行病的防范与研究创新方面，通过建立联邦政府"流行病防范创新联盟"（Coalition for Epidemic Preparedness Innovations，CEPI）的方式，通过开发针对可能导致危险流行病病原体的疫苗等方式，力求在当流行病导致大规模健康危机之前将其控制住。从制药企业的角度来看，研究这类疾病或生产相关疫苗成本较高，并不能为其带来较为有力的经济刺激。在 CEPI 的框架下，通过提供公共资金的方式促使企业参与相关疾病的研究。

（二）近十年德国生物医药产业重点发展方向

德国生物医药产业发展的重点方向，尤其是政府的重点方向与德国人民的疾病情况密切相关。据统计，首先是心血管疾病以及癌症是德国疾病和死亡的主要原因，其次是呼吸道、代谢和神经退行性疾病。此外，内分泌疾病以及其他未见的罕见疾病的治疗需求也在逐年上升。

因此，在疾病研究上，"高技术战略 2025"提出要依托德国在预防和治疗心血管疾病、癌症、糖尿病、慢性呼吸系统疾病、肌肉骨骼系统疾病、过敏症、痴呆症、心理疾病等在世界各国广为流传的疾病的研究优势，继续在上述领域的研究发展。在癌症研究领域，根据"高技术战略 2025"的主要内容，癌症的诊疗是重点发展方向之一。这是因为：一是在研究方面，在癌症预防上实现尽早诊疗；二是在癌症患者的生存期上，产学研协同联动，致力于延长患者生存期以及生存质量和复发率；三是在临床研究上，积极开发新的预防及治疗手段，提出"十年抗癌计划"（National Decade Against Cancer），加强在新的诊疗手段上的研究，其中包括但不限于基于内源性分子、细胞或组织的使用，以及癌症护理和保健的方法和程序的研究。在传染病领域，聚焦活性物质（Active Substance）以及抗击感染的研究，如抗生素。制药行业和生物技术企业也将主要的研发活动集中在心脏梗死、中风和血栓、主要类型癌症、慢性阻塞性肺病和哮喘、糖尿病和肥胖、老年痴呆症和帕金森病的适应症等领域，并高度重视开发防治艾滋病毒以及艾滋病和丙型肝炎感染的新药。

在数字医疗领域，2018 年德国卫生部推进了大量与数字医疗体系建设有关的立法活动。2019 年，德国议会通过《数字医疗法案》（Digital Care Act）助力德国医疗保健领域市场的数字化与创新发展。"高技术战略 2025"中对于智能诊疗也有所提及，主要是对于数字化卫生系统的发展和数字化诊疗，并推进患者电子档案的管理与维护的相关工作，旨在将德国打造成世界级的数字医疗领先级国家。该目标的首要任务是制定发展和实施创新数字卫生的解决方案，以及建立"数字卫生"对话平台的路线图。

在交叉融合发展上，促进生物科技、纳米科技以及数字科技的融合发展，在"高技术战略 2025"中提出跨学科的"由生物学开始的创新"（From Biology to Innovation）发展计划，重点发展学科衔接和交叉领域，探求新的程序以及应用的开发。

三、德国生物医药产业的整体发展情况

德国没有与中国严格对应的生物医药产业，但相关概念有多个，如制药产业（Pharmaceutical Industry）、医学生物科技产业（Medical Biotechnology）、医疗技术产业（Medical Technology）等。这些产业范畴之间既存在重叠，又存在差异。

（一）研发投入情况

1. 研发投入持续增长

（1）德国从事生物科技的企业数量位列欧洲第一。德国还拥有世界级研发设施以及国际知名的科学家及团队，牢固确立了其世界生物医疗技术中心的地位。2019年，德国生物科技企业累计营业收入达到49亿欧元，员工数量超过3万人，全年研发投入达到18亿欧元，相比2018年增加了21%（见图3-14）。德国是仅次于美国的世界领先的医学生物科技国家，行业、政府和研究机构间合作稳定。

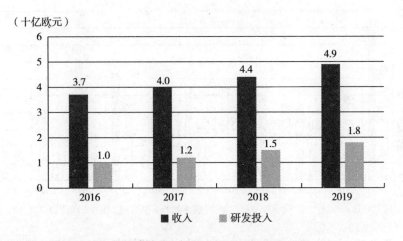

图3-14　德国生物科技企业收益与研发投入情况

资料来源：EY German Biotechnology Report 2020；德国经济与能源部（BMWi）。

（2）德国制药行业研发投入居欧洲之首。在研发方面，德国的制药产业着力于研究与创新，为研究密集型企业以及高端产品的生产提供了优渥的发展环境。2018年，德国制药行业在研发方面的投资接近74亿欧元，位列欧洲国家之首。德国制药行业的研究强度是德国所有主要行业中最高的。据统计，2018年约12.5%的制药产业的收益被再投资于研发。2019年，以科研为基础的制药企业资助了499项临床试验，数量位列全球第五。从专利申请数量来看，该国在欧洲的药物创新方面处于领先地位。2018年，德国制药业在欧洲专利局共注册了584项专利。

2. 专利产出近年缓慢增长

根据我国发布的《国际专利分类与国民经济行业分类参照关系表2018》，重点分析

德国医药制造业中的化学药品原料药制造、化学药品制剂制造、生物药品制造、基因工程药物和疫苗制造四大细分领域。数据源于 Incopat 专利数据库。

德国专利申请数据近十年总体较为稳定。由于专利从申请到公开一般有 18 个月的滞后期，因此 2020 年的数据为不完全数据在趋势分析中不包括 2020 年。2010～2019年，其中 2010～2011 年各细分领域专利申请量都出现下降，2011～2019 年，整体申请量比较稳定。其中，2016～2018 年各细分领域出现了两年的上升趋势。

（1）生物药品制造、基因工程药物和疫苗制造的专利申请数量明显高于对化学药品原料药制造、化学药品制剂制造。从 2010～2020 年的专利申请数量可见，德国生物药品制造的专利申请量最多，几乎是化学药品制剂制造的 2 倍；基因工程药物和疫苗制造的专利申请量仅次于生物药品制造。由此可见，德国在生物药品领域的技术优势强于传统化学药品领域（见图 3-15）。

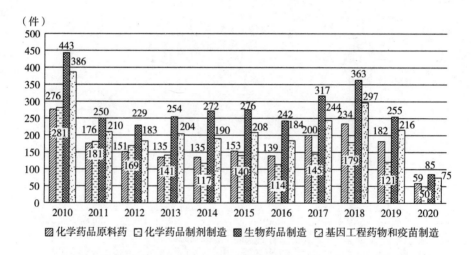

图 3-15　2010～2020 年德国四个细分领域的专利申请情况（专利族的数量）

资料来源：Incopat 专利数据库。

（2）细分行业专利申请人聚集了国际各制药巨头（见表 3-13）。德国化学药品原料药制造的申请人以德国本土企业为主，其中大部分是德国知名的跨国药品企业，除排名第十的礼来制药为美国企业外，其他申请企业总部均位于欧洲。排名第一的为世界知名的跨国医药生产商罗氏集团，总部位于瑞士。化学药品制剂制造领域以德国本土的大型跨国制药企业为主，且均来自欧洲或者欧盟国家。生物药品制造排名前十的专利申请人与基因工程药物和疫苗制造排名前十的专利申请人完全一致，以企业为主，其中德国本土的跨国大型药企较多，其次为欧洲或者欧盟国家的大型跨国药企，其中只有 1 家药企为美国企业。

表 3-13 2001~2020 年德国医药制造业四大细分领域专利申请人排名前十情况

单位：件

序号	细分领域	专利申请人名称	专利申请数量
1	化学药品原料药制造	罗氏（Hoffmann-La Roche）	417
		默克专利股份有限公司（Merck Patent Gmbh）	368
		德国勃林格殷格翰药业（Boehringer Ingelheim Pharma）	349
		瑞典阿里斯康（AstraZeneca AB）	331
		德国拜耳医药保健有限公司（Bayer HealthCare AG）	297
		瑞士诺华公司（Novartis AG）	292
		德国拜尔斯道夫公司（Beiersdorf AG）	228
		德国格兰泰（Grünenthal GmbH）	210
		英国葛兰素史克（Glaxo Group Limited）	201
		美国礼来制药公司（Eli Lilly Co）	175
2	化学药品制剂制造	罗氏（Hoffmann-La Roche）	398
		德国勃林格殷格翰药业（Boehringer Ingelheim Pharma）	357
		默克专利股份有限公司（Merck Patent Gmbh）	345
		瑞典阿里斯康（AstraZeneca AB）	329
		瑞士诺华公司（Novartis AG）	291
		德国拜耳医药保健有限公司（Bayer HealthCare AG）	277
		德国拜尔斯道夫公司（Beiersdorf AG）	237
		德国格兰泰（Grünenthal GmbH）	221
		英国葛兰素史克（Glaxo Group Limited）	200
		比利时杨森制药（Janssen Pharmaceutica N. V）	161
3	生物药品制造	罗氏（Hoffmann-La Roche）	414
		德国勃林格殷格翰药业（Boehringer Ingelheim Pharma）	346
		默克专利股份有限公司（Merck Patent Gmbh）	337
		瑞典阿里斯康（AstraZeneca AB）	328
		德国拜耳医药保健有限公司（Bayer HealthCare AG）	300
		瑞士诺华公司（Novartis AG）	298
		德国格兰泰（Grünenthal GmbH）	213
		德国拜尔斯道夫公司（Beiersdorf AG）	194
		英国葛兰素史克（Glaxo Group Limited）	194
		美国礼来制药公司（Eli Lilly Co）	173
4	基因工程药物和疫苗制造	罗氏（Hoffmann-La Roche）	404
		德国勃林格殷格翰药业（Boehringer Ingelheim Pharma）	347
		默克专利股份有限公司（Merck Patent Gmbh）	328

序号	细分领域	专利申请人名称	专利申请数量
4	基因工程药物和疫苗制造	瑞典阿里斯康（AstraZeneca AB）	323
		瑞士诺华公司（Novartis AG）	300
		德国拜耳医药保健有限公司（Bayer HealthCare AG）	293
		德国格兰泰（Grünenthal GmbH）	211
		德国拜尔斯道夫公司（Beiersdorf AG）	194
		英国葛兰素史克（Glaxo Group Limited）	192
		美国礼来制药公司（Eli Lilly Co）	173

资料来源：Incopat 专利数据库。

3. 生物药品成为获得新药审批的主力军

（1）生物药新药获批比例逐渐扩大。德国经济与能源发展部（BMWi）的研究显示，德国的大型和小型的生物科技企业将自身业务重点多聚焦于医药研发以及生化过程中的药物研发，生物药品成为发展的重中之重。在新药批准的数量上，相比于其他类别的药品，生物药新药获批的比例逐渐扩大，2017 年，生物药品获批数据首次超过其他药品；2018 年，获批的生物药达到 38 个，远超其他药品的 27 个（见图 3-16）。

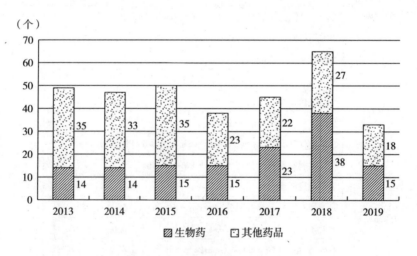

图 3-16 2013~2019 年德国获批新药数量

资料来源：Medizinische Biotchnologie in Deutschland 2020.

（2）抗体类生物药品是德国生物制药开发的主要技术形态。截至 2019 年，在德国从事制药研发的企业累计开发了 640 种临床生物制剂，其中 82% 的Ⅲ期产品是新的生物实体（Biological Entities），基因疗法增长最快，自 2015 年以来平均每年增长超过 10%。同时，2019 年，德国开发的生物药品最多的是单克隆抗体（mABs）药品，进入Ⅲ期临床的药品达到 63 个；处于Ⅱ期临床数量次多的为疫苗，达到 59 个（见图 3-17）。

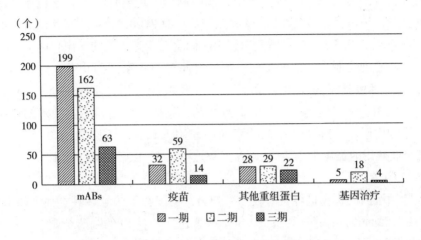

图 3-17　2019 年德国生物制药开发技术形态情况

注：mABs 代表单克隆抗体。

资料来源：vfa, BCG 2020.

（二）产业发展情况

1. 制药市场收益居欧洲前列

（1）德国制药产业收益不断上升。德国贸易与投资部发布的《德国制药产业概况》报告显示，2019 年德国制药市场的整体收益达到 464 亿欧元（见图 3-18），位列欧洲国家排名第一，涨幅达到 5.7%，其中约 86% 的收入来自制药部门，约 14% 来自临床部门。药房（包括邮购药房）的药品销售额上升至 588 亿欧元，同比增长 5.3%，其中处方药占销售额的 88%，非处方药占 12% 的销售额以及一半以上的利润。

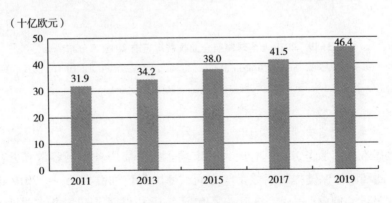

图 3-18　德国制药产业年收益

资料来源：IQVIA 2020.

（2）德国在医药领域是净出口国。从产业链来看，德国是世界领先的医药供应商，是老牌的"世界药房"以及欧盟国家中领先的制药生产基地。得益于位于欧洲大陆的便捷地理位置，2018 年德国药品进口额达到 569 亿欧元，增长 8.1%；出口额则达到 832 亿欧元，增长 10.3%；贸易顺差达到 163 亿欧元，为药品的净出口国。

（3）中小企业是制药产业的支柱。德国有超过 500 家制药企业，包含本土企业以及国际企业，有包括拜耳（Bayer）、勃林格殷格翰（Boehringer Ingelheim）和默克（Merck）等大型企业，但更多为中小制药企业，包括小型创新生物技术初创企业。与其他经济部门相似，约有 90% 的制造厂商的雇用人数少于 500 人。2017 年，据统计，有 234 家企业雇用的员工少于 20 人。在人数上，以 2019 年的统计数字为例，德国制药行业拥有 12 万劳动力。

（4）德国医药巨头在世界具有较强影响力。德国在医药领域具有强大的市场基础。根据 Fierce Pharma 的相关统计，2020 年全球盈利排名前 20 的制药企业中，有 2 家来自德国，分别是拜耳集团（Bayer）以及勃林格殷格翰（Boehringer Ingelheim）。拥有医药巨头最多的是美国，达到 9 家；与德国一样拥有 2 家的还有日本、瑞士、英国（见图 3-19）。

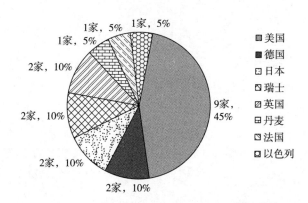

图 3-19　2019 年全球制药企业收益排名前 20 国家分布情况

资料来源：Eric Sagonowsky. The top 20 pharma companies by 2020 revenue［EB/OL］. 2021-03-29. https://www.fiercepharma.com/special-report/top-20-pharma-companies-by-2020-revenue.

2. 医疗技术及服务产业发展迅猛

（1）德国在医疗服务方面具有庞大的市场。在医疗服务市场容量、患者数量、医疗技术制造商和医疗保健提供商数量等方面，德国都位列欧洲第一。2019 年，德国医疗保健支出超过 4000 亿欧元，这其中不包括健康和健身支出，并在过去 10 年内以 4.1% 的速度增长。其中，慢性以及需要长期治疗的疾病占德国医疗保健支出的 80%，约 2000 亿欧元，具有很大的市场潜力。医疗保健是德国最大的经济部门之一，拥有 750

多万名员工，出口额超过 1260 亿欧元。在企业数量上，根据 2020 年 OECD 相关数据统计，德国共有医疗技术企业 12000 家、制药企业超过 500 家、生物科技企业 820 家。

（2）医疗技术产业的海外收益远超国内收益（见图 3-20）。德国的医疗技术产业几乎全部由中小型企业组成，具有高度的创新性，出口收入占其收入的很大一部分。据统计，2018 年约 1300 家医疗设备制造商（雇用员工超过 20 名的企业）以及旗下 14 万名员工创造了超过 300 亿欧元的销售额，增长超过了 4%。出口市场是德国医疗技术企业的重要发展动力。据统计，2018 年德国医疗技术企业约 2/3 的销售额来自非国内市场，出口增长近 6%，总额超过 200 亿欧元。德国是世界上最大的制造业国家，在全球医疗技术生产中占有 9.9% 的份额，排名位列美国（38.9%）之后，排在日本（8.9%）和中国（8.1%）之前。

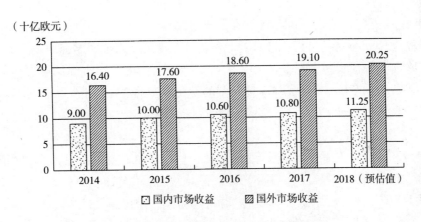

图 3-20 德国医疗技术产业国内外市场收益情况

资料来源：German Medical Technology Association（BVMed）2019.

（3）医疗技术集群推进医疗技术产业发展。德国有 30 多个专门的医疗技术集群网络，通过连接公司、医院、大学和其他研究机构，实现研发和制造方面的持续创新。专门的集群管理团队帮助集群内的各个主体获得联合研发项目的资金，提供共享设施，并为其成员组织教育培训计划。具有代表性的集群之一便是位于德国西南部的图特林根县（Tuttlingen）。该县主要专注于手术器械的生产，主要以蛇牌（Aesculap）和马丁牌（KLS Martin）为主，每年生产和销售仪器数量达到 2000 万台，体量超过全球手术器械市场的一半以上[①]。此外，德国东部的耶拿市（Jena）也是医用光学仪器生产的代表城市。

3. 生物制药相关细分行业高速增长

（1）生物制药行业收入在整体制药行业中占比上升。生物制药的发展使德国制药

---

① https：//baijiahao. baidu. com/s?id=1696253198897831251&wfr=spider&for=pc.

行业的整体格局发生了重大变化。大企业已经把注意力从小分子药物转移到复杂生物化合物的开发和生产上。由于生物制剂在治疗前景上具有很大潜力，使得其在德国的制药市场占据了相当大的份额。据统计，2015~2019年，生物药品市场的年平均增长率达到11.6%，是德国制药市场整体增长率的两倍多。生物药品开发的重点领域是肿瘤学、免疫学和感染性疾病。2017~2019年生物药品占欧盟批准的所有药物的一半以上。2019年，德国在生物制药的总收入为127亿欧元，占比超过整个药品市场的1/4。

（2）生物药品在心血管、抗感染等领域市场份额增长明显。虽然生物制药的市场渗透率在不断上升，但不同的细分治疗领域的变化却不同。据统计，在免疫学方面，生物药的市场份额达到80%，但在心血管适应症的治疗领域中生物制药的市场份额仅为3%。在发展速度上，2019年，生物制药在抗感染治疗中的市场份额增长速度最快，达到了40%。

（3）生物仿制药是德国生物制药的重要组成部分。创新生物药专利的到期使得更多的制药公司有机会对其进行生产和商业化，这成为近年来德国制药市场发展的关键因素。德国作为世界生物制药产业的中心之一，近年来开发的生物药品多为抗体类。一流的专业技术和先进的基础设施为德国生物制剂的发展提供了"强心剂"，占据世界生物制药发展的重要位置。2007~2019年，德国生物仿制药销售实现了69%的年复合增长率。

4. 数字医疗是未来重要发展方向

伴随着"工业4.0"，新合金、生物基材料等新材料的发展为德国在种植体、药物以及其他医疗设备的发展提供了更多可能。而且，医疗和健康信息的数字化与数字安全的不断提升降低了德国的医疗成本，为其提供更高水平的医疗服务提供了保障。

（1）立法推进医疗数字化。自2018年以来，德国卫生部开展了大量立法行动以推动医疗保健系统数字化。2019年，德国议会通过了《数字医疗法案》，以加快德国医疗市场的数字化和创新，该法案还为数字医疗应用"DiGAs"的广泛使用铺平了道路。DiGAs程序主要提供针对耐多药（MDR）下Ⅰ类或Ⅱa类医疗产品的服务，并基于数字技术协助发现、监测、治疗和缓解病痛，并对疾病和残疾进行补偿和帮助。这些措施至少惠及了7300万拥有医疗保险的德国民众。根据弗劳恩霍夫协会系统与创新研究所（FhG ISI）估计，数据与流程的整合数字化仅在德国医疗保健系统每年就可以节约96亿欧元的开销，数字化在降低医疗成本方面具有巨大的潜力。在远程医疗方面，通过与电信和信息技术的结合，德国开展远程保健与健康服务。据德国贸易与投资部门的统计，德国已经开展了约200个远程医疗项目。

（2）数字医疗未来市场预期乐观。以心力衰竭以及糖尿病的智能诊疗为例，根据Statista Digital Market Outlook的数据显示，心力衰竭智能诊疗，至2022年的年复合增长幅度预计会达到16%，其中远程诊疗方案（Telemedicine Solution）收入预计将超过1.36亿欧元；在糖尿病智能诊疗领域，预计到2022年年复合增长率会高达27%，其中远程诊疗方案以及App诊疗的收入将达到5.05亿欧元。

第四章　北京市医药健康产业分析

医药健康产业是北京市十大重点发展的高精尖产业之一，是助推北京创新发展的"双发动机"之一，是北京自贸区的核心支柱产业，是北京市最具创新驱动特点、最具发展优势、最符合高质量发展要求的"高精尖"产业之一。本章将主要从规模、政策、专利、代表性机构等方面对北京市医药健康产业整体发展情况进行多维分析。

第一节　北京市医药健康产业的规模分析

根据《北京市"十四五"时期国际科技创新中心建设规划》，北京市在医药健康产业方面将聚焦创新药、新器械、新健康服务三大方向，在新型疫苗、下一代抗体药物、细胞和基因治疗、国产高端医疗设备方面构筑领先优势，推动医药制造与健康服务并行发展。

一、整体产业规模稳步增长

北京市医药健康产业近年来呈现稳步增长态势。北京市科委公开资料[①]显示，2020年北京市生物医药健康产业营业收入达2204.6亿元，同比增长4.8%（见图4-1）。整个产业规模更是在2021年得到显著提高，主要是因为北京成为全国新冠肺炎疫苗大规模接种的供应主体，拉动了医药健康产业大幅增长。仅2021年上半年，北京市医药健康企业总营业收入就达到2464.6亿元，超过了2020年全年。此外，依据工信部出版的《中国医药统计年报》[②]，共有12家北京企业入围2020年和2021年医药工业百强榜。尤其是中国医药集团有限公司在2021年跃升至榜单第一位，起到了龙头企业带动作用。

---

① 北京生物医药产业发展报告编辑委员会．启航2020-2021：北京生物医药产业发展报告［M］．北京：科学出版社，2022.

② 唯一官方发布的全面反映中国医药工业经济运行状况的数据材料。工信部中国医药工业信息中心据此发布每年度中国医药工业百强榜。

根据北京市科委、中关村管委会发布数据显示①，截至 2020 年底，北京市创新药获批上市的有 7 个，AI 三类医疗器械产品获批上市的有 7 个，均居全国首位。

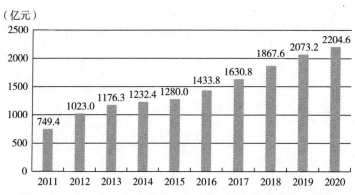

图 4-1　2011~2020 年北京市生物医药健康产业营业收入情况

资料来源：北京生物医药产业发展报告编辑委员会. 启航 2020-2021：北京生物医药产业发展报告［M］. 北京：科学出版社，2022.

二、医药制造业是发展核心

根据北京市统计局相关统计数据，医药健康产业主要包括医药制造业和医药服务业，而医药制造业营业收入规模在 2020 年达到 1792.3 亿元，占医药健康产业营业收入总额的 81.7%，是北京市医药健康产业发展的核心②。医药制造业包括化学制药工业、中药制药工业、生物药品制造、医疗仪器设备及器械制造四类及其他（见图 4-2）。2020 年，生物药品制造、医疗仪器设备及器械制造规模以上③工业总产值增长率分别为 58.2% 和 30.1%，远高于北京市其他规模以上工业总产值增长率。北京市医药健康产业结构由传统化药制剂为主向高附加值的生物药和医疗器械转变，成为拉动首都经济发展的重要引擎。

三、研发外包是医药服务业增长点

研发外包是北京市医药服务业的重要增长点，医药服务业在 2020 年的总营业收入

---

① 北京日报客户端. 2023 年北京医药健康产业力争营收破 3000 亿元［EB/OL］. https：//baijiahao. baidu. com/s?id＝1718023677381384192&wfr＝spider&for＝pc.

② 北京生物医药产业发展报告编辑委员会. 启航 2020-2021：北京生物医药产业发展报告［M］. 北京：科学出版社，2022.

③ 规模以上工业企业指年主营业务收入 2000 万元或以上的工业法人单位。根据北京市统计局数据测算，医药制造业规模以上工业企业营业收入占整个产业营业收入比重为 93.5%。

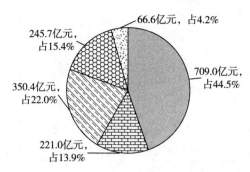

图 4-2 2020 年北京医药制造业细分领域规模以上工业企业产值及占比

资料来源：北京生物医药产业发展报告编辑委员会．启航 2020-2021：北京生物医药产业发展报告［M］．北京：科学出版社，2022.

达到 412.2 亿元，占医药健康产业的 18.7%。其中，研究与试验发展（R&D）是医药健康服务业的主要部分，占比在 2020 年增至 38.4%，规模以上工业企业营业收入为 132.4 亿元，年增长率达 7.3%，高于整体医药服务业的增速[①]。近年来，由于各国有将医药研发中心向新兴市场转移的大趋势，北京市依据资源优势、政策优势和人才优势成为跨国医药企业研发外包的首选地，涌现出了如康龙化成、百奥赛图、昭衍新药、鑫开元、阳光诺和等一批拥有高质量专利技术、高成长前景的医药健康研发服务类企业。北京的医药服务业企业超过 600 家，其中医药研发合同外包服务机构（CRO）企业近百家，主要聚集在北京经济技术开发区、中关村科技园大兴生物医药基地、中关村生命科学园等地，服务内容涉及早期药物发现、药理毒性等临床前阶段，一到三期临床研究阶段，生产与上市后评价等环节[②]。

四、疫苗带动产业高质量发展

在新冠肺炎疫情持续蔓延的背景下，北京市发挥科研基础深厚、高端人才储备丰富和产业超前布局等优势，打造了中国最大的新冠灭活疫苗生产基地。在国家部署的 5 条新冠疫苗研发路线中，北京市支持了 4 条路线共 13 个项目，并取得了重大突破。截至 2021 年底，国内共有 4 种附条件上市的新冠疫苗，北京就研发了 3 种。在疫苗生产环节，仅国药中生生物技术研究院有限公司（北京生物制品研究所有限责任公司）和北京科兴中维生物技术有限公司生产的两种灭活疫苗就提供了全国 90% 以上的疫苗，2021 年上半年产值超过 1220 亿元，极大地拉动了北京市医药健康产业的整体发展。此

---

① 北京生物医药产业发展报告编辑委员会．启航 2020-2021：北京生物医药产业发展报告［M］．北京：科学出版社，2022.

② 北京生物医药产业发展报告编辑委员会．启航 2019：北京生物医药产业发展报告［M］．北京：科学出版社，2019.

外，北京市在新冠病毒检测试剂领域共有 9 种产品获批上市，也居全国第一，应用前景巨大。在抗击新冠肺炎疫情的过程中，北京市医药健康产业为全国人民健康事业做出了重大贡献，也集聚了大量的人才、技术和资金，为北京市医药健康产业高质量发展提供了新的有力增长点和奠定了坚实的基础。

第二节　北京市医药健康产业的政策分析

2021 年 8 月 11 日，北京市人民政府发布的《北京市"十四五"时期高精尖产业发展规划》指出，要做大新一代信息技术和医药健康两个国际引领支柱产业，"力争到 2025 年医药健康产业实现营业收入 1 万亿元"。在北京非首都功能疏解、加快高质量经济结构构建的背景下，北京市需要牢牢把握医药健康产业的高价值环节，加大政策支持力度，以促进北京市医药健康产业高质量发展。综合政策工具理论和价值链理论，本节从政策工具、医药健康产业价值链两个维度出发，构建北京市医药健康政策的二维分析框架，依据该框架对北京市医药健康产业的政策进行分析。

一、政策分析框架构建

Rothwell 和 Zegveld（1985）关于政策工具的分类方法具有较强的代表性和操作性，他们将复杂的创新政策体系从工具与措施角度进行了降维处理，同时又具备较强的目标针对性与内容指导性，因而在产业政策研究中得到广泛应用[1]。结合 Rothwell 和 Zegveld（1985）的思想，本节将北京市医药健康产业政策所涉及的基本政策工具划分为供给面政策工具、环境面政策工具与需求面政策工具，并将三种政策工具类型作为政策分析框架的 X 轴。

（1）供给面政策工具指政府通过人才、信息、技术、资金等手段直接扩大技术的供给，改善技术创新相关要素的供给状况，推动技术创新和新产品开发，主要包括教育培训、科技信息支持、科技基础设施建设、科技资金投入、公共服务等细分工具。

（2）环境面政策工具指政府通过财务金融、税收制度、法规管制等政策工具改善科技发展的环境因素，为技术创新提供有利的政策环境，间接影响并促进科技创新，主要包括目标规划、金融支持、税收优惠、知识产权保护、法规管制等细分工具。

（3）需求面政策工具指政府通过采购与贸易管制等措施减少市场的不确定性，积极开拓并稳定新技术应用的市场，从而拉动技术创新，主要包括公共技术采购、消费端补贴、服务外包、贸易管制、海外机构管理等细分工具。

---

① Rothwell R, Zegveld W. Reindusdalization and technology ［M］. Logman Group Limited, 1985：83-104.

· 86 ·

虽然政策工具是反映政策作用的有效工具，但并不能显示政策目的，因此单独使用政策工具进行政策分析还不全面。由于同一种政策工具可以被用来实现不同的政策目的，推动产业发展的不同环节，因此在考虑政策如何推动产业发展时，需要考虑政策工具所作用的不同价值环节。由此，引入了政策文本分析的第二个维度——价值链。参考陈健和陈志（2019）的研究，医药健康产业价值链包括上游、中游与下游三个基本环节。价值链上游包括药物发现、临床前研究、临床试验、新药申请、中试等环节；价值链中游包括生产制造环节；价值链下游包括仓储运输、销售及售后服务等环节①。概言之，医药健康产业价值链主要包括研发、生产、储运和消费四个关键环节。

基于 X 轴——政策工具类型和 Y 轴——医药健康产业价值链环节，医药健康产业政策二维分析框架如图 4-3 所示。

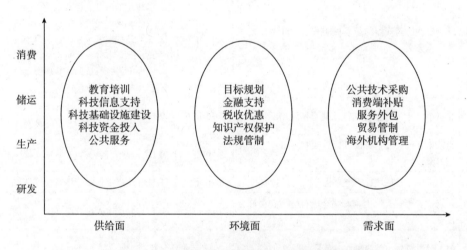

图 4-3　医药健康产业政策的二维分析框架

二、政策分析样本

本书参考了《北京生物医药产业发展报告》系列丛书并进一步收集了 2019~2021 年的相关政策，梳理得到与北京市医药健康产业密切相关的政策样本 35 份（见表 4-1）。所选择政策样本均源于 2014 年以来由北京市相关部门公开颁布的关于医药健康产业发展的规划、计划、纲要、意见、方案、办法、细则、通知等可以体现地方政府政策的文件。

---

① 陈健，陈志. 北京生物医药产业全球价值链攀升的障碍与策略 [J]. 全球科技经济瞭望，2019，34（4）：19-25.

表 4-1　2014 年以来北京市医药健康产业发展相关政策文本

序号	政策名称	发文时间	发文主体
1	关于促进健康服务业发展的实施意见	2014 年 9 月 23 日	北京市人民政府
2	关于加快推进中关村生物医药医疗器械及相关产业发展的若干意见	2015 年 2 月 16 日	北京市人民政府办公厅
3	《中国制造 2025》北京行动纲要	2015 年 12 月 5 日	北京市人民政府
4	关于落实食品药品监督总局支持中关村食品药品监管及产业发展若干政策事项批复的工作方案	2016 年 1 月 12 日	北京市食品药品安全委员会办公室
5	关于落实食品药品监督总局支持中关村食品药品监管及产业发展若干政策事项批复的实施意见	2016 年 1 月 13 日	北京市食品药品监督管理局
6	首都十大疾病科技攻关与管理实施方案（2016—2020 年）	2016 年 6 月 15 日	北京市科学技术委员会 北京市卫生和计划生育委员会
7	北京生物医药产业跨越发展工程（G20 工程）三期实施方案	2016 年 6 月 23 日	北京市科学技术委员会 北京市发展和改革委员会 北京市经济和信息化委员会 北京市卫生和计划生育委员会 北京市食品药品监督管理局 中关村科技园区管理委员会 北京市投资促进局
8	北京市"十三五"时期健康北京发展建设规划	2016 年 6 月 29 日	北京市卫生和计划生育委员会 北京市发展和改革委员会
9	北京市开展药品上市许可持有人制度试点工作实施方案	2016 年 7 月 26 日	北京市食品药品监督管理局
10	北京市医疗器械快速审评审批办法（试行）	2016 年 8 月 11 日	北京市食品药品监督管理局
11	北京市"十三五"时期加强全国科技创新中心建设规划	2016 年 9 月 22 日	北京市人民政府
12	关于促进卫生与健康事业改革发展的意见	2017 年 3 月 9 日	中共北京市委 北京市人民政府
13	北京市促进卫生与健康事业改革发展 2017 年度行动计划	2017 年 3 月 23 日	北京市卫生和计划生育委员会
14	北京市进一步改革完善药品生产流通使用政策的实施方案	2017 年 9 月 12 日	北京市深化医药卫生体制改革领导小组
15	北京市"十三五"期间深化医药卫生体制改革实施方案	2017 年 11 月 23 日	北京市人民政府办公厅
16	北京市加快科技创新发展医药健康产业的指导意见	2017 年 12 月 20 日	中共北京市委
17	北京市分级诊疗制度建设 2018—2020 年度重点任务	2017 年 12 月 29 日	北京市卫生和计划生育委员会 北京市发展和改革委员会 北京市经济和信息化委员会 北京市财政局 北京市人力资源和社会保障局 北京市中医管理局

续表

序号	政策名称	发文时间	发文主体
18	北京市医疗器械网络销售监督管理办法实施细则（试行）	2018 年 4 月 8 日	北京市食品药品监督管理局
19	进一步改善医疗服务行动计划（2018—2020 年）实施方案	2018 年 4 月 20 日	北京市卫生和计划生育委员会 北京市中医管理局
20	北京市医疗卫生设施专项规划（2017—2035 年）编制工作方案	2018 年 7 月 16 日	北京市卫生和计划生育委员会 北京市规划和国土资源管理委员会
21	北京市加快医药健康协同创新行动计划（2018—2020 年）	2018 年 9 月 28 日	北京市人民政府办公厅
22	转发国家卫生健康委员会　国家中医药管理局关于印发互联网诊疗管理办法（试行）等 3 个文件的通知	2018 年 12 月 27 日	北京市卫生健康委员会 北京市中医管理局
23	关于改革完善仿制药供应保障及使用政策的实施意见	2019 年 1 月 23 日	北京市人民政府办公厅
24	关于促进中关村国家自主创新示范区药品医疗器械产业创新发展的若干措施	2019 年 6 月 18 日	中关村科技园区管理委员会 北京经济技术开发区管理委员会 海淀区人民政府 昌平区人民政府 大兴区人民政府
25	中关村国家自主创新示范区高精尖产业协同创新平台建设管理办法（试行）	2019 年 9 月 18 日	中关村科技园区管理委员会
26	改革完善医疗卫生行业综合监管制度的实施方案	2020 年 1 月 19 日	北京市人民政府办公厅
27	关于加强新型冠状病毒肺炎科技攻关促进医药健康创新发展的若干措施	2020 年 2 月 2 日	北京市科学技术委员会 北京市发展和改革委员会 北京市经济和信息化局 北京市财政局 北京市卫生健康委员会 北京市医疗保障局 北京市药品监督管理局 中关村科技园管理委员会
28	健康北京行动（2020—2030 年）	2020 年 3 月 30 日	健康北京行动推进委员会
29	京津冀药品联合带量采购工作意见	2020 年 12 月 23 日	北京市医疗保障局 天津市医疗保障局 河北省医疗保障局
30	北京市加快医药健康协同创新行动计划（2021—2023 年）	2021 年 7 月 8 日	北京市人民政府办公厅
31	北京市"十四五"时期高精尖产业发展规划	2021 年 8 月 11 日	北京市人民政府
32	北京市"十四五"时期药品安全及高质量发展规划	2021 年 8 月 31 日	北京市药品监督管理局
33	北京市医疗卫生设施专项规划（2020—2035 年）	2021 年 9 月 10 日	北京市卫生健康委员会 北京规划和自然资源委员会

序号	政策名称	发文时间	发文主体
34	北京市药物临床试验机构分级监督管理规定（试行）	2021年10月25日	北京市药品监督管理局
35	北京市"十四五"时期国际科技创新中心建设规划	2021年11月3日	中共北京市委 北京市人民政府

三、政策工具维度分析

北京市医药健康领域的政策工具维度统计分析结果如表4-2和图4-4所示。按照条款项目统计数量占比，大部分政策是供给面的政策工具（61%），其次是环境面政策工具（30%），最少的是需求面政策工具（9%）。通过进一步分析可以发现，在供给面政策工具中，科技基础设施建设、科技信息支持和公共服务占了绝大部分（79%），尤其是科技基础设施建设占比高达44%，说明北京市医药健康产业仍然处在快速发展的阶段；科技信息支持占比18%，表明鼓励和引导医药健康产业与人工智能、互联网、5G、区块链等新一代信息技术的融合；科技资金投入和教育培训相关政策较少，分别占供给面政策工具的比重仅为9%和12%。在环境面政策工具中，目标规划和法规管制占比共82%，尤其注重法规管制政策工具的运用，达到52%，具体包括相关的产业政策、行业标准、企业认定等工具，而金融支持、税收优惠、知识产权保护方面的政策较少，分别占比为10%、6%、2%。在需求面政策工具中，尤其注重通过公共技术采购支持和鼓励创新，占比高达65%，消费端补贴、海外机构管理、贸易管制类政策均有所涉及。

表4-2　X轴政策工具分布

工具类型	工具名称	内容编号	统计（频次）	占比（%）
供给面	教育培训	1-2-7，1-2-13，1-2-15，12-3，12-8-19，13-2-1，13-2-2，13-4-2，13-84，16-3-2，28-3-20，30-16	12	7.32
	科技信息支持	1-2-2，1-2-7，1-2-8，1-2-12，11-2-6，12-7-15，12-7-16，12-8-21，13-4-4，13-91，16-2-3，21-7，22，23-7，27-7，27-8，30-7，31-3-2	18	10.98
	科技基础设施建设	1-2-17，2-3，3-2，3-3，4-2-1，10-4-2，12-7-15，12-8-20，13-2-3，13-5，16-2-1，16-2-4，21-1，21-2，21-3，21-4，21-6，21-9，21-11，21-12，21-13，21-14，23-1，23-2，23-3，23-5，24-6，24-7，24-8，24-13，25-4-2，27-2，27-9，28-3-2，30-4，30-5，30-9，30-12，30-15，30-18，30-19，31-3-2，31-4-2，31-5-5	44	26.83

续表

工具类型	工具名称	内容编号	统计（频次）	占比（%）
供给面	科技资金投入	1-2-14, 1-3-4, 12-5, 12-7-17, 21-6, 23-9, 24-1, 24-2, 30-18	9	5.49
	公共服务	1-2-1, 1-2-3, 1-2-4, 12-4, 12-7-14, 13-3, 13-4-3, 13-5, 13-84, 13-85, 16-2-3, 17, 19, 27-2, 28-3-9, 30-11, 31-3-2	17	10.37
环境面	目标规划	1-2-9, 1-2-10, 3-4, 3-5, 5, 10-4-2, 11, 12-2-3, 12-6, 12-8-20, 13-2-3, 16-2, 20, 35-7-1, 35-5-1	15	9.15
	金融支持	1-3-2, 12-7-17, 16-3-1, 24-5, 30-19	5	3.05
	税收优惠	13-86, 23-11, 23-13	3	1.83
	知识产权保护	1-2-14	1	0.61
	法规管制	1-2-2, 1-2-18, 1-2-19, 1-3-1, 1-3-2, 1-3-6, 2-3, 3-6, 4, 6, 7-4, 8, 9, 12-7-15, 12-7-17, 12-8-19, 13-88, 13-89, 14, 15, 16-2-5, 16-3-3, 18, 30-4, 30-6, 30-16	26	15.85
需求面	公共技术采购	1-2-6, 2-3, 21-17, 24-10, 26-4, 27-5, 29, 30-17, 31-5-1	9	5.49
	消费端补贴	1-3-3, 13-78	2	1.22
	贸易管制	31-7-3	1	0.61
	海外机构管理	24-17, 24-18	2	1.22
合计			164	100

　　通过以上分析可知，供给面政策工具存在过度应用的问题，其中"科技基础设施建设"政策工具应用尤为频繁。北京市医药健康领域政策中环境面和需求面政策工具的应用不平衡，如在环境面政策工具中过于依赖法规管制，在需求面政策工具的应用则相对缺乏。

四、价值链维度分析

　　在基本政策工具维度分析的基础上，根据医药健康产业本身的特点，引入价值链维度，得到政策工具在价值链上的分布统计结果（见表4-3）。35份北京市医药健康领域政策文本对北京市医药健康产业的发展提供了包括研发（44.1%）、生产（15.2%）、储运（1.7%）和消费（39%）等产业链上中下游各环节的干预。整体来看，北京市医药健康领域的政策工具主要作用在医药健康产业价值链的研发和消费两个高价值环节，其次是生产环节，储运环节政策工具的运用最少，仅仅涉及3个条款，且其中的2个条款为法规管制类政策工具。这意味着现阶段北京市医药健康政策主要是围绕着医药健康

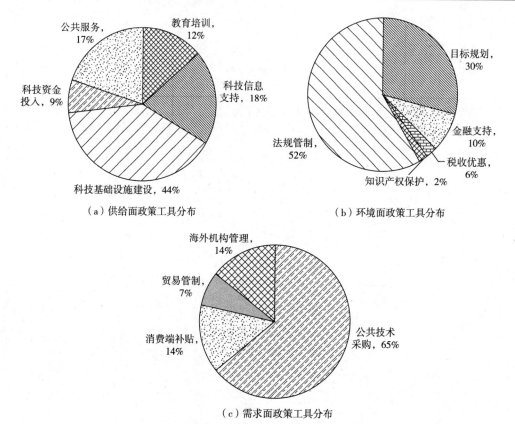

（a）供给面政策工具分布　　　　　（b）环境面政策工具分布

（c）需求面政策工具分布

图4-4　北京市医药健康领域政策供给面、环境面、需求面的政策工具分布

表4-3　北京市医药健康产业政策工具频数分布统计情况

环节	供给面（频次）					环境面（频次）					需求面（频次）				小计（频次）	占比（%）
	教育培训	科技信息支持	科技基础设施建设	科技资金投入	公共服务	目标规划	金融支持	税收优惠	知识产权保护	法规管制	公共技术采购	消费端补贴	贸易管制	海外机构管理		
研发	6	5	32	6	4	7	2	1	1	12	1	0	0	1	78	44.1
生产	0	2	11	0	1	2	2	1	0	8	0	0	0	0	27	15.2
储运	0	0	0	0	1	0	0	0	0	2	0	0	0	0	3	1.7
消费	8	11	2	3	12	7	2	2	0	10	8	2	1	1	69	39.0
合计															177	100

产业价值链的两端进行的，一方面政策的主要目标在于促进医药健康领域的原始创新，这与北京市聚焦了中国医学科学院、清华大学、北京大学、首都医科大学、北京中医药大学等一批国内知名高校院所密不可分；另一方面是北京市应用了诸多针对消费端的政策工具，主要原因在于北京市聚集了一大批技术先进的医疗机构。生产和储运环节政策工具运用较少的原因部分在于，由于北京非首都功能的疏解，并不鼓励生产和储运机构

持续增加。

五、北京市医药健康产业政策特征

（一）供给面政策工具应用存在过溢现象

供给面政策工具和环境面政策工具应用占比高达91%，尤其供给面政策工具占比达到61%，其中值得注意的是"科技基础设施建设"政策工具的应用频次最高，占比44%。科技基础设施建设主要是指政府出资建立各类实验室和科学中心，通过技术辅导与咨询来协助技术创新并加强基础技术、测量与量传体系、科学资源库、标准、技术协议等的研发和建设。"科技基础设施建设"政策工具使用频次高的可能原因有：一方面，尽管与国际先进水平相比仍有差距，但北京市医药健康科技资源和影响力位居中国之首，拥有最多的国家药物临床试验基地、临床医学研究中心以及部分大科学装置，这些科技基础设施布局是促进产业持续发展的关键一环①。另一方面，虽然在医药健康基础前沿研究中取得了一些很好的成果，但一些成果仍停留在实验室或中试阶段，离转化到临床应用还有较长距离，因此北京市相关部门所出台的医药健康政策中多次指出要以产业园区为载体，努力推动项目转化落地。此外，从2016年开始，供给面政策工具中的"科技信息支持"日益得到重视，云计算、大数据、移动互联网、物联网等信息技术与医药健康产业的融合不断加深。同时，供给面政策工具中存在教育培训和科技资金投入应用不足的问题。

（二）环境面政策工具以法规管制和目标规划为主

环境面政策工具应用占比达30%，其中法规管制类政策工具应用频次最高，占比达52%。法规管制类政策工具是指政府通过设定企业制度、产业政策、行业标准、环境及健康标准等措施来加强市场监管、规范市场秩序，从而为创新活动提供有力的竞争环境，属于自上而下的管制型政策工具，如《北京市医疗器械快速审评审批办法（试行）》、《北京市药物临床试验机构分级监督管理规定（试行）》等。目标规划类政策工具的应用占比达30%，虽然目标规划的强制程度弱于法规管制，但同样属于自上而下的政策工具。环境面政策工具中的金融支持、税收优惠、知识产权保护等应用存在明显不足。

（三）需求面政策工具应用较少

需求面政策工具应用仅占比9%，包括公共技术采购、贸易管制、消费端补贴和海外机构管理四类工具，不涉及服务外包。其中公共技术采购是创新导向的政府采购方式，是指政府通过对新型科技产品的大宗采购，为其提供明确稳定的市场，减少创新成果进入市场初期所面临的不确定，激发创新主体的信心和决心。但公共技术采购政策工具主要应用在消费环节，在医药健康产业价值链的研发等环节缺乏。同时，海外机构管

---

① 北京生物医药产业发展报告编辑委员会．起航2018：北京生物医药产业发展报告［M］．北京：科学出版社，2018.

理作为政府直接或间接协助企业在海外设立研发及销售的分支机构、出台相关措施规范海外机构的管理体系、促进创新成果国际化、拉动创新的政策手段，较少出现在北京市医药健康政策中，表明北京地区的医药健康领域企业参与国际竞争力不足，创新能力和国际化水平有待提升。

第三节　北京市医药健康产业的专利分析

一、检索策略

检索策略共包括构建检索式、确定检索数据库、确定检索结果处理策略以及生成检索结果四个步骤。

第一步，构建检索式。参考国家知识产权局办公室印发的《战略性新兴产业分类与国际专利分类参照关系表（2021）（试行）》，确定医药健康的生物医药产业、生物医药工程的 IPC 分类号，并结合医药健康领域其他的技术方向确定关键词，整体构建专利检索式。检索时间从 1800 年 1 月 1 日至 2021 年 11 月 1 日。

第二步，确定检索数据库。本节的专利检索工具主要采用 incoPat 全球专利数据库。incoPat 收录了全球 120 个国家、组织或地区超过 1.4 亿件专利文献，其数据采购自官方和商业数据提供商，并且对专利著录、法律、运营、同族、引证等信息进行了深度加工及整合，实现数据的 24 小时动态更新。对于在中国公开的专利，incoPat 还提供了其英文的著录信息；而对于非中文专利，incoPat 不仅收录了其英文著录信息，部分小语种的标题和摘要信息及其中文的标题和摘要信息，在专利基本信息、权利要求和说明书标签页还提供了中、英、日、韩、德等互译功能。因此，在 incoPat 系统中，可用中、英文检索和浏览全球专利，快速提升检索和阅读效率。此外，本节辅助使用了德温特专利分析和评估数据库 Thomson Innovation（TI）、德温特专利数据库（DII）以及德温特分析工具 DDA。

第三步，确定检索结果处理策略。基于检索结果，采用总—分的检索方式，先全面检索，保证查全，再通过各种去噪方式（包括分类号、关键词去噪以及人工阅读手工去噪）逐步剥离无关文献，达到可接受的查准率。在检索中均考虑了不同数据库的特点，并根据技术特点确定检索要素和检索策略。基本的检索策略是：检索—验证—分析原因—继续检索—验证，如此反复，以达到预期目标。具体的检索方式是：首先采用关键词和多种分类号相结合的方式先确定技术分支的范围，然后利用分类号、关键词或二者的结合进行初步去噪，个别情况下请申请人进行初步去噪。其次对初步去噪的结果进行查全率、查准率验证，根据验证的结果分析漏检和引入噪声的原因，进一步调整检索方式。最后对结果进行再次验证，根据验证的结果分析漏检和引入噪声的原因，调整检索方式。如此往复，逐步完善检索结果。

第四步，生成检索结果。对 IPC 分类号和申请人地址进行检索，共检索到 171184 件专利，归属 161491 个专利族（简单同族）。需要注意的是，由于发明专利申请通常自申请日起 18 个月才能公布（要求提前公开除外），以及通过 PCT（Patent Cooperation Treaty，《专利合作条约》）途径的专利申请可能自申请日起 30 个月甚至更长时间才能进入国家阶段，从而导致相应的国家公布更晚。由于以上原因，近 3 年的专利数据并不完整。本节专利族的数量单位为"项"，并且提及"项"时即指专利家族；而未归并的专利申请的数量单位为"件"。在统计申请量时以"项"为单位，在进行专利全球布局分析时以"件"为单位。需要说明的是，本节中的中国是指公开国别 CN 的专利文献，不包括港澳台地区的数据。

二、宏观分析

（一）专利技术申请趋势

北京市医药健康领域的专利申请起始于 1984 年，迄今为止一直持续增长。医药健康领域覆盖众多技术方向，包括生物医药、传统中药、医用检测、医用用品、卫生健康等，图 4-5 揭示了各技术方向在 1984~2021 年的不同时间段呈现出的不同增长趋势。

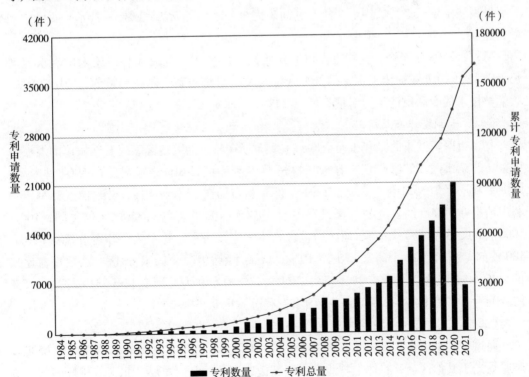

图 4-5　1984~2021 年北京市医药健康专利技术申请情况

1984~2021 年，北京市的专利申请人的专利申请量逐渐提高，增长速度可以归为四个阶段：第一阶段为 1984~2000 年，该阶段保持较低的增长量；第二阶段为 2001~2008 年，该阶段专利申请量增大，增长速度提高；第三阶段为 2009~2013 年，该阶段每年申请量再次快速增长；第四阶段为 2014~2021 年，专利申请急剧增长。

北京市医药健康的专利主要涉及传统中草药药剂、检测、医疗用品和生物工程四个技术领域，四个领域的专利技术呈现不同的态势（见图 4-6）。检测、医疗用品和生物工程的专利申请工作起步均较早，虽然传统中草药药剂起步较晚但发展较为快速。根据专利申请量增长趋势确定其主要发展历程为：

1985~2005 年，医疗用品技术发展快速，其中 A61K35 医用配制品（含有不明结构原材料及反应产物），在 2001 年达到最高峰，随后急速下降。A61K31 医用配置品（含有机有效成分）自 2002~2021 年一直保持稳定的申请量。2004 年后，随着医疗技术的提高，高端医疗器械专利技术增多，A61B17 外科器械、装置相关技术的专利呈现快速增长态势，至今也未达到最高量。

2000~2012 年，以传统中草药药剂技术为主，2004 年后 A61K36 中草药药剂的专利申请量激增，在 2008 年达到顶峰后逐渐回落，目前年均申请量基本保持稳定。

2008~2021 年以检测技术为主，G01N21、G01N33、A61B5、G01N1、C12Q1 和 G01N3 涉及的各种用于疾病诊断的测试方法、检测对象等技术的专利申请量逐渐增多，近年呈现快速增长态势，因近 3 年专利尚未完全公开，还无法判断检测技术是否已达到最高点。

另外，2008 年至今，生物工程技术开始兴起，呈缓慢发展趋势，还未出现快速增长。C12N15 突变或遗传工程，C12N1 微生物及组合物繁殖、制备和培养，C07K14 肽、激素类技术的专利申请年均增量不足 100 件。

（二）专利全球布局情况

北京市医药健康的专利布局全球，主要布局在较大的发达国家或发展快速的发展中国家。北京市医药健康产业申请的 171184 件专利除世界知识产权局受理 5904 件专利、欧洲专利局受理 1651 件专利外，229169 件专利布局在 27 个不同的国家/地区，每年专利申请量在 10000 件以上的国家只有中国；1000~10000 件的国家/地区仅美国；100~1000 件的专利涵盖 5 个国家/地区，包含日本、中国香港、加拿大、印度和德国；10~100 件的专利涵盖 10 个国家/地区，10 件以下专利涵盖 12 个国家/地区。从数量占比来说，96.6% 的专利为中国专利（158032 件），2% 的专利为美国专利（3319 件），0.5%的专利为日本专利（772 件），其他国家专利总占比 0.9%。

（三）专利申请人地区分布情况

通过专利申请量来看，北京市的 16 个区（县）存在明显的分布不均现象，海淀区遥遥领先于其他区县，总体上与北京市医药健康产业的空间布局、北京市科技创新主体空间布局基本一致。从图 4-7 可知，在专利创新协同中分为五个梯队，海淀区是最大的

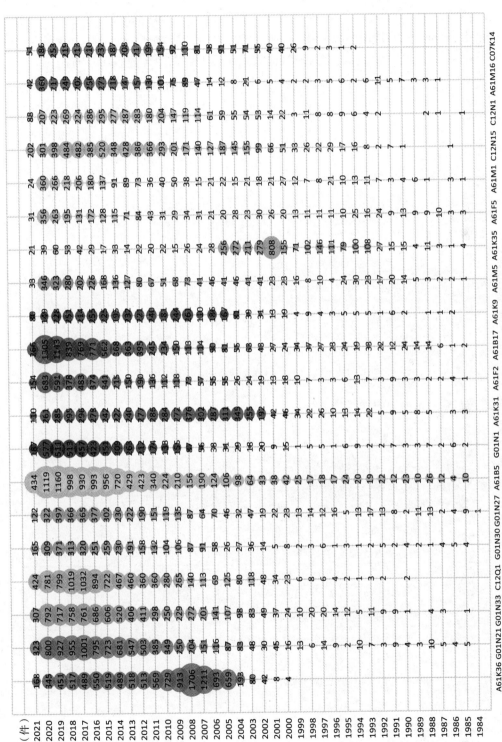

图 4-6　北京市历年医药健康专利技术构成申请情况

创新区，海淀区的专利申请人的申请量达 6 万件；朝阳区位居第二，申请量达 3.5 万件；西城区、丰台区、昌平区、东城区和大兴区属于第三梯队，申请量在 1 万件左右；石景山区、通州区、顺义区、房山区属于第四梯队，申请量在 0.15 万~0.4 万件；怀柔区、门头沟区、平谷区、密云区和延庆区属于第五梯队，申请量仅在 0.02 万~0.09 万件。

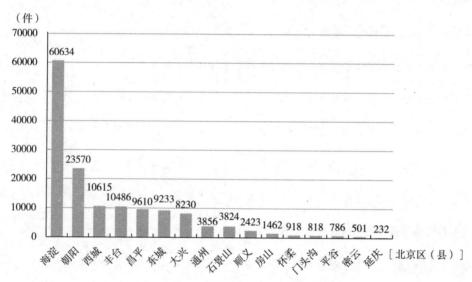

图 4-7 北京市医药健康专利申请人区县分布

三、专利技术构成申请趋势分析

（一）技术构成分布

根据 1971 年签订的《国际专利分类斯特拉斯堡协定》编制的《国际专利分类号》（IPC 分类号），将北京市医药健康的专利按照 IPC 分类号进行技术分类，并根据技术类别对专利技术进行分析，表 4-4 给出了技术构成及前 20 项对应的专利数量。

表 4-4 北京市医药健康专利 TOP20 技术构成分布 单位：件

分类号	技术方向	专利数量
传统中草药药剂	A61K36 传统中草药制剂（含有来自藻类、苔藓、真菌或植物或其派生物）	8788
检测、分析与测试取样	G01N21 利用光学手段检测、测试或分析	6786
	G01N33 除光、磁、微波、热、电、机械方式等之外的研究、检测或分析	6083
	C12Q1 包含酶、核酸或微生物的测定或检验方法	5974
	G01N30 利用吸收、吸附或离子交换等方式测试或分析	2406
	G01N27 利用用电、电化学或磁的方式测试或分析	2859
	A61B5 用于诊断的测量	7838
	G01N1 取样；制备测试用样品	3912

续表

分类号	技术方向	专利数量
医药用品	A61K31 含有机有效成分的医药配制品	3675
	A61F2 可植入血管中的滤器；假体，即用于人体各部分的人造代用品或取代物；用于假体与人体相连的器械；对人体管状结构提供开口或防止塌陷的装置，例如支架	3577
	A61B17 外科器械、装置或方法，例如止血带	7275
	A61K9 以特殊物理形状的医药配制品	2562
	A61M5 以皮下注射、静脉注射或肌内注射的方式将介质引入体内的器械/附件	2436
	A61K35 含有不明结构原材料及反应产物的医用配制品	2295
	A61F5 骨骼或关节非外科处理的矫形方法或器具；护理器材	1909
	A61M16 以气体处理法影响病人呼吸系统的器械，如口对口呼吸；气管用插管	2158
	A61M1 医用吸引或汲送器械；抽取、处理或转移体液的器械；引流系统	1900
生物工程	C12N15 突变或遗传工程；及其 DNA 或 RNA，载体（如质粒）或其分离、制备/纯化；宿主	3778
	C12N1 微生物及其组合物；繁殖、维持或保藏微生物/其组合物的方法；制备或分离含有一种微生物的组合物的方法；培养基	2257
	C07K14 具有多于 20 个氨基酸的肽；促胃液素；生长激素释放抑制因子；促黑激素；其衍生物	1800

IPC 分类号中处于前 20 的技术主要涉及传统中草药药剂，检测、分析与测试取样、医药用品和生物工程四个技术领域。其中检测技术领域专利共 35858 件，涵盖 7 个分类，涉及光、电、化学和超声波等测试方法，检测取样、生物类测试等技术；医药用品技术领域专利共 27787 件，涵盖 9 个分类，涉及医药配制品、体内植入件、外科器械等技术；生物工程技术领域共 7835 件，涵盖 3 个分类，涉及基因突变，基因遗传，微生物及组合物繁殖、培育、制备，以及激素、肽等技术；传统中草药药剂技术领域专利共 8788 件，涉及藻类、菌类、植物等技术。

（二）各区（县）技术构成分布

根据 IPC 分类号对北京市各区（县）的医药健康专利进行技术分类，提取各区县专利技术分类 TOP25 的技术类别及专利数量，再从中提取表 4-4 中 TOP10 的分类技术对应的各区（县）专利数量。从图 4-8 可知，海淀区、西城区、东城区、朝阳区、丰台区、顺义区、大兴区、昌平区的专利技术都覆盖到表 4-4 中 TOP10 的技术分类。通州区和平谷区各缺少 1 项排名靠前的生物工程技术（C12N15），而石景山区、房山区、门头沟区、密云区、怀柔区和延庆区未覆盖到的技术类别达 2 项以上，涉及检

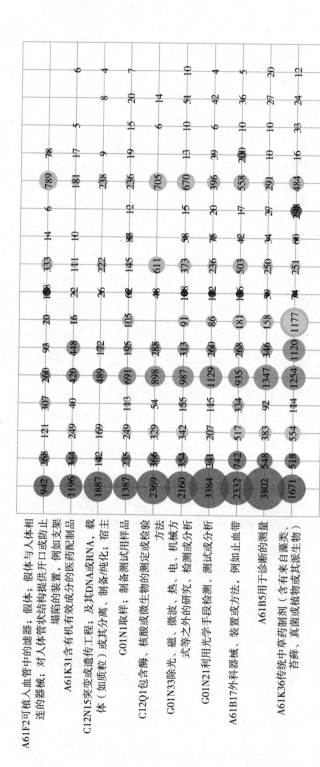

图4-8 北京市各区（县）在医药健康领域专利申请TOP10技术构成对比（单位：件）

测技术、医药用品技术。

另外，海淀区、朝阳区、昌平区专利技术覆盖率较为均匀，海淀区遥遥领先于其他区县，尤其在检测技术（G01N21、A61B5、G01N33、C12Q1 和 A61B5）的专利数量均达到 2000 件以上，医疗用品（A61B17、A61K31）和生物工程（C12N15）及传统中草药药剂技术（A61K36）的占比稍弱。朝阳区的专利技术中检测技术较为突出（A61B5、G01N33、G01N21、G01N1 和 C12Q1），传统中草药药剂（A61K36）技术的专利量也较大。昌平区在医药用品、生物工程、检测技术和传统中草药药剂技术方面发展均衡。西城区和东城区在医药用品和传统中草药药剂方向相较于其他方向专利量更多。

四、专利申请人分析

（一）专利申请人分布

北京市的专利申请研究主体非常丰富，涵盖科研机构、高等院校、事业机构和企业（见图 4-9）。在 TOP22 的专利申请人中，有 10 位申请人来自高等院校，4 家医院，3位申请人为科研机构，2 位申请人为公司，整体来说高等院校数量占比最大，且高等院校所申请的专利量的占比也最大。其中，清华大学的专利申请人数量遥遥领先于其他单位，引领了北京市医药健康行业的专利申请。

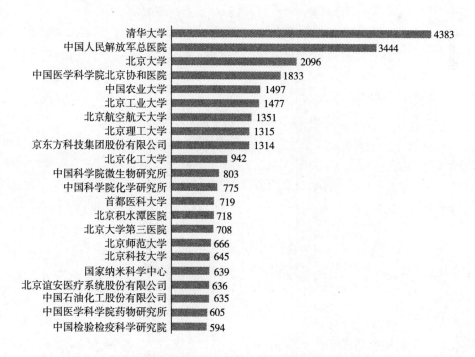

图 4-9 北京市医药健康领域专利申请 TOP22 申请人情况（单位：件）

专利申请人基本呈现四个阶梯，第一阶梯为清华大学（4383 件），第二阶梯为中国人民解放军总医院（3444 件），第三阶梯包括北京大学（2096 件）、中国医学科学院北京协和医院（1833 件）、中国农业大学（1497 件）、北京工业大学（1477 件）、北京航空航天大学（1351 件）、北京理工大学（1315 件）和京东方科技集团股份有限公司（1314 件），第四阶梯包括北京化工大学（942 件）、中国科学院微生物研究所（803 件）、中国科学院化学研究所（775 件）、首都医科大学（719 件）、北京积水潭医院（718 件）、北京大学第三医院（708 件）、北京师范大学（666 件）、北京科技大学（645 件）、国家纳米科学中心（639 件）、北京谊安医疗系统股份有限公司（636 件）、中国石油化工股份有限公司（635 件）、中国医学科学院药物研究所（605 件）、中国检验检疫科学研究院（594 件）。

（二）专利申请人申请趋势

随着北京市医药健康领域专利申请总量逐年递增，2002～2021 年，TOP22 的专利申请人中绝大多数的专利申请量呈上升趋势，少量申请人在近 5 年申请量出现滑坡（见图 4-10）。

从北京市医药健康领域专利申请人申请趋势来看，TOP22 申请人中清华大学、中国人民解放军总医院、北京大学、中国医学科学院北京协和医院、中国农业大学、北京工业大学、北京航空航天大学、北京积水潭医院等呈现逐渐增加的趋势，年均增量基本保持在 30～100 件。其中，中国医学科学院北京协和医院和中国人民解放军总医院近 3 年的专利申请量大幅增加，年均申请量均达到 500 件以上。中国检验检疫科学研究院、中国石油化工股份有限公司、北京谊安医疗系统股份有限公司的专利申请量近 5 年出现滑坡。

（三）专利申请人技术分布

根据 IPC 分类号来看，前 20 的专利申请人多属于综合性研究主体，在 3 个以上技术方向上均申请了大量专利，少量专科性研究主体在 1～2 个技术方向上申请量较为突出，如图 4-11 所示。

从图 4-11 可以看出，A61B5（用于诊断的测量）、G01N21（利用光学手段检测、测试或分析）、C12Q1（包含酶、核酸或微生物的测定或检验方法）相关技术的专利量较大。

传统中草药药剂技术（A61K36），在 TOP20 专利申请人的申请量中占比较少，只有中国人民解放军总医院、中国农业大学、首都医科大学、中国科学院化学研究所的专利量超过 30 件。

检测技术（A61B5、G01N21、G01N33、C12Q1、G01N27、G01N30、G01N1），在 TOP20 专利申请人的申请量中占比较大，清华大学、中国人民解放军总医院、北京大学、中国医学科学院北京协和医院、北京工业大学、北京航空航天大学、北京理工大学、京东方科技集团股份有限公司、中国科学院化学研究所、中国科学院微生物研究所的专利量都超过 200 件。

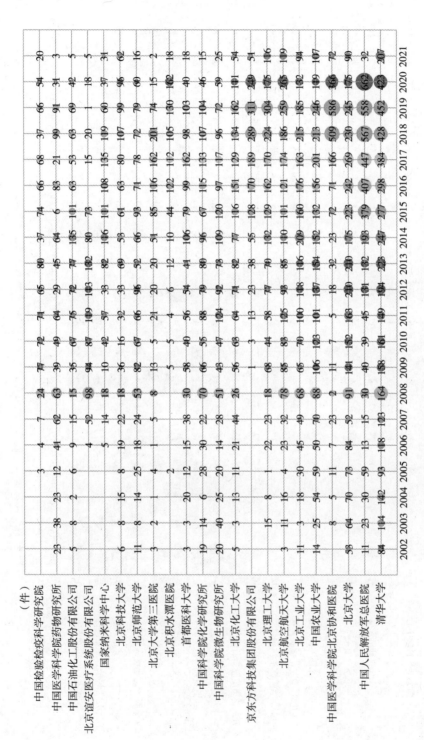

图4-10 北京市医药健康领域的专利申请TOP22申请人专利申请情况

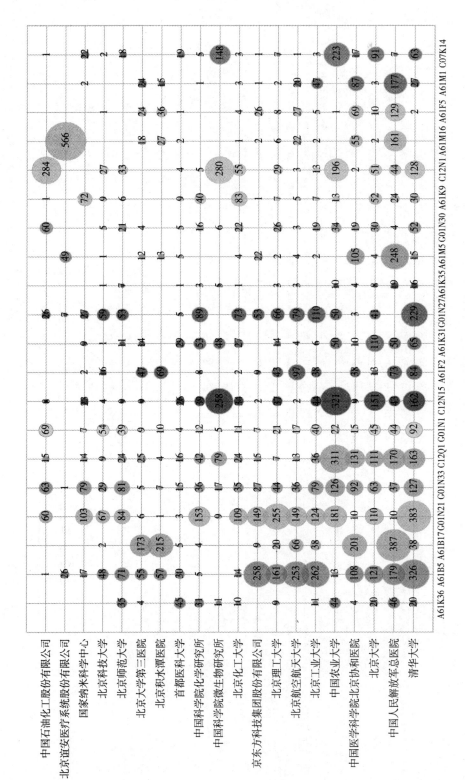

图 4-11 北京市医药健康领域的专利申请 TOP20 申请人专利技术构成

医药用品技术（A61K31、A61F2、A61B17、A61K9、A61M5、A61K35、A61F5、A61M16、A61M1），在TOP20专利申请人的申请量中占比适中，北京大学、北京航空航天大学、中国人民解放军总医院、中国医学科学院北京协和医院、北京积水潭医院、北京大学第三医院的申请量都在100件以上。

生物工程技术（C12N15、C12N1、C07K14），在TOP20专利申请人的申请量中分布不均，中国农业大学、中国科学院微生物研究所、清华大学、北京大学的申请量都在100~400件。

五、北京在国内的专利布局分析

（一）国内专利申请趋势

北京市医药健康领域92.3%的专利为中国专利，布局在其他国家的专利基本与中国专利为同族专利。中国专利的申请趋势与全球专利申请趋势基本相同，经历了缓慢增长、快速增长、急速增长的阶段性增长态势。图4-12为北京市医药健康领域的国内专利申请情况，自1984~2021年，国内专利申请量逐渐提高，且基本保持稳定的增长率。

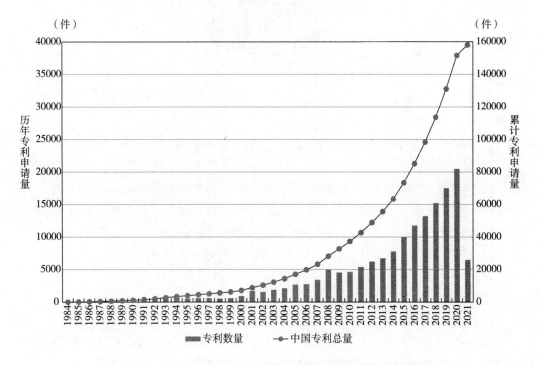

图4-12　1984~2021年北京市医药健康领域的国内专利申请情况

（二）国内专利法律状态

北京市医药健康领域的国内专利中授权和失效专利占比持平（见图4-13），新申请和在审专利占比略低。其中，授权专利达到 40.78%，实质审查专利达到 18.86%，公开专利达 0.97%，失效专利（因未缴年费、撤回、驳回、期限届满、避重放弃、申请终止、撤销、无效）的专利量达 39.4%。

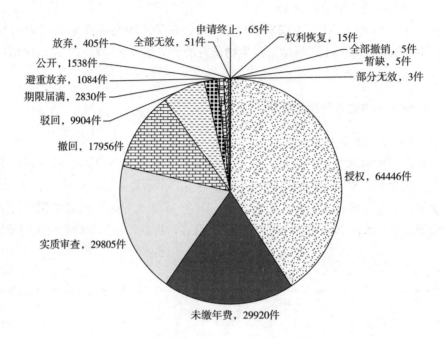

图 4-13　北京市医药健康领域的国内专利当前法律状态

北京市医药健康领域的国内专利的寿命维持在 1~10 年的占比 88.67%，在 11~20 年的专利量占比只有 11.33%（见图 4-14）。随着专利寿命年限的延长，各专利寿命时长对应的专利量呈下降趋势，其中 3~10 年和 10~11 年的专利量出现明显跌落。

图 4-15 将技术点和专利有效性实施映射，A61F5、A61B17 和 G01N21 的专利总量在 8000~10000 件，有效专利近 5000 件，其中 A61K36 和 A61K35 的专利失效占比达 80% 以上。在生物工程技术中，C12N1、C12N15 的有效专利达 60% 以上。

六、北京在境外的专利布局分析

（一）境外专利技术分布

在国外布局的专利技术包括 A61K31、C12N15、A61B5、C12N15（见图 4-16）。其中，A61K31 和 C12N15 布局的国家/地区或组织最多。

（二）境外专利的专利申请人分布

北京市医药健康领域专利已在 27 个国家/地区或组织布局，如表 4-5 所示，清华大学、京东方科技集团股份有限公司、北京大学、中国科学院、中国医科大学、中国人民

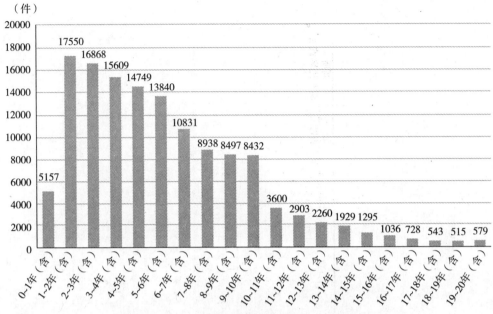

图4-14　北京市医药健康领域的国内专利寿命统计

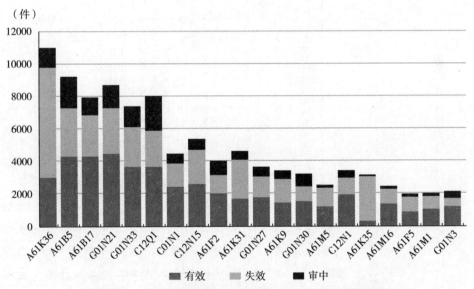

图4-15　北京市医药健康领域的国内专利技术有效性分析

解放军军事医学科学院毒物药物研究所、中国农业大学、北京怡和嘉业医疗科技股份有限公司、北京谊安医疗系统股份有限公司、北京生命科学研究所位列TOP10均通过WO（世界知识产权组织）和EPO（欧洲专利局）进行全球布局。其中清华大学、中国医科大学、中国农业大学布局的国家/地区或组织最多。

（件）：4500　4000　3500　3000　2500　2000　1500　1000　500　0

技术分类	WO	美国	EPO	日本	中国香港	加拿大	印度	德国	阿根廷	丹麦	越南	巴西	印度尼西亚	南非	以色列	新加坡	荷兰	英国	智利	菲律宾	中国台湾	克罗地亚	中国澳门	比利时	芬兰	古巴	蒙古国	瑞士	哥斯达黎加	波兰
■C07D401	74	25	69	25	12	15	4			2						1														
■A61M16	81	57	60	6			17			1		2																		
■C12N9	116	90	44	3	2	9	4		2	1		2	1				1													
■G01N27	113	108	20	13	2	10	3	4	2								1				1						1			
■A61K39	116	118	35	4	2	11	12			2	3	2			6	2			3	1										
■A61K9	132	72	68	7	16	17	4	1			0		2									1								
■A61F2	133	112	64	26	2		3	3		3				2	1	1		1			1									
■A61K38	111	132	54	20	4	15	7			2		1	2		1		2						1							
■A61B17	158	94	98	28	2	5	8	4			1		2		1		2													
■C12N5	180	107	78	28	8	25	7		1		1							1												
■A61K36	150	118	79	32	32	23	11	19	8	5	1	1						1												
■C07K14	273	102	94	15	2	23	11	2								1			1	1	1			1	1					
■G01N21	204	245	93	19	3	4	5	7	4	2							1											1		
■C07K16	218	129	106	13	26	48	14		2		1						1													
■G01N33	266	202	93	39	6	6	5	8	2	6	1	1					4							3						
■G01N23	207	204	145	144	2	24	8	27	2								1													
■C12Q1	310	225	132	19	14	17	5			6	2	1			1	3	2			1				1						
■A61B5	361	324	104	31	2	3	9	2		1	5	7	5							1	1									
■C12N15	490	243	153	104	17	59	41	3	35	6	5	7	5			2	1	5	2				2							1
■A61K31	441	429	222	102	22	55	17											1	2	1	1					1				

图4-16　北京市医药健康领域的境外专利技术分布

表4-5 北京市医药健康领域的境外专利技术分布 单位：件

受理国家/地区或组织	清华大学	京东方科技集团股份有限公司	北京大学	中国科学院	中国医科大学	中国人民解放军军事医学科学院毒物药物研究所	中国农业大学	北京怡和嘉业医疗科技股份有限公司	北京谊安医疗系统股份有限公司	北京生命科学研究所
WO	495	384	152	152	68	112	37	45	36	36
FPO	375	160	82	56	70	84	16	49	22	27
美国	479	788	67	96	13	34	12	35	12	33
日本	151	37	34	29	6		2			1
中国香港	18		10	2	11	5	1			
加拿大	58		24	6	41	5	10			15
印度	15	14	3	1	11		4	1	19	1
德国	62		1							
丹麦	1									
阿根廷	1				1		1			
越南	2				1					
巴西	2				3				2	
印度尼西亚	3				5	2				
南非	1				4					
以色列	4									
新加坡	4									
荷兰							1			
智利	1						1			
英国										
中国台湾										
克罗地亚										
比利时										
芬兰										
中国澳门										
古巴					2					
蒙古国										
菲律宾										
哥斯达黎加										

七、专利分析特点总结

主要有以下六个特点：

（1）北京市医药健康领域的专利申请起始于1984年，整体基本呈逐年递增的态势，前二十年增长较为缓慢，近十几年的专利申请量急速增长。

（2）北京市医药健康领域的专利布局在 27 个国家/地区或组织，本土型专利最多，其次是在规模较大的发达国家/地区或组织，以及发展快速的发展中国家/地区或组织。中国专利占 92.3%，其次布局在美国（近 5000 件），其他国家/地区或组织专利申请量都在 1000 件以下，其中发展中国家的印度专利申请量达到 700 件以上。

（3）北京市 16 个区（县）中，海淀区的创新能力最大，医药健康领域专利申请人和申请量都远高于其他区（县）。

（4）北京市的每一位申请人作为创新主体，科研院所、高等院校的专利申请量占比最大，其次为医院和大型企业。

（5）北京市医药健康专利的专利权状况基本保持健康态势，授权专利高出失效专利 10%。专利寿命基本大多维持在 1～10 年，10～20 年的专利寿命占比较小。药剂类专利和医用用品类专利的有效专利占比达 60% 以上。

（6）检测、医药用品的专利技术跨度年限最长，覆盖专利数量较大，呈现稳定增长态势。传统中草药药剂技术的专利在 2008 年左右申请量达到最高点。生物工程技术的相关专利一直处于低速增长，尚未出现申请的最高点。

第四节　北京市医药健康产业代表性机构分析

一、企业

（一）北京天坛生物制品股份有限公司

1. 基本情况

北京天坛生物制品股份有限公司（以下简称天坛生物）的前身为卫生部北京生物制品研究所，是国内最早开始从事血液制品工业化生产的企业，生产历史可追溯至 1966 年。1998 年，卫生部生物制品研究所改制并于上海证券交易所上市。经过 2010 年、2017 年两次重大资产重组后，为解决公司与控股股东之间在疫苗制品业务方面的同业竞争问题，天坛生物将所持有的经营疫苗业务的全部资产转让给公司控股股东中国生物，并成为中国生物旗下唯一的血液制品专业公司，专注于血液制品业务，主营业务为血液制品的研发、生产和销售，所处的行业为血液制品，在我国的卫生防疫系统中占有重要地位，同时也承担着国家特种生物制品的储备任务。

天坛生物下辖成都蓉生、兰州血制、上海血制、武汉血制、贵州血制 5 家血液制品生产企业，截至 2020 年底，在全国 13 个省份在营业的单采血浆站（含分站）数量达

55 家，实现血浆采集 1713.51 吨，浆站数量和血浆采集规模均持续保持国内领先地位①。天坛生物拥有较强的产品品牌优势，是中国最早形成血液制品工业化生产的企业之一。"蓉生"牌系列血液制品曾被卫生部誉为"血液制品典范"；上海血制"上生"品牌是上海市著名商标，在长江三角洲和珠江三角洲一带具有较强的品牌影响力，上海血制人血清白蛋白、静丙产品被多次评为名优产品；武汉血制"武生"产品在中南地区和湖北、湖南、广东、广西等省区有较高的认可度，在全国有良好声誉；兰州血制"兰生"品牌在西北地区和河南、广东、广西等省区具有较高认可度；贵州血制"卫士"牌静丙、白蛋白多次被评为名牌产品，在华东、华南、华中等地区有较高的认知度②。天坛生物股权结构如图 4-17 所示。

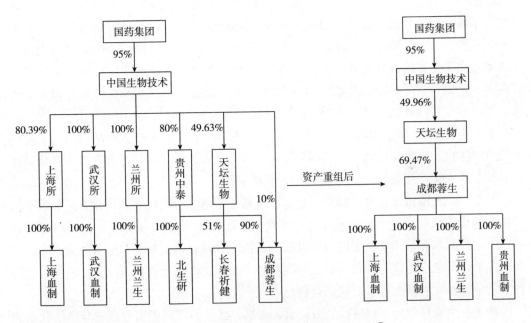

图 4-17　天坛生物资产重组后股权结构变化③

资料来源：中信证券研究部。

在科研模式上，天坛生物研发中心统一负责公司及所属企业的研发工作，采用集中研发、分散注册的科研模式，以自主研发为主，合作开发相结合的方式整合内外部资源，并在内部进行研发技术和成果的共享。此外，公司董事会和经营层均深谙血液制品业务，多位成员是血液制品行业的资深专家，在各行业协会及委员会担任重要职务。其中公司董事长杨晓明任国务院联防联控机制科技攻关专家组成员、科技部"863"计划

①③ 马克鱼．投研笔记（044）：天坛生物投资价值分析［EB/OL］．2021-05-25［2022-02-27］．https：//mp.weixin.qq.com/s/RBDAYB_8zMRDQLO0PXxcQA.

② 北京天坛生物制品股份有限公司 2020 年度报告。

疫苗项目首席科学家、中华预防医学会常务理事及生物制品分会主任委员、中国免疫学会常务理事、中国医药生物技术协会副理事长、国家药典委员会委员；公司副董事长杨汇川任中国输血协会副理事长、国家药典委员、第二届生物药品与质量研究专业委员会委员；公司董事、总经理付道兴任中华预防医学会生物制品分会第七届委员会常务委员、中国输血协会理事、四川省输血协会副理事长；公司副总经理何彦林任中国输血协会理事，甘肃输血协会副理事长①。

2. 核心产品

血液制品主要指以健康人血液为原料，采用生物学工艺或分离纯化技术制备的生物活性制剂。天坛生物的血液制品生产所需主要原材料为原料血浆，公司依法取得了《单采血浆许可证》，由公司所属单采血浆站进行原料血浆的采集。公司所属单采血浆站建立了覆盖血源登记、健康征询及体格检查、血浆检验、血浆采集、血浆贮存、后勤管理等执业全过程的质量管理体系，并建立了严格的血浆储存、运输制度，负责对各单采血浆站采集血浆的运输管理。血浆以外的采购主要以物资需求计划（MRP）采购模式为主，定期订货采购模式为辅。利用 SAP 软件，根据生产计划和库存情况确定零配件、原材料等采购计划，满足常规生产及日常工作需要②。

天坛生物 2020 年度报告显示，天坛生物的核心产品主要包括人血清白蛋白、静注人免疫球蛋白、人免疫球蛋白、乙型肝炎人免疫球蛋白、冻干静注乙型肝炎人免疫球蛋白、破伤风人免疫球蛋白、狂犬病人免疫球蛋白等。

其中，人血清白蛋白是由健康人血浆经低温乙醇蛋白分离法分离纯化并经加温灭活病毒后制成。该产品仅供静脉输注，主要用于：①治疗失血、创伤和烧伤等引起的休克；②治疗脑水肿及损伤引起的颅压升高；③治疗肝硬化及肾病引起的水肿或腹水；④预防和治疗低蛋白血症；⑤治疗新生儿高胆红素血症；⑥用于心肺分流术、烧伤及血液透析的辅助治疗和成人呼吸窘迫综合征。

静注人免疫球蛋白（pH4）是由健康人血浆，经低温乙醇蛋白分离法分离纯化，去除抗补体活性并经病毒去除和灭活处理制成。该产品主要用于：①治疗原发性免疫球蛋白 G 缺乏症，常见变异性免疫缺陷病，免疫球蛋白 G 亚类缺陷病等；②继发性免疫球蛋白 G 缺陷病；③自身免疫性疾病等。

人免疫球蛋白是由健康人血浆，经低温乙醇蛋白分离法分离纯化，并经病毒去除和灭活处理制成。该产品主要用于预防麻疹和传染性肝炎，如果与抗生素合并使用，可提高对某些严重细菌和病毒感染的干扰。

乙型肝炎人免疫球蛋白是由含高效价乙型肝炎表面抗体的健康人血浆，经低温乙醇蛋白分离法分离纯化，并经病毒去除和灭活处理制成。该产品主要用于乙型肝炎的预防。

---

①② 北京天坛生物制品股份有限公司 2020 年度报告。

冻干静注乙型肝炎人免疫球蛋白（pH4）是由含高效价乙型肝炎表面抗体的健康人血浆，经低温乙醇蛋白分离法分离纯化，并经病毒去除和灭活处理制成。该产品与拉米夫定联合使用，可以预防乙型肝炎相关肝脏疾病的肝移植术后患者再感染乙型肝炎病毒。

破伤风人免疫球蛋白是由含高效价破伤风抗体的健康人血浆，经低温乙醇蛋白分离法分离纯化，并经病毒去除和灭活处理制成。该产品主要用于预防和治疗破伤风，尤其适用于对破伤风抗毒素（TAT）有过敏反应者。

狂犬病人免疫球蛋白是由含高效价狂犬病抗体的健康人血浆，经低温乙醇蛋白分离法或经批准的其他分离法分离纯化，并经病毒去除和灭活处理制成。该产品仅供肌内注射，临床上主要用于被狂犬或其他携带狂犬病毒的动物咬伤、抓伤患者的被动免疫。

组织胺人免疫球蛋白是由健康人血浆，经低温乙醇蛋白分离法分离纯化，并经病毒去除和灭活处理的人免疫球蛋白与磷酸组织胺配制、冻干制成。该产品仅供肌内注射，主要用于预防和治疗支气管哮喘、过敏性皮肤病、荨麻疹等过敏性疾病。

人凝血因子Ⅷ是由健康人血浆，经分离、提纯，并经病毒去除和灭活处理、冻干制成。该产品对缺乏人凝血因子Ⅷ所致的凝血机能障碍具有纠正作用，主要用于防治甲型血友病、获得性因子Ⅷ抑制物增多症和获得性凝血因子Ⅷ缺乏而致的出血症状及这类病人的手术出血治疗。

人纤维蛋白原是由健康人血浆，经分离、提纯，并经病毒去除和灭活处理、冻干制成。该产品仅供静脉输注，主要用于防治先天性或获得性纤维蛋白原减少或缺乏症人群导致的出血症状和凝血障碍。

人凝血酶原复合物是由健康人血浆，经低温乙醇蛋白分离法分离纯化，并经病毒去除和灭活处理、冻干制成。该产品仅供静脉输注。该产品主要用于治疗先天性或获得性凝血因子Ⅱ、Ⅶ、Ⅸ、Ⅹ缺乏的乙型血友病和凝血因子Ⅱ、Ⅶ、Ⅸ、Ⅹ缺乏导致的出血症状[1]。

3. 核心技术

天坛生物是我国血制品行业上游、中游的代表性企业。我国血液制品行业产业链上游为原材料，主要包括血浆，人血浆中有92%～93%是水，仅有7%～8%是蛋白质，血液制品从这部分蛋白质分离提纯制成。天坛生物是国内拥有血浆站最多的企业，依托国药集团与各地战略合作背景，积极争取各级政府及卫生健康行政主管部门支持。据统计，天坛生物在国内单采血浆站数量中占比最高，达31.4%，其后为上海莱士以及华兰生物。血液制品行业的产业链中游为血制品，主要包括白蛋白、免疫球蛋白、凝血因子等[2]（见图4-18）。

① 同花顺财经．天坛生物：天坛生物2020年年度报告摘要［EB/OL］．2021-04-27［2022-02-27］．http://news.10jqka.com.cn/20210427/c29938781.shtml.

② 观研报告网．2021年中国血液制品行业分析报告——产业规模现状与发展规划趋势［EB/OL］．2021-08-24［2022-02-28］．https://www.sohu.com/a/485286859_730526.

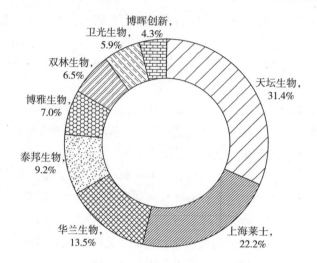

图 4-18　中国单采血站主要企业数量占比统计（2021 年）

资料来源：中商情报网．2021 年中国单采血浆行业市场现状及竞争格局预测分析［EB/OL］．2021-09-14
［2022-02-27］．https：//baijiahao．baidu．com/s?id=1710849622909374951&wfr=spider&for=pc.

天坛生物拥有较强的研发管线优势，其先进的血液制品生产工艺和产品质量等均达到国内先进水平。天坛生物对标国内外同行业先进企业，建立了涵盖血源性新产品和重组血液制品领域的研发平台，是国内目前唯一有重组凝血因子产品进入临床研究阶段的血液制品企业。2020 年，成都蓉生人凝血酶原复合物取得生产注册批件，部分产品研发进度在国内血液制品同行中处于领先地位：注射用重组人凝血因子Ⅷ、静注人免疫球蛋白（pH4、10%）（层析法）、静注巨细胞病毒人免疫球蛋白正在开展Ⅲ期临床研究；注射用重组人凝血因子Ⅶa 和皮下注射人免疫球蛋白率先申报临床并获受理①。

4. 市场应用

天坛生物依托国药集团和中国生物强大央企股东资源的独特优势，实现快速发展。实际控制人国药集团是由国务院国资委直接管理的中国规模最大、产业链最全、综合实力最强的医药健康产业集团，以预防、治疗和诊断护理等健康相关产品的分销、零售、研发及生产为主业。国药集团 2020 年连续第 8 年登上世界 500 强企业榜单，为我国产品最全、规模最大，集科研、生产、销售于一体的综合性生物制药企业集团之一。在销售模式上，天坛生物在国内将产品通过配送商销往各级医疗机构和零售药店等终端客户。根据市场情况，参与各省、市、地级市的政府采购招标，在招标过程中，确定中标价格及区域指定配送商，由配送商承担区域配送职责。国外市场则是将产品通过经销商

---

① 融资中国．［行业洞察］疫苗带动下的血液制品行业现状［EB/OL］．2021-08-30［2022-02-28］．https：//www．sohu．com/a/486636419_413933.

销往终端客户，签署购销相关合同，并完成结算。①

（二）科兴控股生物技术有限公司

1. 基本情况

科兴控股生物技术有限公司（Sinovac Biotech Ltd.）总部位于北京，是美国纳斯达克上市的第一家中国疫苗企业②。科兴控股在北京、大连、新加坡等地建立分公司，并分别在北京的海淀、昌平、大兴以及大连市建立了 4 个产业基地③。2021 年 2 月 5 日，其下属企业北京科兴中维生物技术有限公司（以下简称科兴中维）研发的新型冠状病毒灭活疫苗（Vero）获批附条件上市。科兴中维位于北京市大兴区中关村科技园大兴生物医药产业基地，截至 2021 年底，科兴中维已为全球提供超过 25 亿剂量的新冠疫苗。2021 年 12 月，科兴中维新冠灭活疫苗科研攻关团队被表彰为"全国科技系统抗击新冠肺炎疫情先进集体"④。2021 年上半年，科兴控股销售额高达 110 亿美元，同比增幅 16248%，净利润 86 亿美元（2020 年同期为净亏损 870 万美元）⑤。

2. 科研成果

科兴控股的主要技术和经验来自长期的科研积累。科兴控股自成立以来，曾多次在重大疫情突发时坚持战斗在防疫的最前线，先后积极参与了甲肝、SARS、禽流感、甲型 H1N1 流感、手足口病的病毒分离、疫苗研发和生产。例如，科兴控股创始人尹卫东带领的科研团队在国内最早分离出了甲肝病毒，并于 1999 年研发出甲肝灭活疫苗。虽然科兴控股未在 SARS 和多次流感疫情流行期间完成相应产品上市的全流程，但是多次相关经验为新冠疫苗的研发奠定了坚实的科研基础。

科兴控股还积极参与国家重大科研项目，并成功实现多项科技成果产业化。科兴控股先后承担了包括"SARS 灭活疫苗研制"项目，并研制出全球第一支 SARS 病毒灭活疫苗（完成 I 期临床）；承担了"广谱流感大流行疫苗"等国家高技术研究发展计划（"863"计划）项目、"人用禽流感疫苗"研究的国家科技攻关项目等，并研制出中国第一支大流行流感（H5N1）疫苗以及全球第一支甲型 H1N1 流感疫苗；还承担了其他国家科技重大专项、国家高技术产业化示范工程项目、国家高技术产业化项目以及北京市重大专项在内的 20 余项科研课题，自主研制出 7 个中国首创乃至全球首创的疫苗产品，获得国家新药证书 5 件，其中一类新药证书 2 件；获得国家科技进步二等奖 2 项，北京市科技进步奖 4 项；承担国家级和省部级科技项目 47 项；核心技术获得国家发明专利近 60 项，研究成果发表 SCI 论文 120 余篇，其中多篇发表在《新英格兰医学杂志》

① 北京天坛生物制品股份有限公司 2020 年度报告。

② 因为公司内部控制权争夺纠纷，自 2019 年 2 月起停牌，至今尚未恢复交易。

③ 根据科兴控股生物技术有限公司网页简介整理，http://www.sinovac.com.cn/。

④ 中华人民共和国科学技术部：《关于公示全国科技系统抗击新冠肺炎疫情先进集体和先进个人拟表彰对象的公告》（国科办奖〔2021〕23 号）。

⑤ 腾讯网. 科兴生物：2021 上半年营收 710 亿元，净利超 550 亿元［EB/OL］. https://www.sohu.com/a/515152064_121124646.

《柳叶刀》《科学》《自然》等国际顶级学术刊物上①。

3. 主要产品及市场

科兴控股拥有至少 9 种已上市的疫苗（见表 4-6），涵盖预防新冠、肠道病毒、肝炎、流感、肺炎、水痘、腮腺炎和脊髓灰质炎等领域。其中，新型冠状病毒灭活疫苗（克尔来福）是中国获批的第 2 款新冠疫苗，是目前全球及中国供应量和使用量最大的新冠疫苗，也是出口量最大的中国新冠疫苗②。

表 4-6　科兴公司主要上市的疫苗产品情况

序号	疫苗名称	疫苗用途	获批时间	其他信息
1	克尔来福	新型冠状病毒灭活疫苗（Vero 细胞）	2021 年 2 月（附条件）	列入世界卫生组织（WHO）紧急使用清单，年产能超 20 亿剂，全球超 50 个国家/地区/机构已批准使用
2	益尔来福	肠道病毒 71 型灭活疫苗	2016 年	全球首创的预防用生物制品 1 类新药
3	孩尔来福	甲型肝炎灭活疫苗	2002 年	中国第一支通过 WHO 预认证的相关疫苗
4	安尔来福盼尔来福	流感病毒裂解疫苗	2006 年2009 年	中国首支不含防腐剂的三价流感疫苗、全球第一支甲型 H1N1 流感疫苗 2009 年获批上市、四价流感病毒裂解疫苗 2020 年上市，由科兴自主研发
5	倍尔来福	甲型乙型肝炎联合疫苗	2005 年	中国第一支甲型乙型肝炎联合疫苗，同时预防两种疾病
6	23 价肺炎球菌多糖疫苗	肺炎	2020 年	0 防腐剂添加，质控严更安全
7	水痘减毒活疫苗	水痘	2020 年	唯一拥有Ⅲ期临床保护效力研究证据的新一代水痘疫苗
8	腮腺炎减毒活疫苗	腮腺炎	2012 年	接种 1 剂加强免疫后抗体阳性率高达 88.9%
9	Sabin 株脊髓灰质炎灭活疫苗	脊髓灰质炎	2021 年	工艺先进，源自 WHO 和荷兰 Intravacc 的 Cytodex1 型微载体技术

资料来源：http：//www.sinovac.com.cn/about/ show.php?id＝39.

由于疫苗产品的特殊性，全程冷链配送物流系统对于产品的销售非常重要。科兴控股建立了自己的专业疫苗运送冷链系统，并联合了部分优质配送商，不仅建立了广泛的公路冷藏车运送系统，还拓展了部分航空冷藏箱运输路线，覆盖了全国 29 个省份。在国际市场方面，科兴控股主要依赖航空冷链网络，25 条航线已经覆盖了约 20 个国家和地区，年配载能力超过 98 吨，为今后国际市场的进一步开拓奠定了坚实的物流保障基础。

---

① 根据科兴控股生物技术有限公司产品介绍网页整理，http：//www.sinovac.com.cn/create/show.php?id＝120.

② 郑楠，赵明，田晓鑫，陈顿，张亚同，金鹏飞．全球新型冠状病毒疫苗及治疗药物研发现状与趋势 ［J］．中国新药杂志，2022，31（1）：69-76.

4. 未来发展战略

主要采取以下三项措施：

（1）力求更多疫苗品种上市。科兴控股正在推进百白破系列联合疫苗、肺炎球菌系列疫苗、乙肝疫苗、手足口系列疫苗、麻腮风系列减毒活疫苗等 10 多个疫苗品种的研发，力争在未来几年内陆续上市。通过继续加大基础研究以及加速产业化成果落地，科兴控股将打造在医药健康领域的具有世界声誉的中国品牌。

（2）逐步加强基础研究。2022 年 2 月 21 日，公司董事长尹卫东在中央广播电视总台举办的第二届"中国品牌强国盛典"颁奖盛典上表示，中国科兴将在未来 5 年投入100 亿元，支持生物医药领域的基础研究、创新研发以及产业化落地，推动中国生物医药产业发展[1]。

（3）加大产学研合作力度。自 2021 年以来，科兴控股已经向沈阳药科大学无偿援建细胞试验中心实验室，与香港中文大学签署联合兴建 P3 级生物实验室的协议，和中国科学院生物物理研究所共建"前沿技术与新型疫苗药物联合实验室"并设立"科兴生命医学奖"。未来 5 年，科兴控股将进一步加强与高校、科研院所的合作。

（三）北京昭衍新药研究中心股份有限公司[2][3][4]

1. 基本情况

北京昭衍新药研究中心股份有限公司（以下简称昭衍）是一家专注于药物非临床安全性评价的领先合同研究组织。总部位于北京市经济技术开发区（亦庄），成立于1995 年 8 月，是国家"十二五"重大新药创制平台及北京市药物安全性评价重点实验室。昭衍在国家"十二五""十三五"规划等相关政策的支持下，结合自身的深耕发展，在北京经济技术开发区和苏州太仓生物医药园区建设了两个符合国际规范的 GLP实验室，成为拥有两个 GLP 机构的专业化临床前 CRO 企业，其中苏州昭衍是国内规模最大的药物安全性评价机构之一，为昭衍业务开展提供了支撑。合计建设面积约 75000平方米，投入使用设施总面积约 67000 平方米，其中投入使用的动物饲养管理设施近32000 平方米，功能实验室及办公设施约 35000 平方米。昭衍还拥有较大规模的生物安全 II 级（P2）实验室，用于开展低度生物危害药物研究。昭衍拥有满足业务工作需要的大量功能实验室和配套设施，除安全性评价需要的常规实验室如病理室、临床病理室、生殖毒理室、分析室、细胞室等，建设有特殊评价技术实验室，如心血管功能实验室、呼吸及吸入毒性评价实验室、行为学研究实验室、基因分析实验室等，以支持创新药物及罕见病药物评价的需求。

昭衍控股子公司苏州启辰于 2019 年成立，致力于打造领先的、高效的、稳定的实

① http://www.sinovac.com.cn/news/shownews.php?id=1395.
② 北京昭衍新药研究中心股份有限公司股份发售文书。
③ 北京昭衍新药研究中心股份有限公司 2020 年年度报告。
④ 北京昭衍新药官网，https://www.joinnlabs.com/.

验动物遗传资源及基因工程技术平台。2019 年，苏州启辰已初步组建了技术团队，具备了较强的技术研发能力；在实验平台构建方面，先后建设了高标准的细胞实验室及分子生物学实验室，配备了具有国际领先水平的胚胎显微操作系统、细胞培养及基因编辑操作相关设备；在实验体系搭建方面，已建立了高效稳定的大动物体细胞实验体系，并完成体外实验，现已根据前期调研开展眼科、肿瘤及免疫系统人源化动物模型的创建工作。

2. 主要业务

昭衍主要服务药物创新，专注于药物全生命周期的安全性评价和监测，已经建立了独具特色的药物临床前研究服务、临床试验及相关服务、优质实验动物的繁殖和销售以及基因编辑模式动物定制服务的黄金产业链。其中，药物临床前研究服务为昭衍的核心业务，主要内容包括药物非临床安全性评价服务、药效学研究服务、动物药代动力学研究服务和药物筛选等。药效学研究服务是通过体内、外试验研究药物作用机理、药效作用的量效关系及时效关系和疗效特点，以及结合药物代谢特点的 PD/PK 试验（研究体内药物浓度与疗效的关系），以支持临床试验，其研究对象为中药、化学药以及基因治疗产品和细胞治疗产品等生物技术药物。

基因分析实验室能够测量若干基因表达产品的浓度以配合基因及细胞治疗法研发。基因分析实验室可用于为基因及细胞药物的非临床研究提供服务。通过从样本中提取核酸及采用定量聚合酶链反应（Q-PCR）、逆转录 PCR 及其他方法，研究基因药物的组织分布、病毒脱落及基因表达。实验室配有自动化核酸提取仪、多台高通量荧光定量 PCR 仪、数字 PCR 仪及相关配套设备以及相应的数据分析软件。已进行 20 多项有关溶瘤病毒、近 30 项 CAR-T 药物以及多项基因编辑药物与干细胞药物等疗法的非临床研究。

昭衍控股子公司苏州启辰主要从事用于新药研发的动物疾病模型创建，利用基因编辑技术，以实验动物为对象，开展用于新药研发的基因编辑模式动物定制服务。

3. 产品及其相关技术

昭衍拥有 20 多年细胞治疗和基因治疗药物的临床前评价经验，拥有业界领先且丰富的分子生物学、细胞生物学、免疫分析、影像学设备，可充分应对细胞治疗和基因治疗产品的复杂性。在完善的临床前安全性评价的动物试验平台基础上，建立了细胞治疗和基因治疗产品的综合评估能力。细胞治疗和基因治疗产品的体内研究和分析涉及多个领域学科，包括病毒载体基因治疗产品、非病毒载体基因治疗产品、溶瘤病毒、干细胞治疗产品、体外刺激免疫细胞产品、CAR-T 及其他基因改造细胞等。

采用定量 PCR 重要技术，用于细胞质量和基因治疗产品体内分子水平研究的分布、存留、归巢等行为；流式细胞术关键技术，用于细胞治疗产品体内细胞水平研究留存、分布、细胞表型分析等；体内表达产物超灵敏分析技术，由于体内表达产物往往水平较低，因此高灵敏度的免疫分析技术对于表达产物评价极为重要；影像学研究技术，如基于 PET-MRI 和 NIR 的影像学研究，为细胞治疗产品分布和归巢提供重要信息。

4. 市场应用

昭衍在创新药评价方面经验丰富，已经开展了超过 100 余个重大新药创制及其他国家计划支持的创新药物项目，开展了数以百计的新技术药物的评价，其中抗体药物超 200 个，对于细胞治疗产品（包括 CAR-T）、基因治疗产品、溶瘤病毒以及 ADC 类产品等复杂药物的评价也积累了丰富的经验，建立了系统的评价技术。

昭衍正在致力于打造领先的、高效的、稳定的实验动物遗传资源及基因工程技术平台，主要从事用于新药研发的动物疾病模型创建，利用基因编辑技术，开展用于新药研发的基因编辑模式动物定制服务，并进行规模化繁育。

2021 年上半年，昭衍子公司苏州启辰创建基因编辑小鼠模型品系 4 个、基因编辑细胞系 9 株，并已开始应用到药物临床前评价。在大动物研究方面，获得了首批体细胞克隆巴马猪，标志苏州启辰已具备完善的哺乳动物基因编辑及克隆技术实力。

昭衍承担的国内首个 STAR-T 细胞、TIL 细胞以及非肿瘤靶点 CAR-T 细胞药物评价工作正在进行中，在细胞治疗领域药物评价中继续保持领先水平，2021 年上半年签署细胞和基因治疗订单约 1.2 亿元，同比增加超过 35%。mRNA、siRNA 平台项目订单和需求量大幅增加，同比增加超过 60%。

昭衍临床检测实验室 2021 年上半年签署的临床样本检测订单超 2000 万单，订单涉及基因和细胞治疗药物、双特异抗体药物、创新靶点的单克隆抗体药物、创新靶点小分子药物等的临床样本分析及小分子药物体外代谢研究。

二、科研院所与高等院校

（一）中国科学院遗传与发育生物学研究所[①]

1. 基本情况

中国科学院遗传与发育生物学研究所（以下简称中科院遗传发育所）是我国最重要的专门从事生命科学与生物技术研究、具有独立法人资格的事业单位之一。下设基因组生物学、分子农业生物学、发育生物学、分子系统生物学和农业资源 5 个研究中心，拥有植物基因组学国家重点实验室、植物细胞与染色体工程国家重点实验室、分子发育生物学国家重点实验室，中国科学院农业水资源重点实验室、河北省节水农业重点实验室、河北省土壤生态学重点实验室，是国家植物基因研究中心（北京）的依托单位。研究所的战略定位和发展目标是，面向我国粮食安全、人民健康的重大战略需求和生命科学与农业生态学前沿，攻克遗传与发育生物学和农业资源高效利用领域重大科学和关键技术问题，在国家科技创新体系中发挥骨干和引领作用，成为遗传与发育生物学原始创新研究基地、生物高新技术研发基地、优秀人才培养基地和国内外具有重要影响力与

---

① 本案例在中国科学院遗传与发育生物学研究所陈坤玲研究员提供资料上改写而成。

核心竞争力的研究所，作为现代农业和生命健康领域国家战略科技力量，服务国家科技和社会经济发展。共有职工 520 余人，其中院士 5 人，杰青 28 人。

2. 科研成果

在植物基因编辑技术研发及农作物育种应用方面取得了一系列国际引领性的突出成绩。主要成就包括首次在植物中建立了 CRISPR 编辑技术，获得了首株 CRISPR 编辑植物；取得植物基因编辑从 TALEN、CRISPR、碱基编辑到引导编辑技术的系列突破；建立了内含子靶向的基因精准替换和插入技术；实现了可预测多核苷酸删除系统、基因精细调控等各种衍生技术创新。在理论创新上揭示了 CRISPR 编辑机制，开发了高效精准碱基编辑新工具。在育种应用上首次实现了复杂作物小麦的编辑，创制兼具产量和白粉抗性的小麦新种质；建立了水稻高通量突变库创制技术，研发出基因编辑抗病毒育种新策略；开发新型碱基编辑器并实现了植物基因原位定向进化；首次实现了野生番茄的人工驯化；提出了异源四倍体野生稻快速从头驯化新策略。在 *Cell*（2 篇）、*Nature*、*Science*、*Nature Biotechnology*（12 篇）等国际著名期刊发表基因编辑相关论文 100 余篇。

研究成果和相关研究者在国际上得到高度认可。2016 年研发的"植物基因精准编辑技术"被《麻省理工评论》评为年度世界十大技术突破之一。2016 年，抗白粉病小麦的创制获评 *Nature Biotechnology* 创刊 20 周年最具有影响力的 20 篇论文之一，是植物领域唯一入选论文。2021 年，"异源四倍体野生水稻快速从头驯化"入选年度中国生命科学十大进展和中国十大科技进展。2016 年，高彩霞入选 *Nature* 评选的中国十大科学之星。2019 年 *Science* 以《中国的 CRISPR 革命——梦想的大地》为题对高彩霞进行了专访。2019 年高彩霞照片入选 *Science* 评选的年度十大科学照片。

3. 核心技术

中科院遗传发育所在植物基因编辑技术上多方向拓展创新，夯实了我国在该领域的国际领跑优势。

在植物基因编辑技术上，率先在小麦和水稻中建立了 CRISPR 编辑体系，并获得了首株 CRISPR 敲除植物；在小麦、水稻和玉米中率先建立了 C>T 和 A>G 两种碱基编辑技术，并开发了高效、编辑窗口更宽的 A3A 胞嘧啶碱基编辑技术，实现了植物高效碱基替换。建立了引导编辑技术，在植物中实现了任意碱基替换、小片段的精准增添或删除；建立基于 Tm 值的 PBS 序列设计和双 pegRNA 策略的植物高效引导编辑设计策略。建立了新型可预测多核苷酸删除基因编辑系统 AFID，实现了对植物基因组调控功能元件的操纵；创建了一个单系统产生的同时多重编辑系统 SWISS，可实现 C>T、A>G 和敲除三重编辑功能。建立了 uORF 编辑精细调控蛋白质翻译效率新方法和高效操纵 mRNA 剪接的技术体系。

在植物应用编辑技术上，开发基于植物病毒的 sgRNA 递送系统，建立不依赖于组培的小麦高效基因编辑方法，研发出基因枪介导的 GRF-GIF1 复合体瞬时表达系统，建立不受基因型限制的小麦高效编辑新方法。

4. 核心产品

在基因编辑工具源头工具研发上取得突破性进展。建立了基于 MAD7 核酸酶的植物基因编辑新系统，获得不受专利限制的基因编辑新工具。首次在个体水平上揭示胞嘧啶碱基编辑系统存在全基因组范围的脱靶效应；在此基础上开发了两种新型高精准胞嘧啶碱基编辑工具。对引导编辑系统植物脱靶机制的研究揭示引导编辑系统特异性较高。创建了基于 CRISPR 元件瞬时表达的基因编辑体系，显著提高了其生物安全性和适用范围。

实现了育种技术创新和农作物精准设计改良。利用基因编辑快速创制抗白粉病和高产兼具的小麦优异种质，为抗病高产作物品种培育开辟了新路径。开发了新型饱和靶向内源基因突变碱基编辑器 STEME，实现了对水稻 OsACC 基因体内定向进化；建立了水稻高通量突变库创制技术，研发出基因编辑抗病毒育种新策略；培育了维生素 C 含量增加的生菜、抗各种除草剂的水稻和小麦、具香味水稻等新种质。

在草莓中实现了对数量性状的精细调控一次获得 35 种不同糖分含量的草莓，开启了农业个性化定制化服务的新篇章。首次实现了野生番茄的人工驯化，首次提出了异源四倍体野生稻快速从头驯化新策略，对应对未来粮食危机提出了一种新的可行策略。

5. 未来市场应用

基因编辑是翘首以盼的下一代新型突破性生物育种核心技术。2016 年，"植物基因精准编辑技术"被评为年度世界十大技术突破。评论指出该技术有望用于生物安全的作物遗传改良和定向育种，提高农业生产率，满足日益增长的人口需求。评论还乐观地认为在未来的 5~10 年，基因编辑改良的食物会逐步走上人们的餐桌，植物基因编辑展现出良好的产业化前景。

为了在未来的生物种业中抢夺先机，美国、阿根廷、巴西、日本等已经明确宣布基因编辑作物不在转基因立法管辖范围内，各种基因编辑农产品相继上市。近期，我国农业农村部制定公布了"农业用基因编辑植物安全评价指南"，对于我国生物育种技术研发与产业推动具有里程碑意义。未来的市场应用，主要将快速精准实现作物遗传改良和育种方式的重大变革，推进市场需求的产品研发，因此我国基因编辑农作物的市场前景非常广阔。

(二) 军事医学科学院

1. 基本情况

军事医学科学院是中国人民解放军的最高医学研究机构，下设卫生勤务与医学情报、放射与辐射医学、基础医学、卫生学环境医学、微生物流行病、毒物药物、卫生装备、生物工程、野战输血、疾病预防控制、军事兽医 11 个研究所以及附属医院、医学图书馆、实验仪器厂、实验动物中心等单位，拥有病原微生物生物安全国家重点实验室、国家生物医学分析中心、国家生物防护装备工程技术研究中心、国家（北京）新药临床前安全性评价中心、全军基因组学与蛋白质组学等 30 多个跨学科综合性研究中心和重点专业实验室，主要从事军事医学及相关基础医学、生物高新技术、新药研发等研究，肩负军事斗争卫勤准备、反恐防恐卫勤准备和疾病防控卫勤准备使命。

2. 主要产品及技术

军事医学科学院的生物工程研究所主要以生物反应与分离工程、生物制药工程、基因工程、蛋白质工程等为主要研究方向，已形成完整的生物工程本硕博教学体系、强大的基础研究和应用研究并重的科研体系。以所长陈薇院士带队的科研团队，长期致力于高致病性病原微生物新兴疫苗和治疗药物的研究，在基础研究、疫苗、防护药物研发方面取得重大成果，为抗击新冠肺炎疫情做出了巨大贡献。

在核酸检测方面，为解决武汉核酸日检测量大的需求，陈薇带领团队快速搭建了负压帐篷式移动实验室和核酸检测平台。在实验室中，自主研发了检测试剂盒，配合核酸全自动提取技术，使核酸检测时间大大缩短，将核酸检测能力提升至日检 1000 份以上。此外，还创建了核酸检测、抗体筛查和多重病原检测三位一体的检测平台，提高患者的临床诊断精准度[①]。

在评估治疗方面，陈薇带领团队在医院感染科病区设置了实验室，将检测与临床保持零距离，用于实时评估治疗效果。此外，在病原学、免疫学、空气动力学等领域展开研究，快速建立病毒鉴定链条，精准诊断临床患者感染类型，率先在火神山等 3 家医院推广应用，快速提高临床诊断准确率[②]。

在疫苗研制方面，陈薇带领团队开展应急科研攻关，加快开展腺病毒载体重组新冠病毒疫苗的研究，并与天津康希诺生物技术有限公司联合自主研制。陈薇团队在埃博拉疫苗研究的基础上建立了腺病毒载体疫苗制备技术平台，用经过改造后无害的腺病毒做载体，装入新冠病毒的 S 蛋白基因制成腺病毒载体疫苗，是国内唯一采用单针接种程序的新冠疫苗，其优点是安全且不良反应少。

3. 市场应用

2020 年 3 月，陈薇带领团队研制的新冠病毒疫苗成为国内第一个获批正式进入临床试验的疫苗；4 月，完成疫苗一期临床试验结果显示所有志愿者健康状况良好，并开展二期临床试验，其试验结果在国际学术期刊《柳叶刀》上发表；8 月，成为国内首个进入临床且获得专利的新冠疫苗，并有序推进三期国际临床试验。

2021 年 2 月，疫苗正式获批上市，并逐渐开始在国内大规模接种，安全性有效性获得认可。同年 12 月，研发了全球首款吸入式新冠疫苗，使用专用设备将疫苗雾化成微小颗粒，通过吸入的方式进入呼吸道和肺部，从而激发黏膜免疫、体液免疫和细胞免疫三重保护，无痛安全便捷，可及性更高。研究结果显示，吸入型新冠疫苗在黏膜局部产生的抗体比血清抗体出现早、效价高且维持时间更长；以吸入式腺病毒载体新冠疫苗

① 冲锋在抗疫一线的"科研铁军"——军事科学院军事医学专家组抗击新冠肺炎疫情记事［EB/OL］. https：//baijiahao. baidu. com/s? id=1678616623211800715&wfr=spider&for=pc.
② 任红雨. 陈薇与病毒短兵相接［J］. 科学大观园，2021（4）.

进行异源序贯加强，可诱导极高水平的 IgG 抗体和细胞免疫反应，中和抗体水平较免疫上升 250~300 倍，相较第三针使用灭活疫苗同源加强更有优势①。

（三）清华大学医学院

1. 基本情况

清华大学医学院成立于 2001 年 10 月，著名医学科学家、两院院士吴阶平先生担任首任院长，生物物理学家赵南明教授、结构生物学家施一公院士、神经科学家鲁白教授、免疫学家董晨教授先后担任常务副院长。2020 年 12 月，祁海教授担任医学院院长。清华大学医学院致力于培养既掌握临床技能又具备科研能力，能在医学领域从事研究、医疗服务、教学管理、技术创新的医学科学家、高级临床医生、医学教育工作者和大健康产业技术创新人才。经过近 20 年的发展，清华医学院在多个学科拥有卓越的研究成果和大量正在进行的前沿工作，已经形成了引领新方向的国际影响力，具有广阔的产业转化前景。2020 年 3 月 2 日，习近平总书记来医学院考察新冠肺炎疫情科研攻关和诊疗救治工作，了解疫苗、抗体、药品、快检产品等研究和应用进展情况，肯定了病毒核酸检测和抗体疫苗研发工作。

清华大学医学院有基础医学系、生物医学工程系、临床医学院。涵盖了免疫学、肿瘤生物学、微生物与传染病学、神经科学、分子与生物学、医学影像学、神经工程学、微纳与组织工程、临床医学九大学科，其中免疫学、微生物与传染病学、神经科学、分子与生物学四个学科 ESI 全球排名前 1%，已逐步摆脱跟踪追随的科学模式，建立了引领新方向的国际影响力②。清华大学医学院拥有华信医院、玉泉医院、北京清华长庚医院、垂杨柳医院等附属医院。清华大学批建科研机构包括清华大学艾滋病综合研究中心、清华大学免疫学研究所、清华大学医院管理研究院。

清华大学医学院将北京协和医院、北京医院、中日医院、中国人民解放军总医院、北京积水潭医院等医院作为教学医院。依托清华大学医学院，北京市政府批建机构包括生物芯片北京国家工程研究中心、北京市多模态医学影像工程技术研究中心（生物医学影像研究中心）、慢性疾病的免疫学研究北京市重点实验室。清华大学的联合共建机构包括清华大学—勃林格殷格翰感染疾病免疫治疗联合研究中心、清华大学（医学院）—北京陆道培血液病研究院有限公司血液肿瘤联合研究中心、清华大学（医学院）—航天泰心科技有限公司人工心脏联合研究中心、清华大学（医学院）—厦门长庚医院有限公司过敏性疾病联合研究中心。清华大学还拥有一批联合共建科研平台，包括清华大学生物医学影像研究中心、免疫学研究所中心仪器平台、清华大学医学院医学数据技术研究中心、膜生物学国家重点实验室、清华大学蛋白质研究技术中心暨国家蛋白质科学研究（北京）设施清华基地、清华大学生物医学测试中心、清华大学实验动

---

① 全球首款！陈薇团队研发吸入式新冠疫苗亮相［EB/OL］. https：//baijiahao. baidu. com/s？id = 1716241440072488894&wfr=spider&for=pc.

② https：//www. med. tsinghua. edu. cn/xygk. htm.

物中心、清华大学结构生物学高精尖创新中心、北京生物结构前沿研究中心。

2. 核心产品

2021 年 12 月 8 日，由清华大学医学院张林琦教授团队领军研发的拥有自主知识产权的我国首款新冠病毒特效药获得中国药监局应急批准上市，实现了我国新冠抗体药品"零"的突破，国际上已有再生元、礼来组合、葛兰素史克/VIR 等新冠抗体药品获得美国的紧急使用授权，张林琦教授表示："药物采取静脉滴注的方式，注入体内后马上起效，可以降低 80% 新冠患者的住院率与死亡率。"特效药从科研到获批上市，用时 2 年。在临床阶段，深圳市第三人民医院张政教授研究团队与清华大学张林琦教授研究团队通力合作，对新冠肺炎病毒感染和恢复期病人体内保护性抗体反应进行了系统和全面的分析，该项研究受到国家科技部重点研发计划、深圳市科技创新委员会应急攻关项目资助。在研发阶段，2020 年 1 月底，腾讯向清华大学教育基金会捐赠 1500 万元，其中 500 万元用于支持张林琦团队"新冠"疫苗与药物的研发工作，1000 万元用于支持全球健康药物研发中心继续开展针对新型冠状病毒感染肺炎治疗方案的紧急攻关。同年 4 月，在科技部、国家卫健委、教育部和北京市的支持和帮助下，团队已启动了与腾盛博药①等企业的联合攻关，以及与药审中心的全面沟通，打通了研发、生产、安评和临床试验的全链条。2021 年 12 月 4 日，腾盛华创获得了三期临床试验全部受试者的数据，最终结果显示，与安慰剂相比，该联合疗法使临床为高风险的新冠门诊患者住院和死亡风险降低 80%，并且药品临床安全性优于安慰剂组。截至 2021 年 12 月 9 日，已无偿提供超过 2500 人份的药物，支持了 20 个城市的 21 家医院开展患者救治工作，超过 850 例患者接受了临床救治，包括轻型、普通型、重症、危重症患者，接受用药的患者年龄最大的为 92 岁。

3. 科研成果

2022 年 1 月 12 日，清华大学医学院免疫学研究所祁海课题组在 *Journal of Experimental Medicine* 杂志在线发表了题为 *T-independent antigen induces humoral memory through germinal centers* 的研究论文，揭示了生发中心反应在多糖抗原诱导记忆 B 细胞与长效浆细胞生成中的作用。研究描述了多糖抗原诱导体液免疫记忆形成的一种机制，暗示了生发中心反应过程本身对免疫记忆的编程，为多糖疫苗的设计优化提供了理论支持。该研究也对 T 细胞在生发中心反应必要性做出了新解读。

2022 年 1 月 10 日，中国科协生命科学学会联合体公布 2021 年度"中国生命科学十大进展"，清华大学饶子和院士团队项目成果"新型冠状病毒逃逸宿主天然免疫和抗病毒药物的机制研究"入选。清华大学饶子和院士、娄智勇教授课题组，在国际上首次发现和重构了新冠病毒转录复制机器的完整组成形式。以此为基础，首次明确了病毒

---

① 腾盛华创于 2020 年 5 月由腾胜博药、清华大学和深圳市第三人民医院共同成立，联合开发"安巴韦单抗"和"罗米司韦单抗"新冠抗体药品。

mRNA "加帽" 成熟的关键酶分子，回答了冠状病毒研究中近 30 年来悬而未决的问题，并且该分子在各突变株中高度保守，在人体中没有同源物，为发展新型、安全的广谱抗病毒药物提供了全新靶点。同时，他们还首次发现病毒以 "反式回溯" 的方式对错配碱基和抗病毒药物进行 "剔除"，阐明了瑞德西韦等药物效果不良的分子机制，为优化针对聚合酶的抗病毒药物提供了关键科学依据，研究成果发表于《细胞》杂志。

清华大学王新泉/张林琦解析新冠病毒 Omicron 变异株 RBD 与受体 ACE2 晶体结构。清华大学生命学院、结构生物学高精尖创新中心、生物结构前沿研究中心王新泉和清华大学医学院张林琦实验室在刺突蛋白结构与功能关系、中和抗体表位与作用机制等方向紧密合作，取得了一系列重要研究成果。Omicron 变异株出现后，两个实验室再一次联手，并与清华大学蛋白质研究技术中心 X 射线晶体学平台、上海同步辐射光源、清华大学化学系刘冬生实验室通力合作，解析了 Omicron 变异株 RBD 与受体 ACE2 复合物的晶体结构。为深入研究 Omicron 突变株感染、传播和免疫逃逸提供了重要的结构信息，也为新型疫苗设计提供了重要的参考和指导。

2021 年 12 月 27 日，饶子和院士团队关于在原子水平上揭示新型冠状病毒感染机理的研究，张林琦教授、王新泉教授关于抗新型冠状病毒药物与聚合酶 nsp12 结合机制的研究，两项成果入选 2020 年中国百篇最具影响国际学术论文。

4. 市场情况

新冠肺炎病毒特效药尚未推向市场。新冠病毒特效药的研发涉及深圳市第三人民医院、清华大学和腾盛华创三方主体。目前来看，特效药从研发工作到生产成本再到新增确诊患者数量，定价暂未可知。未来可参考海外抗体药物价格，进一步明确国产特效药的定价、采购方式，以及如何列入医保目录、自费比例等。

第五章　京沪粤医药健康产业
发展对比研究

京沪粤三地都十分重视医药健康产业发展。北京把医药健康产业作为助推北京创新发展的"双发动机"之一；上海则是把医药健康产业当作战略性新兴产业的重要支柱；广东正在积极建设具有国际影响力的医药健康产业高地。京沪粤医药健康产业的发展各具特点，三地对比有助于彼此学习成功经验。

第一节　京沪粤三地医药健康产业发展情况对比

京沪粤三地的医药健康产业发展情况由于经济结构和产业体量的不同，呈现出不同的特点。由于各地的医药健康产业在传统统计口径上并没有统一的界定范围，加上北京市未公开医药健康产业数据（尤其是医药服务）的统计细节，为了进行京沪粤三地更多层次的产业规模对比，本节主要对比了三地的医药健康制造业数据。

一、医药健康产业总体发展情况

根据国家统计局《高技术产业（制造业）分类（2017）》的方法，6 大类高技术产业中与医药健康产业相关的包括医药制造、医疗仪器设备及仪器仪表制造两大项。年鉴主要统计范围是规模以上工业企业，自 2011 年以后采用的标准是所有年主营业务收入 2000 万元及以上的法人工业企业。此外，由于《中国高技术产业统计年鉴》2017 年度数据缺失（且没有补充出版的计划），所使用的 2017 年度数据主要由各地区区域统计年鉴来补充，少量无法查询的数据则用 2016 年与 2018 年的平均值进行代替。在进行京沪粤三地的对比时，先将各地区和各年度的医药制造和医疗仪器设备两部分数据进行加总，然后进行医药健康产业整体规模的相关数据分析。

（一）三地整体产业规模持续增长

京沪粤医药健康产业近年来都有稳步增长。根据整合的京沪粤三地的产业数据显示，2020年北京、上海、广东的医药健康产业总产值分别达到了1845.3亿元、1681.5亿元和3911.4亿元（见图5-1）。自2011年以来，三地的医药健康产业的总产值都在持续增长，北京和广东的增幅略高于上海。相较于2011年的生产水平，京沪粤三地分别增长了1.5倍、1.0倍和1.6倍。

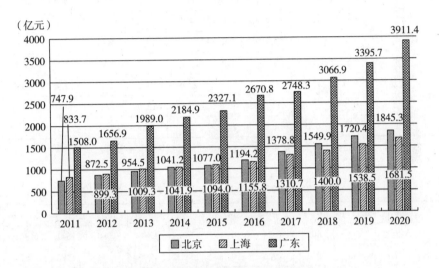

图5-1　2011~2020年京沪粤医药健康产业总产值

资料来源：《中国高技术产业统计年鉴》及京沪粤三地区域统计年鉴。

（二）北京产业占GDP比重最大

北京医药健康产业占区域GDP总量的5.1%，高于上海和广东。结合京沪粤三地第二产业占GDP比重以及医药健康产业所占比重来看，随着中国经济的高速发展，三地第二产业占GDP的比重整体都有下滑趋势。相较于2011年，北京第二产业占比在2020年为15.8%，累计下降了7.3%；上海累计下降了14.7%；广东累计下降了10.5%。同时，医药健康产业占第二产业的比重在不断增大。根据表5-1中数据，京沪粤三地医药健康产业占GDP的份额变化不大，而医药健康产业占第二产业的比重都在不断增大。其中，北京市医药健康占到第二产业的32.3%，是上海占比的近2倍，而上海的占比又是广东的近2倍。可见，作为一种具有高附加值的高技术产业，医药健康对于三个地区的经济发展，特别是制造业发展都越来越重要，而对于北京工业的重要程度要高于其他两地。

（三）三地产业利润率差距变小

京沪粤医药健康产业的主营业收入、利润和税收都实现了持续增长。北京的医药健康制造主营业务收入在2014年实现了对上海的赶超，并且持续将优势扩大（见表5-2）。

表 5-1　2011~2020 年医药健康产业占比情况　　　　　单位：%

指标	地区	2011 年	2012 年	2013 年	2014 年	2015 年	2016 年	2017 年	2018 年	2019 年	2020 年
第二产业占 GDP 比重	北京	23.1	22.7	22.0	21.3	19.7	19.3	19.0	18.6	16.2	15.8
	上海	41.3	38.9	36.8	34.7	31.8	29.8	30.5	29.8	27.0	26.6
	广东	49.7	48.5	47.1	46.3	44.8	43.4	42.4	41.8	40.4	39.2
医药健康占 GDP 比重	北京	4.6	4.9	4.8	4.9	4.7	4.7	4.9	5.1	4.9	5.1
	上海	4.3	4.5	4.6	4.4	4.4	4.1	4.3	4.3	4.0	4.3
	广东	2.8	2.9	3.2	3.2	3.2	3.3	3.1	3.2	3.2	3.5
医药健康占 第二产业比重	北京	19.9	21.5	21.9	22.9	23.7	24.2	25.9	27.4	30.1	32.3
	上海	10.5	11.4	12.6	12.8	13.7	13.7	14.0	14.4	14.9	16.3
	广东	5.7	6.0	6.8	7.0	7.1	7.6	7.2	7.5	7.8	9.0

资料来源：根据《中国高技术产业统计年鉴》及京沪粤三地区域统计年鉴整理。

表 5-2　2011~2020 年医药健康收入、利润与税收情况　　　单位：亿元

指标	地区	2011 年	2012 年	2013 年	2014 年	2015 年	2016 年	2017 年	2018 年	2019 年	2020 年
主营业务收入	北京	776	888	1024	1080	1143	1240	1380	1611	1841	1955
	上海	845	922	1026	1052	1111	1206	1294	1496	1614	1719
	广东	1409	1584	2066	2084	2230	2561	2649	3040	3297	3755
利润总额	北京	126	135	165	166	190	214	263	270	295	302
	上海	98	109	124	131	154	182	192	193	242	278
	广东	172	206	229	230	262	344	447	430	435	582
税收	北京	74	93	105	109	109	125	141	156	147	132
	上海	38	48	48	48	55	60	63	66	64	63
	广东	78	77	86	95	102	116	133	145	147	132

资料来源：根据《中国高技术产业统计年鉴》及京沪粤三地区域统计年鉴整理。

2011~2020 年京沪粤医药健康制造产业利润率（利润除以主营业务收入）来看，北京医药健康产业的利润率在 2019 年以前一直领先，于 2017 年达到最高值 19.0%。虽然近两年有所下滑，但利润率还是保持在 16.0%。上海和广州的利润率在 2019 年后实现利润率增长，赶上或超过了北京的水平（见图 5-2）。

（四）北京产业税收比例最高

北京医药健康产业实现税收的比例最高。2011~2020 年京沪粤医药健产业利润占主营业务收入的份额来看，北京的税收比例一直最高，几乎是上海的 2 倍。从 2017 年起，虽然税收比例一直下滑，但北京依然有 6.8%，明显高于上海的 3.7% 和广州的 3.5%（见图 5-3）。这从侧面反映了在工业占比依然很高的上海和广东，地方政府对医药健康相关产业的税收优惠力度是高于北京的，通过税收让利企业积极扶持和发展医药健康产业。

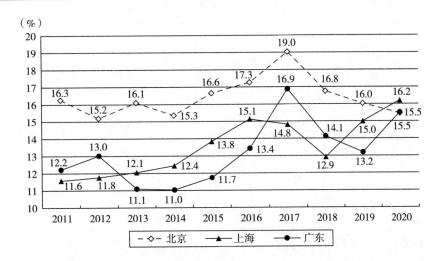

图 5-2 2011~2020 年京沪粤医药制造产业利润率对比情况

资料来源:《中国高技术产业统计年鉴》。

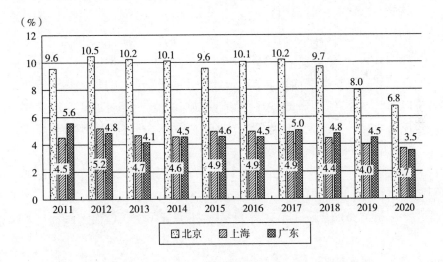

图 5-3 2011~2020 年京沪粤医药制造产业纳税比例情况

资料来源:《中国高技术产业统计年鉴》。

二、医药健康产业从业人员情况

医药健康产业发展离不开大批优秀人才。京沪粤三地的医药健康领域都在积极地吸引高端人才,以提高本地区的产业竞争力。随着整体产业的发展,三地的从业人员数也都有所增加,人均产出实现持续增长。

(一)三地都积极吸引高端产业人才

北京在医药健康领域的顶尖人才优势明显。截至 2019 年 9 月,生物医药和医疗卫生领域共有中国科学院院士 145 名，其中北京 75 名，占比 51.7%；中国工程院院士 117 名，其中北京 50 名，占比 42%。北京两院院士共计 125 名，占全国的 47%。北京生物领域企业从业人员约 8 万人，高校院所生命科学研究人员有近 6 万人，专业人才队伍总体水平居全国首位。截至 2018 年底，首都地区领军人才 242 人，其中生物医药和医疗卫生领域 62 人，占比为 25.6%；其中医院占 40%、企业占 27%、研究所占 26%、高校占 7%。

上海在医药健康人才队伍建设方面呈现"全球化+垂类细分化"的特征。截至 2020 年 4 月，上海医药健康产业从业人员超过 24 万，院士、长江学者等高端人才和创新药人才占全国的 1/4。上海还通过地域优势和政策福利吸引一大批海外高层次创新创业人才。此外，上海按照细分领域精准引进放置各类人才，有助于上海企业进行国内扩张和海外布局。例如，药明康德在上海总部园区建设世界生物药一体化研发服务中心，同时在美国拥有员工 1700 名，在各大城市建有研发基地和办事处。但是，由于上海空间载体有限、创业成本高昂，苏州、成都、重庆等医药健康领域的后起之秀以极具吸引力的招商引资政策引进人才，上海已经出现了创新人才与企业"二、三线城市转移潮"。

引进顶尖科学家与科研团队是广东发展医药健康产业的核心竞争力之一。在基础研究领域，深圳市积极引入高技术创新人才，引进生物生命健康领域科研团队 38 个、"千人"专家 32 名、高层次医学团队 73 个；吸引北京大学、清华大学、哈尔滨工业大学等知名学府在深圳建立校区；通过高校或其他平台建立诺贝尔奖获得者领衔的实验室，如已建成的劳特伯生物医学成像研究中心、兰迪·谢克曼国际联合医学实验室等。

（二）北京 R&D 人员曾出现下滑

北京医药健康领域制造业的从业人员持续增长。截至 2020 年底，京沪粤三地在医药健康制造业领域的从业人员平均数分别为 13.3 万人、12.2 万人和 38.8 万人（见表 5-3）。其中，只有北京的从业人员在 2011 年后实现持续增长，而上海和广东都曾有过明显的下滑。

表 5-3　2011~2020 年医药健康从业人员与 R&D 人员情况

指标	地区	2011 年	2012 年	2013 年	2014 年	2015 年	2016 年	2017 年	2018 年	2019 年	2020 年
从业人员平均数（万人）	北京	10.0	10.9	12.1	12.0	12.1	12.2	12.3	12.5	13.1	13.3
	上海	11.2	11.7	12.2	11.4	11.3	10.9	10.9	11.0	11.4	12.2
	广东	24.4	26.1	30.7	27.5	28.1	29.9	31.6	32.7	35.7	38.8
R&D 人员数（万人）	北京	1.0	1.1	1.3	1.5	1.2	1.3	1.3	1.2	1.2	1.2
	上海	0.8	0.9	1.1	1.2	1.1	1.1	1.0	1.1	1.1	1.2
	广东	2.0	2.6	3.0	2.8	2.9	2.9	3.3	3.7	4.0	4.5

续表

指标	地区	2011年	2012年	2013年	2014年	2015年	2016年	2017年	2018年	2019年	2020年
R&D折合全时 当量（人年）	北京	0.7	0.8	1.0	1.0	0.9	1.0	1.0	0.9	0.9	0.9
	上海	0.6	0.7	0.8	0.9	0.8	0.9	0.8	0.8	0.8	0.8
	广东	1.7	2.0	2.3	2.2	2.2	2.0	2.4	2.8	3.0	3.4

资料来源：根据《中国高技术产业统计年鉴》及京沪粤三地区域统计年鉴整理。

北京的 R&D 人员总量在 2015 年和 2019 年都曾出现短暂下滑。整合的数据显示，只有广东的 R&D 人员总数在 2015 年以后实现持续增长，在 2020 年达到近 4.5 万人。若从 R&D 人员折合当量数据来看，京沪粤的 R&D 活动人员总量在 2015 年都曾出现明显下滑，但广东恢复较快。2020 年，北京和上海的 R&D 人员折合当量还未恢复到 2016 年的水平。

（三）上海人均产出反超北京

将京沪粤三地的医药健康总产值除以年度从业人员平均数可以发现，2011～2019 年，北京的人均产出效率一直最高，但在 2020 年被上海超过。北京的人均产出在 2020 年达到 138.1 万元，远高于广东的 100.9 万元。此外，从图 5-4 可见，北京与上海的人均产出的增长势头相似，都明显高于广州的表现，也意味着北京、上海的医药健康产业的发展质量更高。

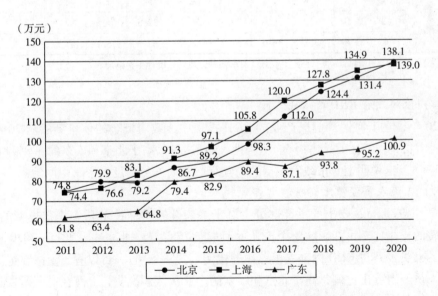

图 5-4 2011～2020 年医药健康产业人均产出情况

资料来源：根据《中国高技术产业统计年鉴》及京沪粤三地区域统计年鉴整理。

三、医药健康产业研发结构情况

研发投入和新产品开发可以体现一个地区的产业创新能力。京沪粤三地医药健康产业都十分重视研发，且 R&D 投入结构都是以企业投入为主。上海的政府投入比例明显高于北京和广东。

（一）超九成研发投入来自企业

京沪粤的医药健康产业都十分重视研发。2011～2020 年，三地的 R&D 经费投入都有明显的增长。在具体 R&D 投入结构上，三地都主要靠企业，2011～2020 年三地的企业投入都占 R&D 经费内部总支出的 90% 以上（见表 5-4）。

表 5-4　2011~2020 年医药健康产业 R&D 支出及构成情况　　　单位：亿元

指标	地区	2011 年	2012 年	2013 年	2014 年	2015 年	2016 年	2017 年	2018 年	2019 年	2020 年
R&D 经费内部支出	北京	15.9	21.3	30.3	31.6	35.8	38.5	43.1	49.0	51.6	62.4
	上海	21.0	23.4	28.7	31.3	36.8	35.2	36.7	42.5	54.9	68.8
	广东	36.9	47.1	58.4	55.8	72.6	67.3	81.4	95.5	106.3	141.8
政府 R&D 投入资金	北京	0.9	1.1	2.8	1.8	2.5	1.7	1.8	1.9	2.4	2.4
	上海	1.0	1.5	1.6	1.3	1.3	2.6	2.0	2.3	2.6	4.9
	广东	2.6	3.0	3.8	3.3	3.8	4.3	5.9	7.4	4.7	5.4
企业 R&D 投入资金	北京	14.8	19.8	27.1	29.0	32.5	35.8	41.0	46.3	49.3	57.9
	上海	19.3	21.2	26.0	29.5	35.1	32.5	34.5	39.7	52.3	62.2
	广东	33.8	43.5	54.0	51.8	68.2	62.5	75.1	87.8	101.7	136.2

资料来源：根据《中国高技术产业统计年鉴》及京沪粤三地区域统计年鉴整理。

（二）上海政府 R&D 投入比例大

2020 年，在上海医药健康产业的 R&D 投入中，政府资金的体量突然从 2019 年的 2.6 亿元增长到 4.9 亿元，占所有 R&D 投入的 7.1%，高于北京和广东的 3.9% 和 3.8%（见图 5-5）。这说明上海市政府扶持医药健康产业研发的力度大于其他两地。

（三）上海人员经费比例高于北京

人员经费是 R&D 支出的重要部分。对于医药健康这种技术和人才密集型的产业，人员经费的支出比例可能影响整个产业的研发创新实力。通过对比 2011～2020 年京沪粤三地的人员经费占 R&D 内部支出总额的比例（见图 5-6），可以看出上海在绝大多数时间的人员经费支出比例是高于北京和广东的。这从侧面说明，上海在医药研发过程中利用了更多的专家或专业人士。

四、医药健康产业新产品情况

由于医药健康领域实现突破的相关技术可以很快形成高价值专利，甚至一种新药就

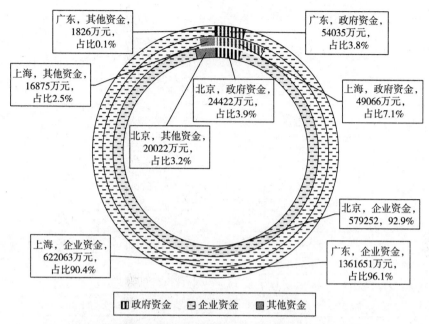

图 5-5　2020 年京沪粤医药健康产业 R&D 资金投入情况

资料来源：根据《中国高技术产业统计年鉴》及京沪粤三地区域统计年鉴整理。

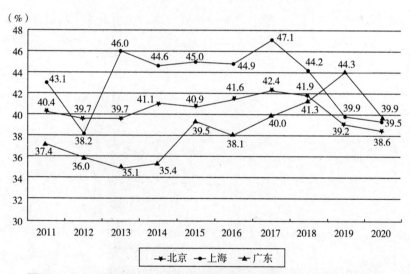

图 5-6　2011~2020 年京沪粤医药健康产业人员经费占 R&D 支出比例

资料来源：根据《中国高技术产业统计年鉴》及京沪粤三地区域统计年鉴整理。

可能带来超过百亿元的收入，并极大地带动关联产业的发展，各地政府和企业都非常重视医药健康领域新技术的研发和应用。从新产品及出口的三地对比可以看出，广东的医药健康产业拥有更广阔的国际市场。

（一）新产品的销售与研发成正比

三地在新产品研发上的研发投入都在持续增加。2020 年，京沪粤在新产品研发上的投入分别达到了 94.2 亿元、89.6 亿元和 197.4 亿元，三地医药健康产业新产品销售额在 2020 年也分别达到了 530.3 亿元、265.6 亿元和 1298.5 亿元（见表 5-5）。新产品研发投入与销售额之间有着显著的正向关系，持续的研发投入保证了三地的产业发展活力。

表 5-5 2011~2020 年医药健康新产品情况 单位：亿元

指标	地区	2011 年	2012 年	2013 年	2014 年	2015 年	2016 年	2017 年	2018 年	2019 年	2020 年
新产品研发投入	北京	26.7	34.8	41.8	45.9	47.7	50.1	58.5	66.8	82.1	94.2
	上海	25.1	30.3	33.9	38.8	43.0	43.8	50.5	57.1	71.4	89.6
	广东	40.2	53.8	61.8	69.5	78.8	93.0	113.6	134.2	168.8	197.4
新产品销售额	北京	212.2	252.4	299.2	293.4	324.8	356.5	368.0	401.0	464.2	530.3
	上海	211.7	207.9	203.7	221.7	255.9	309.0	364.8	387.6	375.8	265.6
	广东	237.6	407.6	427.8	479.6	597.6	684.7	887.1	1089.4	968.8	1298.5
新产品出口额	北京	9.5	10.5	6.9	9.4	27.7	26.9	20.7	14.5	18.0	62.5
	上海	21.2	16.0	17.4	13.9	18.5	22.4	30.6	36.8	40.0	60.0
	广东	33.5	84.8	83.1	70.6	68.5	86.1	95.7	105.3	152.6	321.4

资料来源：根据《中国高技术产业统计年鉴》及京沪粤三地区域统计年鉴整理。

（二）广东的新产品份额高

广东医药健康新产品销售占整个产业总销售的比例在最近 4 年超过北京与上海，体现了很强的产业创新能力。2020 年，广东的医药健康新产品销售额占广东整个产业销售额的 34.6%（见图 5-7），高于京沪新产品销售额的比例。

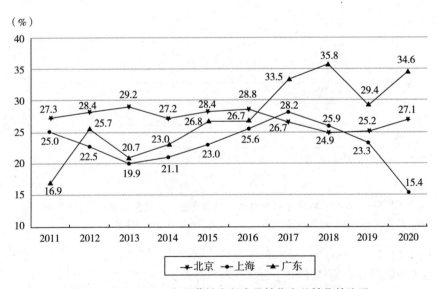

图 5-7 2011~2020 年医药健康新产品销售占总销售的比重

资料来源：根据《中国高技术产业统计年鉴》及京沪粤三地区域统计年鉴整理。

（三）广东新产品出口比例大

相比京沪，广东的医药健康产业是典型的外向型经济。广东的医药健康新产品出口销售在总新产品销售额中的比重一直明显高于京沪，在 2020 年这个比例高达 24.8%，明显高于北京 11.8%。上海自 2016 年以来，新产品销售的出口率也有明显增长，在 2020 年这个比例突增了 1 倍多，达到 22.6%（见图 5-8）。这说明广东和上海医药健康产业比北京更加重视出口，拥有更广阔的国际市场。

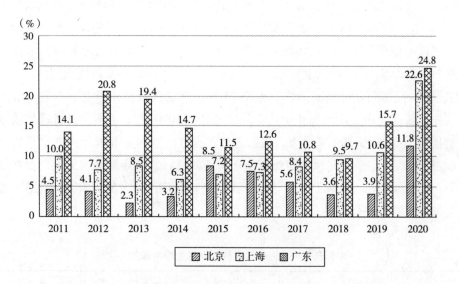

图 5-8　2011~2020 年医药健康新产品出口额占新产品总额的比重

资料来源：根据《中国高技术产业统计年鉴》及京沪粤三地区域统计年鉴整理。

第二节　京沪粤三地医药健康产业政策及布局特点

为更好地促进医药健康产业发展，京沪粤分别制定了一系列有针对性的政策措施，通过对医药健康产业发展的顶层设计、区域重点领域布局和服务平台建设等来助推产业快速发展。

一、医药健康产业顶层政策设计

在医药健康产业发展的顶层政策设计方面，京沪粤三地有着不同的战略目标。北京主要聚焦创新药、新器械、新健康服务三大方向，上海着力打造世界级医药健康产业集群，广东则积极打造国际医药健康产业高地。

（一）北京市制订明确的行动计划

为更好地促进北京医药健康产业发展，"十三五"时期以来，北京市及各区分别制定了一系列政策措施（见表5-6），通过对医药健康产业发展的顶层设计来助推产业快速发展。"十三五"时期，北京市制定了多个医药健康产业发展的指导性文件，如《北京市加快科技创新发展医药健康产业的指导意见》《北京市加快医药健康协同创新行动计划（2018—2020年）》（以下简称《行动计划》）。这两个政策文件的目的是加快促进北京市医药健康产业创新发展，以及推动构建高精尖降级结构和产学研医协同创新体系。"十四五"时期伊始，为抓住医药健康产业爆发式发展的战略机遇期，推动产业高质量发展迈上更高台阶，北京市级层面制定了《北京市加快医药健康协同创新行动计划（2021—2023年）》和《北京市"十四五"时期高精尖产业发展规划》（以下简称《发展规划》）。《行动计划》指出，至2023年，北京医药健康产业创新发展继续保持国内领先，医药健康工业和服务业总营业收入突破3000亿元（不包括新冠疫苗特定条件下增量），产业创新力、竞争力、辐射力全面提升，基本实现国际化高水平集群式发展。《发展规划》指出，北京市聚焦创新药、新器械、新健康服务三大方向，在新型疫苗、下一代抗体药物、细胞和基因治疗、国产高端医疗设备方面构筑领先优势，推动医药制造与健康服务并行发展。

表5-6　北京市医药健康产业相关政策

序号	政策名称	发布机构	时间	文号
1	北京市加快科技创新发展医药健康产业的指导意见	市人民政府	2017年12月	京发〔2017〕27号
2	北京市中药产业智能绿色发展示范工程实施方案	北京市经济和信息化委员会等3部门	2018年9月	京经信委发〔2018〕73号
3	北京市加快医药健康协同创新行动计划（2018—2020年）	北京市人民政府办公厅	2018年10月	京发〔2018〕37号
4	北京市建立现代医院管理制度实施方案	北京市人民政府办公厅	2018年10月	京政办发〔2018〕40号
5	关于加强新型冠状病毒肺炎科技攻关促进医药健康创新发展的若干措施	北京市科学技术委员会等8部门	2020年2月	京科发〔2020〕2号
6	健康北京行动（2020—2030年）	健康北京行动推进委员会	2020年3月	—
7	北京市加快医药健康协同创新行动计划（2021—2023年）	北京市人民政府办公厅	2021年7月	京政办发〔2021〕12号
8	北京市"十四五"时期高精尖产业发展规划	北京市人民政府	2021年8月	京政发〔2021〕21号

资料来源：根据北京市"十三五"及"十四五"时期发布的相关政策整理。

（二）上海市着力打造产业集群

上海深化发展医药健康产业，着力打造医药健康产业集群和创新发展高地。医药健康产业不仅是上海重点发展的战略性新兴产业之一，也是"十四五"时期上海着力发展的"3+6"重点产业体系的先导产业之一。2021年5月，上海发布《关于促进本市生物医药产业高质量发展的若干意见》，进一步细化上海医药健康产业发展战略。该意见强调要发挥上海医药健康产业的强项、补齐弱项，构建覆盖"研发+临床+制造+应用"全产业链的政策体系；要求力争通过3年的努力，使上海医药健康制造业年度工业总产值达到1800亿元；重点支持创新药品、高端医疗器械、先进生物医药装备和材料、新型服务外包四大产业发展。根据近5年上海医药健康技术的相关政策（见表5-7），发现上海进一步明确医药健康产业发展路径，即上海主要支持抗体药物、新型疫苗等药品产业发展；主要支持高端影像笔、高端康复辅具、体外诊断仪器和试剂等高端医疗器械产业发展；主要支持生命科学领域精密科研仪器等先进装备及材料等领域。此外，上海更加注重移动医疗、远程医疗与人工智能医疗等新兴信息技术与医药健康产业相结合。

表5-7　2017~2021年上海医药健康产业政策核心图谱

序号	时间	政策名称或事件	发布机构	发展目标	主要任务或具体内容
1	2017年4月10日	上海市医学科技创新发展"十三五"规划	上海市卫生和计划生育委员会	到2020年，基本形成与上海科技创新中心建设目标相匹配的医学研究与创新体系，巩固上海医学科技发展领先地位，医学科技影响力、辐射力显著增强，中医药国际化和标准化建设位居国内前列，为建设亚洲医学中心城市提供支撑	发展精准医学；发展转化医学；发展智慧医疗；国家临床医学研究中心建设；国家转化医学科技基础设施建设；国家肝癌科学中心建设；国际热带病联合研究中心建设；国家医学中心和国家区域医疗中心建设；国家重大新药创制专项；全民健康保障工程中医药传承创新工程；发展高新技术和高端医疗装备；开展中医药国际标准体系研究
2	2017年9月21日	关于促进本市健康产业健康发展的实施意见	上海市人民政府	到2020年，本市健康产业创新能力保持全国领先地位，主营业务收入达到3800亿元以上。基本建成亚太地区健康产业高端产品研发中心、制造中心、外包与服务中心和具有配置全球资源能力的现代药品流通体系	提升自主创新能力，建设全球领先的生物医药创新研发中心；聚焦优势重点领域，建设国际知名的高端生物医药产品制造中心；培育新兴产业业态，建设生物医药研发外包和健康服务示范中心；打造医药链供应高地，建立具有配置全球资源能力的现代药品流通体系；加强配套和质量体系，促进健康产业集聚发展、转型发展和健康发展

序号	时间	政策名称或事件	发布机构	发展目标	主要任务或具体内容
3	2018年1月4日	上海市2018年度"科技创新行动计划"生物医药领域科技支撑项目指南	上海市科学技术委员会	—	新药候选物临床前研究；创新药物临床研究；中药新药临床前研究；中药新药临床研究；医疗器械实验室样品/样机的开发；医疗器械工程化样品/样机研制；医疗器械的注册临床验证研究
4	2018年5月8日	关于同意设立上海健康产业股权投资基金的批复	上海市人民政府	—	设立上海健康产业股权投资基金及其制订的基金方案。该基金通过立足沪港、面向全球，重点投向符合上海健康产业发展战略方向的关键领域
5	2018年7月9日	关于推进生物医药人体临床试验责任保险和生物医药产品责任保险试点工作的通知	上海市科学技术委员会、上海保监局	—	建立本市生物医药人体临床试验责任保险和生物医药产品责任保险补偿机制
6	2018年10月11日	上海市2019年度"科技创新行动计划"生物医药领域科技支撑项目指南	上海市科学技术委员会	—	新药候选物临床前研究、药物临床研究、现代中药新药研究、古代经方中药复方制剂研究、II类及以上医疗器械实验室样品/样机的开发、II类及以上医疗器械工程化样品/样机研制、II类及以上医疗器械的注册临床试验研究
7	2018年10月15日	上海市中医药发展战略规划纲要（2018—2035年）	上海市人民政府	到2020年，建立与本市经济社会发展水平相适应的中医药服务体系，人人享有优质的中医药服务	聚焦若干个重大疑难疾病、慢性病，融合现代科技成果，加强中医药防治技术和新药研发，不断推动中医药理论与实践发展，推动形成中医药科技的重大突破。实施中医药科技创新专项，充分利用现代科技和互联网技术，鼓励多学科团队参与，深入研究开发健康服务相关产品，为打造智慧中医，促进中医药现代化发展奠定基础
8	2018年12月5日	促进上海市健康产业高质量发展行动方案（2018—2020年）	上海市人民政府	到2020年，上海医药产业规模达到4000亿元。创新能力保持全国领先地位	提升自主创新和成果转化能力，重点规划建设一批定位清晰、配套完备、特色鲜明、绿色生态的高端制造园区，以及坚持质量和效益优先，重点扶持一批龙头企业和创新型企业发展壮大

续表

序号	时间	政策名称或事件	发布机构	发展目标	主要任务或具体内容
9	2019 年 5 月 19 日	市科协成立集成电路、生物医药、人工智能专委会	上海市科协	—	推动集成电路、人工智能、生物医药三大产业发展的创新之举，旨在发挥科协组织和人才优势，探索更好发挥战略科学家和高层次专家的资源优势
10	2019 年 6 月 6 日	2019 年上海市中医药工作要点	上海市卫生健康委员会、上海市中医药管理局	—	做好上海市中医循证医学中心、重点实验室、重点研究室等科技创新平台建设；支持中医药与其他学科交叉；落实《关于加强中医医疗器械科技创新的指导意见》，推进以中医理论为基础的医疗器械、技术产品研发，服务健康产业发展。结合中医康复、老年养护等需要，研发中医康复器具、中医医疗服务机器人及相关辅助器械
11	2019 年 7 月 9 日	上海市《医疗技术临床应用管理办法》实施细则	上海市卫生健康委员会、上海市中医药管理局	—	医疗技术负面清单管理、限制类医疗技术备案管理、医疗技术临床应用信息报送管理、医疗机构医疗技术临床应用管理等
12	2019 年 12 月	关于加强本市医疗卫生机构临床研究支持生物医药产业发展的实施方案	上海市卫生健康委	到 2020 年底，上海将重点建设 5 家研究型医院，使其成为重大疑难疾病的诊疗平台、临床研究和技术创新的主体；到 2030 年，涌现一批世界级的研究型医院，产出一批具有全球影响力的原创成果，成为全球医学创新网络的重要枢纽	推进研究型医院建设；促进临床研究资源共享与合作；鼓励医疗卫生机构和医务人员参与临床研究；加快临床研究重点领域突破；推进生物治疗技术和重大创新产品临床应用
13	2020 年 5 月 8 日	上海市推进新型基础设施建设行动方案（2020—2022 年）	上海市人民政府	到 2022 年，构建全球一流的城市智能化终端设施网络，新增 20 家以上互联网医院	建设若干先进产业创新基础设施，提升对生物医药、新材料等产业的支撑能级。支持联影医疗联合研究型医疗机构，建设先进医学影像集成创新中心，搭建包括 2 米 PET-CT 系统、时空一体化 PET/MR 系统、高端科研型 7T 磁共振系统等全系列高端医疗装备于一体的科学设施平台，服务原研药物和高端医疗器械开发

续表

序号	时间	政策名称或事件	发布机构	发展目标	主要任务或具体内容
14	2020 年 10 月	关于推动生物医药产业园区特色化发展的实施方案	上海经信委等 4 部门	到 2022 年，上海市生物医药产业园区共推出可用空间近 12500 亩，物业 630 万平方米，实现制造业总产值超过 1700 亿元；到 2025 年，共计推出可用空间近 26000 亩，建成 1 个千亿级园区	重点建设定位清晰、特色鲜明、配套完善、绿色生态的"1+5+X"生物医药产业园区
15	2021 年 5 月	关于促进本市生物医药产业高质量发展的若干意见	上海市人民政府	立足上海生物医药产业发展基础，抓好优势领域突破、创新策源引领、重点区域发展、生态环境建设和龙头企业打造，建立"研发+临床+制造+应用"全产业链政策支持体系，完善"1+5+X"生物医药产业基地新布局，实施产业高质量发展重大工程	提升创新策源能力；加强创新产品研发支持；强化临床研究转化与医企协同；打响"张江研发+上海制造"品牌；加快创新产品应用推广；实施打造世界级生物医药产业集群三年行动

资料来源：根据上海市"十三五"及"十四五"时期发布的相关政策整理。

在具体内容方面，主要以《关于促进本市生物医药产业高质量发展的若干意见》等政策文件为代表，聚焦提升创新策源能力，在市级层面加大产业政策扶持力度，培育龙头企业和特色产业园区，积极引进人才，加强完善技术创新环境，健全产业链谱系，搭建专业平台，打造世界级医药健康产业集群（见表5-8）。

表5-8 上海医药健康产业政策核心内容

具体维度	政策内容
龙头企业培育	支持重点外资企业引入创新药品和器械等，鼓励大型外资企业及其上下游企业来沪发展；吸引各类企业总部来沪，鼓励国内外企业和国际组织（机构）在上海设立总部或研发中心，提升研发、营销结算、国际贸易等总部的核心功能。同时，上海自贸区临港新片区对单品种年度销售收入首次突破 1 亿元、3 亿元、5 亿元、10 亿元的药品和医疗器械分别给予 10 万元、20 万元、30 万元、50 万元的奖励
重大产业化项目扶持	上海自贸区临港新片区按照项目总投资的 10%～30% 比例给予支持，支持金额原则上不超过 1 亿元
营商环境建设	针对落户在本市投资总额 5000 万元及以上且对产业发展具有重要带动效应的医药健康产业化项目，给予不超过项目实际投资 10% 的资金支持；对于重大科技攻关项目、示范应用项目、公共技术创新服务平台，给予不超过新增投资的 30% 资金支持。此外，浦东对于重大项目建设、租赁、研发，给予 2000 万～5000 万元补贴
专业平台建设扶持	对公共技术创新服务平台，给予不超过新增投资 30% 的资金支持
人才引进	将生命科学与生物医药健康纳入集聚造就高峰人才的重点领域，围绕事业发展、社会保障、生活便捷、服务措施等方面，系统化解决高峰人才的各项需求

资料来源：根据表5-7中近5年来上海市相关政策整理。

（三）广东积极打造国际产业高地

为更好地促进广东省生物医药与健康产业发展，解决生物医药与健康产业规模有待提升、集聚度不高、核心关键技术供给不足、体制机制有待优化等问题，2019 年以来，广东省制定了一系列政策措施，加快进位赶超，建成具有国际影响力的生物医药与健康产业高地（见表 5-9）。2019 年，出台了《关于加快推进生物医药产业发展的实施意见》，提出到 2022 年，广东省生物医药产业创新能力和核心竞争力大幅提升，绿色发展、质量水平明显提高，供应保障体系更加完善。2020 年，广东省制定了多个促进生物医药与健康产业发展的措施文件，包括《关于促进中医药传承创新发展的若干措施》《关于培育发展战略性支柱产业集群和战略性新兴产业集群的意见》和《关于促进生物医药创新发展的若干政策措施》。其中，若干措施明确全省各地区各部门以推进中医药综合改革为契机，在服务模式、产业发展、质量监管方面先行先试、探索创新，共同推动中医药事业和产业高质量发展。意见将生物医药与健康作为十大战略性支柱产业，要推动新业态发展，并形成若干个优势产业，突破一批关键核心技术，打造一批创新集聚区，布局建设一批原料产业基地，加快进位赶超，建成具有国际影响力的产业高地。政策措施提出要统筹生物医药创新发展布局、加快生物医药重大科研实验平台建设、培育发展特色园区和骨干企业、积极对接国内外创新资源、完善研发和临床试验激励机制、强化科技伦理和生物安全管理等。2021 年，广东省又出台了《广东省发展生物医药与健康战略性支柱产业集群行动计划（2021—2025）》，该计划注重保障人民生命健康，重视带动产业规模提升和集聚发展，强调科技创新和体制机制创新，并积极发挥政府作用统筹协调生物医药产业发展。

表 5-9 广东发展生物医药与健康产业的主要政策

序号	发布机构	文件名称	主要内容
1	中共中央、国务院	粤港澳大湾区发展规划纲要	支持港深创新及科技园、中新广州知识城、南沙庆盛科技创新产业基地、横琴粤澳合作中医药科技产业园等重大创新载体建设。推动优质医疗卫生资源紧密合作，支持港澳医疗卫生服务提供主体在珠三角 9 市按规定以独资、合资或合作等方式设置医疗机构，发展区域医疗联合体和区域性医疗中心
2	国家市场监管总局、国家药监局等 8 部门	粤港澳大湾区药品医疗器械监管创新发展工作方案	在粤港澳大湾区内地 9 市开业的指定医疗机构使用临床急需、已在港澳上市的药品，由国家药监局批准改为由国务院授权广东省人民政府批准 在粤港澳大湾区内地 9 市暂停实施《医疗器械监督管理条例》第十一条第二款，区域内开业的指定医疗机构使用临床急需、港澳公立医院已采购使用、具有临床应用先进性的医疗器械，由广东省政府批准。加快国家药监局药品和医疗器械审评检查粤港澳大湾区分中心建设

序号	发布机构	文件名称	主要内容
3	广东省科学技术厅、广东省发展和改革委员会、广东省工业和信息化厅、广东省卫生健康委员会、广东省市场监督管理局	广东省发展生物医药与健康战略性支柱产业集群行动计划（2021—2025）	生物医药与健康产业集聚区：支持广州市打造粤港澳大湾区生命科学合作区和研发中心，布局生命科学、生物安全、研发外包、高端医疗、健康养老等领域。支持深圳市建设全球生物医药创新发展策源地，做精做深高性能医疗器械、生物信息、细胞与基因治疗等领域。支持珠海打造生物医药资源新型配置中心，重点发展现代中药标准化、高端制剂、医养结合等领域。支持佛山、中山市打造生物医药科技成果转化基地、生物医药科技国际合作创新区。支持惠州、东莞市打造国内重要的核医学研发中心、生物医药研发制造基地。支持江门、肇庆市建设再生医学大动物实验基地、南药健康产业基地。在粤东、粤西、粤北地区布局建设化学原料药生产基地、道地药材和岭南特色中药材原料产业基地，发展康复保健、养生养老等产业 十大产业特色园区建设工程：发挥广州国际生物岛、广州科学城生物产业基地、中新（广州）知识城生命健康产业基地、深圳坪山国家生物产业基地、深圳坝光国际生物谷、珠海金湾生物医药产业园、横琴粤澳合作中医药科技产业园、中山国家健康科技产业基地、佛山高新区医药健康产业园、东莞松山湖生物基地等产业集聚带动作用，建设十大综合性产业园区
4	广东省科学技术厅、广东省发展和改革委员会等9部门	关于促进生物医药创新发展的若干政策措施的通知	支持广州市加快布局建设生命科学、高端医疗、健康安全、海洋药物等产业；支持深圳市做精做深高性能医疗器械、基因测序和生物信息分析、细胞治疗等产业；支持珠海、佛山、中山市打造生物医药资源新型配置中心、生物医药科技成果转化基地、生物医药科技国际合作创新区；支持惠州、东莞市打造国内重要的核医学研发中心、生物医药研发制造基地；支持江门、肇庆市建设再生医学大动物实验基地、南药健康产业基地
5	广州市人民政府	广州市人民政府关于印发《广州市加快生物医药产业发展若干规定（修订）》的通知	鼓励支持龙头企业组建设立生物医药产业投资基金，引导其他社会资本扶持新药、创新医疗器械项目及生物医药产业园区建设，被投项目在审评审批、药品监督管理等方面纳入广州市、区有关部门绿色通道、优先办理
6	深圳市人民政府办公厅	深圳市生物医药产业集聚发展实施方案（2020—2025年）	突破4个重点领域共性关键技术：构建生物医药原始创新体系、提升高端医疗器械研发水平、促进BY+IT技术深度融合、加速突破生物工程前沿关键技术 建设10个重大产业支撑平台：深港生物医药创新研究平台、制剂研发和药学分析平台、药物临床前研究公共服务平台、高端医学影像创新平台、生物医药科技成果转化平台、专业药物临床医院、临床医学研究中心、合同研发与生产平台、辅料质量标准研究平台、知识产权保护平台 一核多中心特色发展格局：坪山国家生物产业基地、深港生物医药创新政策探索区、光明生物医学工程创新示范区、宝龙生物药创新发展先导区、坝光国际生物谷精准医药先锋区

续表

序号	发布机构	文件名称	主要内容
7	深圳市人民政府办公厅	深圳市促进生物医药产业集聚发展的若干措施	药品领域重点支持化学药、生物制品、中药及天然药物等。医疗器械领域重点支持医用成像器械、放射治疗器械、医用诊察和监护器械、临床检验器械、植介入器械、医用康复器械、体外诊断试剂等。细胞领域重点支持干细胞治疗、细胞免疫治疗等。基因领域重点支持基因检测、基因治疗等。 对在国内开展临床试验并在深圳市进行转化的新药，根据其研发进度分阶段予以资助。对深圳市生物医药企业按照药品上市许可持有人制度、医疗器械注册人制度承担生产的，按实际投入费用予以资助。针对基础研究环节薄弱等痛点问题，依托深圳市高校、科研机构集聚全球顶尖科学团队在合成生物学、脑科学、生物医学大数据等领域加快建设重大科技基础设施，引领原始技术创新突破，予以资助
8	珠海市人民政府办公室	珠海市人民政府关于印发《珠海市促进生物医药产业发展若干措施》的通知	支持研发创新，对自主研发并承诺在珠海市（药品上市许可持有人、销售注册地、生产地及全口径统计结算均在珠海市）产业化的化学药品1类和2类、生物制品（按药品管理的诊断试剂除外）、中药（含中药创新药、中药改良型新药），根据研发各阶段成果给予奖励。支持公共服务平台建设，对在珠海市内新建的生物医药领域的国家级和省级重点实验室、国家级企业技术中心、国家和省级制造业创新中心、省级和市级新型研发机构予以一次性奖补。强化企业的引进和培育，重点引进相关生物医药产业项目
9	佛山市南海区人民政府	佛山市南海区人民政府关于印发《佛山市南海区促进生物医药产业发展扶持办法》的通知	覆盖生物医药产业的三大领域（医药技术应用领域、医药产业服务领域和特色产业及机构领域）。支持产业落户，从投资、租金等多方面扶持。支持研发创新，符合7类条件者均可获得相应奖励。奖励符合条件的高管、技术人才
10	东莞市人民政府	东莞市重点新兴产业发展规划（2018—2025年）	以生物医药、高端医疗器械为重点突破方向，积极布局生物保健，发展大健康产业，推动布局生物技术服务产业，抢抓全球生命科学和生物科技发展浪潮，推动国内外大型生物研究机构和企业在东莞发展
11	中山市人民政府	中山市人民政府关于实施健康中山行动的意见	积极参与粤港澳大湾区医疗卫生资源合作。以建设粤港澳大湾区西翼国际医疗中心为目标定位，以高标准谋划建设广东中山湾区国际医疗城 支持港澳服务提供者在中山投资办医。推进生物医疗科技创新合作，创建生物医药科技国际合作创新区，推动医疗卫生人才联合培养和交流，推进中医药领域深度合作

资料来源：根据各级政府发布的有关广东省医药健康产业的相关政策整理。

二、区域政策及重点产业布局情况

在京沪粤具体区域产业布局上，三地政府都制订了更细致的区（市）层级的医药健康规划或行动计划。北京医药健康产业重点打造生物制药产业、中医药现代化产业、高端医疗器械研发创制产业和智慧健康产业等领域；上海努力打造"1+5+X"产业格局；而广州则着力打造完整的医药健康产业链条。

（一）北京市形成特色园区

北京市医药健康产业在北京市经济开发区、大兴区、昌平区和海淀区形成集聚，形成了各具特色的园区（见表5-10）。北京经济技术开发区重点发展生物制药、高端医疗器械；大兴区主要依托大兴生物医药基地，重点布局生物医药、高端医疗器械、生物医学工程、新一代健康诊疗及精准医疗；昌平区依托中关村生命科学园，重点突出创新，聚焦发展基因和细胞治疗以及精准医学，发展高端医疗器械和智慧健康服务；海淀区聚焦基因和细胞治疗以及精准医学，大力发展医药研发服务业和医药健康服务业；房山区发展移动健康产品、再生医学、健康诊疗和周边服务，积极培育以医工交叉为特色的生物医药产业。

表5-10 北京市生物医药特色园区

园区名称	区域	功能定位与特色	面积（万平方米）
中关村生命科学园	昌平区	前沿创新	54.0
亦庄生物医药园	北京经济技术开发区	早期孵化	17.8
中关村高端医疗器械产业园	大兴区	医疗器械	28.8
汇龙森生物医药科技园	北京经济技术开发区	早期孵化、中药、智能硬件	30.0
华润医药产业园	大兴区	高端制造	74.6
中关村生物医药园	海淀区	早期孵化	3.0
中关村东升科技园	海淀区	高端研发	16.0
北大医疗产业园	昌平区	中试	22.0

资料来源：根据北京市科委公开的有关医药健康产业布局信息整理。

北京的生物制药产业集群重点布局在北京经济技术开发区（经开区）、昌平区，拓展布局在大兴区，并各自发布了相关政策。经开区重点突出转化落地，瞄准基因工程疫苗和蛋白质类生物药物的创新和产业化，加快发展基因测序、疾病精准检测与个性化治疗技术剂产品，保持高端化学制剂领域的领先地位。昌平区以中关村生命科学园为依托，重点突出创新，聚焦基因和细胞治疗以及精准医学。大兴区依托生物医药基地，延展产业链，发展精准诊疗等产业。

中医药现代化产业集群重点布局在大兴区，拓展布局在经开区。大兴区依托大兴生物医药基地，重点实施中医药智能化专项工程加快发展和提升现有重要产业水平，完善全市医药健康产业链，辐射带动经开区中医药现代化发展。

高端医疗器械研发创制产业集群重点布局在大兴区，拓展布局在昌平区、海淀区、经开区。大兴区依托生物医药基地，开展可穿戴设备、智能医药器械等新型医药器械研发与产业化，促进高质量发展。昌平区依托中关村生命科学园，大力研发具有自主知识产权的高端医疗器械，推动创新品种在京转化落地，发挥生物医药产业对北京建设全国科技创新中心的支撑作用。海淀区依托高校、重点实验室、生物医药领域人才等高端资源开展高端医疗器械发创新。经开区重点布局移动健康产品、再生医学，积极培育以医工交叉为特色的生物医药产业。

智慧健康产业集群重点布局在海淀区、昌平区，拓展布局在房山区、大兴区。海淀区依托既有的科研技术优势、医疗资源优势、科技金融优势，加快资源对接与资本应用，通过承接、聚集一批智慧健康优势企业，实现集群发展。昌平区依托生命科学园，重点突出创新，聚焦基因和细胞点疗以及精准医学，大力发展医药研发服务业和医药健康服务业。房山区重点发展健康诊疗和周边服务。大兴区重点围绕中医药现代化发展，延伸拓展医药健康产业链①。

（二）上海市"1+5+X"产业布局

上海市形成了以张江生物医药创新引领核心区为轴心，以临港新片区精准医疗先行示范区、东方美谷生命健康融合发展区、金海岸现代制药绿色承载区、北上海生物医药高端制造集聚区和南虹桥智慧医疗创新试验区为依托的"1+5+X"医药健康产业发展布局，"张江研发+上海制造"联动发展格局不断优化，越来越呈现产业基地集群化趋势。其中，浦东新区、闵行区、奉贤区、嘉定区4个产业基地2020年总产值1153.18亿元，占全市医药健康制造业工业总产值的81.4%。

从上海重点子行业来看，上海医药健康产业聚焦关键优势领域，以重点行业带动产业整体发展。生物、生化制品制造业比2019年增长3.9%；化学药品制剂制造业增长11.6%，居第一位。这两个细分领域增速分别高于医药健康产业整体增速平均水平1个和3.3个百分点。

从上海产业结构来看，化学药品原药制造业和化学药品制剂制造业占比46.6%，是推动其医药健康产业发展的最大动力。生物及生化制品制造业、医疗仪器设备及器械制造业增速较快，两者比重从2019年的34%提升至2020年的35.5%。预计到"十四五"时期末，两者比重有望超过50%，这标志着医药健康产业将发生结构性重组，新的高质量增长点诞生（见表5-11）。

表5-11 2020年上海医药健康产业重点行业工业总产值增长情况

序号	产业类型	工业总产值累计（亿元）	可比增长（%）
1	医药健康产业合计	1416.61	2.9
2	农药	44.20	0.0
3	化学药品原药	122.07	11.6
4	化学药品制剂	538.60	-0.2

① 北京市产业经济研究中心. 北京市产业经济发展蓝皮书（2018—2019）——聚焦高精尖［M］. 北京：北京工艺美术出版社，2019.

序号	产业类型	工业总产值累计（亿元）	可比增长（%）
5	中药饮片及中成药	118.52	5.8
6	生物、生化制品	164.04	3.9
7	医疗仪器设备及器械	338.38	5.0
8	其他	90.81	-0.3

资料来源：上海市统计局。

2020年6月，赛迪研究院发布《2020生物医药产业园区百强榜》，上海产业园区共上榜4席，上海张江高新技术产业开发区居百强榜首位，上海紫竹高新技术开发区、闵行经济开发区、漕河泾新兴技术开发区分别位列第34位、第57位和第71位。从整体上来看，上海医药健康产业园区可分为传统园区和新生代园区两类，传统园区在增速迅猛发展后进入注重服务高质量、产品高质量的转型阶段；新生代园区从规划开始就注重整体性高质量谋划布局。从产值贡献来看，自2018年起，张江高新技术产业开发区持续占据上海医药健康产业规模的1/3以上，2020年其医药健康产业经营总收入849.05亿元，增长0.4%；从研发创新来看，张江医药园诞生了全国15%的原创新药，成为名副其实的"中国药谷"。

（三）广东省形成较完整产业链条

广东省医药健康产业起步很早，产业发展初具规模，产业发展集聚效应凸显，已形成广州科学城、广州国家生物岛、深圳坪山国家生物产业基地、珠海国际健康港、珠海金湾生物医药产业园、中山国家健康科技产业基地等产业集聚群。其中，深圳、广州分别是第一批、第二批国家生物产业基地[①]，广州和珠海成功入选全国首批国家战略性新兴产业集群之生物医药产业集群[②]。此外，广东省医药健康产业涵盖研发、生产与销售等多个环节，已形成包含试剂、药品、医疗器械、健康服务等全链条的现代化产业体系，在中医药、化学合成药物、生物制药、基因检测等领域具有比较优势，形成了较为完整的医药健康链条。深圳拥有国内唯一的国家基因库，基因检测能力居全国首位；广州、惠州、佛山在中医药领域基础深厚；广州、佛山、东莞、珠海、中山等在医疗器械方面具有一定实力（见表5-12）。

表5-12 广东省各城市生物医药产业优势

城市	优势产业	重点企业（简称）
广州	中医药、化学药、生物药、医疗器械	白云山、百济神州、香雪制药、金域医学、达安基因等

① 中央政府.发展改革委向新设的9个国家生物产业基地颁牌圕［EB/OL］.（2007-06-16）［2021-04-14］.http://www.gov.cn/jrzg/2007-06/16/content_651065.htm.

② 康绍博.发改委发布加快推进战略性新兴产业产业集群建设有关工作通知［EB/OL］.（2019-12-21）［2021-04-14］.http://www.cnpharm.com/c/2019-12-21/697227.shtml.

续表

城市	优势产业	重点企业（简称）
深圳	基因检测、生物信息、医学影像	大基因、赛百诺、迈瑞、康泰生物、海王生物等
东莞	生物药、医疗器械、基因产业	东阳光药业、众生药业、三生制药、瀚森药业等
佛山	中医药、生物药、医疗器械	顺峰药业、德众药业、安普泽、体必康、一方制药等
珠海	化学药、医疗器械、保健品	丽珠、联邦、和佳、宝莱特、汤臣倍健等
中山	生物药、化学药、医疗机械	诺华山德士、康方生物、明峰医疗、中昊药业等
惠州	中医药、化学药、生物药	罗浮山国药、新峰药业、大亚制药等
肇庆	生物药、医疗机械	大华农、海王生物等
江门	生物药、保健品	无限极、恒健制药、邦民制药、龙心医疗器械等

资料来源：根据梁云，岳霄霄，邵蓉．粤港澳大湾区生物医药产业发展分析及建议［J］．中国药房，2021（21）：2569 整理。

虽然广东省医药健康产业初步形成了医药健康链条，但其竞争力还不足，链条覆盖也有待完善，主要体现在以下三个方面：一是广东医药制造能力较强，但缺乏生物医药的研发机构，如跨国公司在国内的研发中心、临床试验公司和临床前外包服务公司，从产业链条来看缺乏 CRO 和 CMO 组织；二是广东不同区域的医药健康产业发展存在差异化特征，但仍以各类药品、医疗器械为主，疫苗、血液制品等领域发展相对缓慢，尤其是血液制品公司非常缺乏，医药健康产业结构有待优化；三是创新药研发能力不足。数据显示，2019 年国内审批上市的 10 个一类创新药中，只有中昊药业研发的本维莫德乳膏是来自广东，但该公司只在广州设立了营销中心，其研发中心设在北京①。

三、医药健康领域平台建设

京沪粤三地非常重视医药健康产业的平台建设。北京和上海拥有更多的国家级基础研究资源，而广东则依托粤港澳大湾区，积极搭建与国际接轨的生物医药产业发展平台。

（一）北京整体平台建设情况较好

截至 2019 年 5 月，全国共有 253 个国家重点实验室，北京有 79 个，其中生物医药领域相关的 23 个，占比 29.1%。生物医药领域北京市重点实验室共计 163 个，逐步形成了创新药物研发大数据综合信息技术、医疗器械临床前创新与验证技术、肿瘤免疫检查点基因模式动物等系列关键技术平台。此外，还拥有国家级企业技术中心 2 个、国家工程实验室 2 个、国家工程研究中心 4 个、北京产业创新中心 1 个、北京市国家技术创新示范企业 3 个，为北京医药健康产业发展提供了有力保障（见表 5-13）。

---

① 陆悦．为国家药监局点赞！盘点 2019 年我国上市的新药好药之 1 类新药［EB/OL］．（2020-01-07）［2021-04-14］．http：//www.cnpharm.com/c/2020-01-07/701282.shtml.

表5-13 北京市医药健康产业细分领域重点机构与企业

平台级别	平台类别	平台名称
国家级平台	国家级企业技术中心	北京双鹭药业股份有限公司、北京伟嘉人生物技术有限公司
	国家工程实验室	口腔数字化医疗技术和材料国家工程实验室、神经调控技术国家工程实验室
	国家工程研究中心	生物芯片北京国家工程研究中心、蛋白质药物国家工程研究中心、新兴疫苗国家工程研究中心、中药复方新药开发国家工程研究中心
北京市级平台	北京产业创新中心	北京医用机器人产业创新中心
	北京市国家技术创新示范企业	北京双鹭药业股份有限公司、悦康药业集团有限公司、北京北生研生物制品有限公司

资料来源：根据北京生物医药产业发展报告编辑委员会.启航2019北京生物医药产业发展报告［M］.北京：科学出版社，2019相关报告整理。

北京汇聚了以 CRO 服务为特色的支撑医药创新的众多服务平台。中国生物技术创新服务联盟（ABO）在"集成关键技术、服务全球创新"的指导理念下，依托市场优势，通过整合中国疾控中心、军事医学科学院等国家创新资源，优势互补、协同创新，打造从需求出发、资源整合、联合攻关、利益共享、效率优先的"产学研用"一体的"首都新发传染病应急反应体系"。10年来，ABO 联盟成员已达38家，汇聚了5家国家工程中心和国家工程技术研究中心、1家国家重点实验室、8家北京市重点实验室、3家北京市工程技术中心，构建了包括高通量生物信息学、模式动物、药物临床前评价在内的一批关键技术平台。ABO 联盟已具有诊断疫苗平台、模式动物平台、蛋白抗体平台、生物信息测序平台、化学合成与制剂平台、临床前及临床药物评价平台六大关键技术平台，其中实验动物、模式动物等高端特色平台。2017年，联盟合同服务金额收入36.4亿元，其中国际订单超过50%，同比增长17.8%，利润2.3亿元，高于"研发与试验发展"整个子领域6.2个百分点。在"集成关键技术、服务全球创新"的指导理念下，服务首都社会发展取得了不俗战绩。例如，京天成生物技术（北京）有限公司开发出快速、简便的狂犬病毒金标检测试纸条；研制出甲型 H1N1 流感病毒核酸检测试剂盒，有效支撑了国家对甲型 H1N1 流感疫情的防控；研发成功 EV71 抗体（IgM）诊断试剂盒和 EV71 抗体（IgG）诊断试剂盒，再次获得全国首个生产文号；完成抗埃博拉病毒单克隆抗体联合注射液，并成功治愈英国埃博拉出血热患者。

（二）上海产业平台搭建形成规模

在研发平台方面，上海位于全国医疗卫生、生命科学、生物制造研发资源聚集度前列。上海共建有医药健康领域部级与国家级重点实验室共57个，其中国家级实验室共17个，包括依托企业的国家级实验室2个，如依托上海药明康德新药有限公司的药物先导化合物研究国家重点实验室、依托上海张江生物技术有限公司的抗体药物与靶向治疗国家重点实验室。这些研发平台涉及药物研发、医疗器械领域的上游机制研究、中游临床研究、产品中试放大以及下游的装备与生产，为下一步打造具有全球影响力的科技创新中心提供支撑。

在公共技术创新服务平台方面，公共服务平台是医药健康产业健全发展的软性条件，是产业生态构建的关键节点。上海共建有 74 个专业技术服务平台，包括上海市医用电气设备通用安全研究技术服务平台、上海市中药中试孵化专业技术服务平台、上海市医药健康产品中试孵化专业技术服务平台、上海市兽用疫苗制造工艺专业技术服务平台、上海市食品质量安全检测与评价专业技术服务平台等。

在基础设施方面，上海已建成或正在培育一批医药健康领域研发制造基础设施。例如，已建成的蛋白质科学研究（上海）设施，是中国蛋白质科学研究和技术创新基地；已建成的转化医学国家重大科技基础设施（上海）项目在闵行运行；正建设的国家生物医学大数据基地设施，投资 23 亿元，助力形成生命科学数据密集型研究模式。

在医疗研究资源方面，上海拥有 39 家三甲医院或专科医院，共有 47 个高校与研究院所开设医药健康相关专业，拥有顶尖的医学院——复旦大学上海医学院、海军军医大学（第二军医大学）和同济大学医学院，以及上海中医药大学等以中医研究见长的专业院校，这些医学院与研究机构与相关医疗机构协同，为产业带来医学研究资源和临床实战人才，强有力地提升了上海的医学创新能力。此外，在上海加大药物研发力度、加快新药创制步伐的背景下，上海临床机构的临床研究与临床服务能力不断增强。2020年，上海以 313 项临床试验数量仅次于北京排在第 2 位，且相比于 2017 年增长了 80%，增速远高于第一名的北京。

（三）广东平台建设初见成效

广东作为粤港澳大湾区的主阵地，与香港、澳门两地开展了紧密的国内外合作，为医药健康产业的优质发展提供坚实的基础和良好的营商环境，主要体现在以下三个方面：

（1）拥有 3 家国家临床医学研究中心①（南方医科大学南方医院—肾脏疾病、广州医学院第一附属医院—呼吸疾病、深圳市第三人民医院—结核病），生物岛实验室（广州再生医学与健康广东省实验室）、深圳湾实验室（生命信息与生物医药广东省实验室）2 家省实验室，建有国家基因库等一批重大科技基础设施，拥有中山大学、南方医科大学等一批知名医科大学以及暨南大学粤港澳中枢神经再生研究院、广东粤港澳大湾区国家纳米科技创新研究院等生物基础研究科研院所，形成一大批具有国际竞争力的龙头骨干企业和创新型企业。2019 年正式启动开展首批省临床医学研究中心组建工作，重点在恶性肿瘤、心血管系统疾病、代谢性疾病（糖尿病）、神经系统疾病、消化系统疾病、泌尿系统疾病、急危重症、中医（皮肤）、儿童健康与疾病、感染性疾病（感染性肝炎、结核病）、眼部疾病、骨科与运动康复、免疫疾病等领域进行布局。在干扰

---

① 50 个国家临床医学研究中心名单见 https：//zhuanlan. zhihu. com/p/68545353。

素、碱性成纤维细胞生长因子等一批生物医药产品上形成优势，特别是重组人 P53 腺病毒注射液获批生产被认为是世界基因治疗研究和产业化发展的里程碑。

（2）依托港、澳两地资源，搭建了多个医药健康领域的研发平台或创新中心。例如，广州国际生物岛搭建了"中英生物科技之桥""中以生物科技之桥"等国际合作平台；中心广州知识城成为中新双边合作的标杆项目；深圳坪山区引进赛诺菲巴斯德，并与其合作建立全球首个国际化疫苗创新中心；美国杜克大学人类疫苗研究所研究团队入驻珠海国际健康港。

（3）依托粤港澳大湾区，建立与国际接轨的生物医药产业发展平台。例如，广州国际生物岛，通过制定一系列创新政策，积极引进国际一流的基础研发机构、大型跨国企业研发中心等资源，吸引一批自主创新创业的中小企业并孵化，以平台吸引企业、以企业聚集人才，打造生物医药产业国际合作新高地。在创新政策方面，争取开展创新药物临床试验审批制度改革试点，进一步简化和改进药品临床试验审批程序；实施药品上市许可与生产分离管理模式；积极争取海关总署的支持，建立生物样本快速通关机制，落实海关总署和质检总局"一次申报、一次查验、一次放行"通关模式试点，建设生物材料进出口监管服务平台，为企业和科研机构提供进口报关、免税申报、检验检疫等"一站式"服务等。在产业集聚方面，陆续引进了华南生物医药研究院华南干细胞与再生医学研究中心、广州金域检测科技股份有限公司等研究机构与医药企业，形成了生物技术、医疗器械、干细胞、基因测序与检测、健康管理五大产业格局，搭建了与赛莱拉公司、金域集团、赛哲公司、盛泽康华等企业签署合作协议的四大技术平台。在创新载体方面，以区内企业和研发机构为主体建立了多个产业技术联盟和协会，如广州赛莱拉干细胞科技股份有限公司牵头成立了广东省干细胞与再生医学协会、广州干细胞与精准医疗产学研技术创新联盟，中大生物工研院、朗圣药业牵头成立了广州生物医药产业联盟，以华南新药创制中心、冠昊生物牵头成立了广州生物技术外包服务联盟，瑞博奥牵头成立了广东省生物芯片技术创新战略联盟。

第三节　京沪深三地医药健康产业专利对比分析

专利是区域创新活动的重要成果产出形式，通过专利分析可以反映区域在产业领域层面的创新能力。本节专利数据来自 incoPat 全球专利数据库，检索时间从 1990 年初截至 2021 年底。由于广东医药健康领域专利数据与北京和上海两地不在一个数量级，所以从总体情况、专利申请人、技术构成、专利布局、法律状态等维度来比较北京、上海和深圳三地医药健康领域的专利申请现状。检索策略在采用北京市医药健康产业专利全景分析部分检索策略基础上，增加专利申请人地址为上海和深圳两市的专利，并对由此操作带来的专利噪声做进一步的降噪处理，因此该部分检索数量与前述北京市检索结果存在微小差异。

一、北京专利申请总量排名第一

北京市专利申请总量居三市之首。从专利总量规模来看，1990~2021年，北京市医药健康领域专利量，相比上海和深圳均具有明显优势：北京专利申请量共16.9万件，上海15.4万件，深圳10.0万件（见图5-9）。

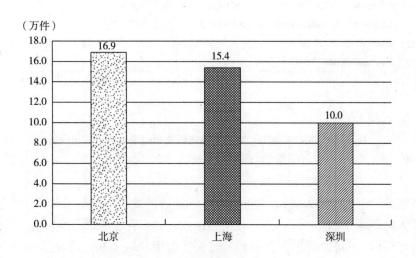

图5-9　京沪深医药健康领域专利申请量比较

资料来源：根据incoPat全球专利数据库搜索历年数据整理。

从变化趋势来看，北京在医药健康领域的专利总量逐年增长，但优势呈减弱的趋势。近年来，上海和深圳专利申请量增长速度相对较快，与北京的差距逐渐拉近，2010年北京、上海和深圳三市医药健康领域的专利申请量分别为5457件、4505件和1903件，分别占三地总和的46.0%、38.0%和16.0%，至2020年三地的专利申请量分别为18307件、16985件和15979件，较2010年分别增长了2.4倍、2.8倍和7.4倍，占三地总和的比重分别为35.7%、33.1%和31.2%（见图5-10）。北京医药健康领域专利申请量的比重降低了10.3个百分点，上海降低了4.9个百分点，深圳上升了15.2个百分点。

二、北京与上海高校专利申请人较多

北京医药健康领域专利申请大户以高校院所居多，企业相对较少。北京医药健康领域专利申请量排名前10的申请人主要为高校院所，共7个，其次是医院，共2个，企业只有1个。上海医药健康领域专利申请量排名前10的主要为高校院所，共8个（含

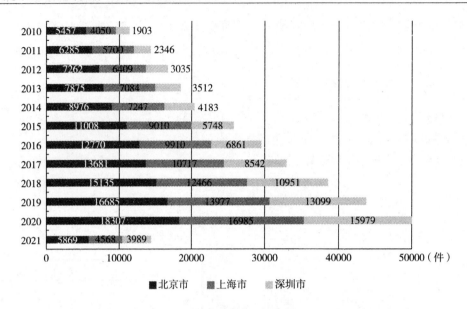

图 5-10　2002~2021 年京沪深医药健康领域专利申请变化趋势

资料来源：根据 incoPat 全球专利数据库搜索历年数据整理。

中国人民解放军第二军医大学），企业 2 个。深圳医药健康领域专利申请量排名前 10 的申请人较为均衡地分布于企业、高校院所和企业，其中企业 4 个、高校院所 3 个、医院 3 个（见表 5-14）。可以看出，北京和上海医药健康领域专利申请量排名前 10 的专利申请人性质较为相似，主要为高校院所，企业较少，特别是北京；而深圳医药健康领域专利申请量排名前 10 的企业则明显较多，高校院所相对较少。

表 5-14　京沪深医药健康领域专利申请量排名前 10 的专利申请人机构性质分布

单位：个

机构性质	北京	上海	深圳
高校院所	7	8	3
医院	2	0	3
企业	1	2	4

资料来源：根据 incoPat 全球专利数据库搜索数据整理。

三、北京与上海技术领域较为一致

利用京沪深三地专利申请中 IPC 分类号排名前 10 的大组所对应的技术方向进行比较。北京市医药健康领域专利排名前 10 技术方向主要为诊断、医药用品、生物工程和传统中草药药剂四个方向。诊断和医药用品两个技术方向的专利申请量分别为

48815件和38565件，生物工程和中草药药剂两个技术方向的专利申请量分别为15429件和12431件。上海市医药健康领域专利排名前10技术方向主要为医药用品、诊断、生物工程三个方向，专利申请量分别为48858件、40764件和15023件。深圳市医药健康领域专利排名前10技术方向主要为诊断和医疗器械方向，专利申请量分别为33324件和10751件（见表5-15）。可以看出，三地相比，北京与上海在诊断、医药用品和生物工程领域均具有较强的优势，在传统中草药药剂领域与上海比较相对优势明显，医疗器械领域处于劣势，深圳在医疗器械领域具有较明显的相对优势。

表5-15　京沪深医药健康领域专利IPC分类号排名前10的大组技术方向　单位：件

技术方向	北京	上海	深圳
诊断	48815	40764	33324
医药用品	38565	48858	3385
生物工程	15429	15023	3660
传统中草药药剂	12431	0	0
医疗器械	9699	9744	10751

资料来源：根据incoPat全球专利数据库搜索数据整理。

四、深圳国际专利布局领先

通过比较京沪深三地医药健康领域专利的公开国别，分析三地专利布局情况。北京医药健康领域专利在国内（不含港澳台地区）公开的专利比重较高，国际专利布局比重低于深圳和上海。北京医药健康领域专利在中国（不含港澳地区）以外布局的比重为7.9%，上海为9.3%，深圳为11.3%。北京和上海、深圳的主要差距主要在通过世界知识产权组织（WIPO）申请的专利数量和比重均明显低于上海和深圳，北京有4762件，占比为2.8%，上海有5628件，占比为3.7%，深圳有6083件，占比为6.1%（见表5-16）。此外，在美国、中国香港的专利布局比重也低于上海和深圳。

表5-16　京沪深医药健康领域专利布局排名前10的国别/组织情况　单位:%

北京		上海		深圳	
专利公开地/组织	占比	专利公开地/组织	占比	专利公开地/组织	占比
中国	92.1	中国	90.7	中国	88.7
世界知识产权组织	2.8	世界知识产权组织	3.7	世界知识产权组织	6.1
美国	2.3	美国	2.5	美国	2.6

北京		上海		深圳	
专利公开地/组织	占比	专利公开地/组织	占比	专利公开地/组织	占比
欧洲专利局（EPO）	1.4	欧洲专利局（EPO）	1.6	欧洲专利局（EPO）	1.4
日本	0.6	日本	0.6	中国香港	0.7
加拿大	0.3	加拿大	0.5	日本	0.2
中国香港	0.2	中国香港	0.3	印度	0.1
印度	0.1	印度	0.1	加拿大	0.1
德国	0.1	德国	0.1	德国	0.1
丹麦	0.0	丹麦	0.0	丹麦	0.0

资料来源：根据 incoPat 全球专利数据库搜索数据整理。

五、北京新申请专利比重较低

北京医药健康领域专利中新申请专利比重较低，失效专利比重较高，其中未缴年费和撤回是最主要的专利失效原因。北京医药健康领域的国内专利授权率为 47.8%，上海和深圳分别为 42.8% 和 53.1%，北京高于上海，低于深圳。北京实证审查专利比重为 15.0%，低于上海的 16.9% 和深圳的 20.1%，可以看出北京新申请专利比重较低。北京失效专利比重为 36.2%，低于上海的 38.9%，但远高于深圳的 25.2%，失效原因主要是未缴年费和撤回，未缴年费和撤回专利的比重均高于深圳（见表 5-17）。

表 5-17　京沪深医药健康领域专利法律状态结构比较　　　　单位:%

当前法律状态	北京	上海	深圳
授权	47.8	42.8	53.1
公开	1.0	1.4	1.6
实质审查	15.0	16.9	20.1
失效	36.2	38.9	25.2
其中：撤回	9.1	11.7	4.2
驳回	5.1	5.2	5.1
未缴年费	19.6	19.7	14.0

资料来源：根据 incoPat 全球专利数据库搜索数据整理。

六、北京专利寿命较长

北京医药健康领域专利平均寿命高于上海和深圳。北京市专利维持时间为 1~5 年（含）的比重为 50.7%，低于上海的 54.4% 和深圳的 64.9%；但维持时间为 5~10 年

（含）和 10~20 年（含）的专利比重略高于上海，远高于深圳，如北京专利维持时间为
5~10 年（含）的比重为 37.8%，上海和深圳分别为 36.4% 和 29.1%；北京专利维持时间
为 10~20 年（含）的比重为 11.5%，上海和深圳分别为 9.2% 和 6.0%（见表 5-18）。可
以看出，北京市医药健康领域在高寿命专利比重方面较上海和深圳有明显优势。

表 5-18　京沪深医药健康领域专利维持时间情况　　　　　　　　　　单位:%

专利维持时间	北京	上海	深圳
1~5 年（含）	50.7	54.4	64.9
5~10 年（含）	37.8	36.4	29.1
10~20 年（含）	11.5	9.2	6.0

资料来源：根据 incoPat 全球专利数据库搜索数据整理。

第四节　京沪粤三地对比小结

对比京沪粤三地的医药健康产业发展现状、产业政策及区域布局和专利情况可以发
现，上海在近 3 年的发展速度有赶超北京的趋势。通过学习上海和广东的经验教训，可
以得出以下三点启示：

（1）医药健康产业对北京整体产业结构优化越来越重要。由于北京产业政策方向
是要走高质量和"高精尖"产业发展之路，现代服务业处在优先发展位置，很多不符
合首都定位的制造业都被疏解，第二产业的占比越来越低。在这种情况下，北京医药健
康产业占地区 GDP 的比重还能高于上海和广州，充分说明了医药健康对北京整体产业
结构的重要性。大力发展以医药健康产业为代表的"高精尖"产业符合首都战略定位，
避免了北京产业结构过分"脱实向虚"，是北京整体经济实现可持续和高质量发展的重
要部分。

（2）北京对医药健康产业的扶持力度不如上海和广东，需提供更多实用的产业优
惠政策。北京的税收比例一直是三地中最高的，几乎是上海的 2 倍；在对医药健康产业
整体的 R&D 投入中，北京市政府资金的比重也低于上海和广东。这些数据都从侧面反
映了北京市政府对医药健康产业和企业的让利空间相对还很大，可以设计和推出更多的
优惠产业政策，更加聚焦优势领域，提前合理布局相关产业发展。

（3）北京医药健康产业国际化程度不高，在越来越严峻的国际竞争中可能有一定
的隐忧。在前端专利布局上，北京医药健康领域专利在国内（不含港澳台地区）公开
的专利比重较高，国际专利布局比重低于深圳和上海。在末端市场销售上，广东和上海

医药健康产业的新产品出口份额更大，拥有更广阔的国际市场。长久以来，北京的专利和产业布局的重点都放在国内市场，北京疫苗产业在 2021 年度的爆发式发展也得益于国内大规模疫苗接种需求。在日益激烈的国际竞争环境里，北京需要瞄准国际市场，提前谋划新产品开发和开拓新市场。

第六章　北京疫苗领域产业技术路线图绘制

疫苗是北京市"十四五"时期重点发展的医药健康子领域之一。随着全球对疫苗需求的增加、政府及国际机构的支持、新型疫苗的推动，未来 10 年是疫苗行业发展的黄金期，疫苗行业未来可期。为绘制北京市疫苗领域技术路线图，课题组前期重点开展文献资料收集整理、文献与专利分析、专家访谈、实地调研与案例分析，之后召开了多次大型专家会和小型研讨会，后期在德尔菲专家调查的基础上初步绘制出路线图，最后进行了专家咨询、修改、完善及路线图可视化。

第一节　疫苗领域研究范围的界定

疫苗是将病原微生物（如细菌、病毒等）及其代谢产物，经过人工减毒、灭活或利用基因工程等方法制成的用于预防传染病的自动免疫制剂。疫苗保留了病原菌刺激动物体免疫系统的特性。当人体接触到这种不具伤害力的病原菌后，免疫系统便会产生一定的保护物质，如特异性抗体、免疫细胞、活性生理物质等。当人体再次接触到这种病原菌时，人体的免疫系统便会依循其原有的"记忆"，制造更多的保护物质来阻止病原菌的伤害。

根据物理性状，疫苗可分为液体疫苗和冻干疫苗；根据有无佐剂，疫苗可分为佐剂疫苗和无佐剂疫苗；根据微生物是否完整，疫苗可分为全微生物疫苗和亚单位疫苗；根据免疫途径，疫苗可分为注射用疫苗、口服疫苗、气雾疫苗和皮肤划痕疫苗。本书根据制备技术的不同，把疫苗分为减毒活疫苗、灭活疫苗、亚单位疫苗（含多肽疫苗）、载体疫苗、核酸疫苗等，表6-1列出了主要疫苗的制备技术以及技术原理与路径。

随着免疫学、生物化学、生物技术和分子微生物的发展，20 世纪后半叶全球疫苗的研制进入快速发展阶段。从技术路径代际的角度来看，从最开始的第一代传统疫苗包括灭活疫苗、减毒疫苗等，发展到第二代疫苗包括由微生物的天然成分及其产物制成的亚单位疫苗和将能激发免疫应答的成分基因重组而产生的重组蛋白疫苗，再到最新第三代以 mRNA 疫苗、DNA 疫苗、重组载体疫苗为代表的基因疫苗。

表 6-1　疫苗主要类别以及技术路线

疫苗制备技术	技术原理及路径
减毒活疫苗技术	细胞培养，接种病毒，病毒培养，收获病毒，病毒粗纯（细胞冻融，超声波破碎，有机溶剂提取病毒），病毒精纯（超滤浓缩，层析），减毒活疫苗原液
灭活疫苗技术	细胞培养，接种病毒，病毒培养，收获病毒，灭活前纯化，灭活病毒，提取/纯化病毒，灭活疫苗原液
亚单位疫苗技术	化学分解，蛋白质水解，毒素提取，多糖提取，蛋白质组分提取，提纯，筛选具有免疫活性的片段
多糖结合疫苗技术	多糖共价结合，化学交联法，生物合成法
反向遗传学疫苗技术	关键保护性抗原筛选，毒力抗原筛选，高效抗原表达，反向遗传学技术
重组蛋白疫苗	明确具有免疫原性的特异蛋白，将特异蛋白基因整合到表达系统，体外培养表达病原体特异性蛋白，纯化，制备成疫苗
病毒样颗粒疫苗技术	病毒衣壳蛋白自我组装，载体蛋白携带外源抗原，化学偶联接入非蛋白抗原
重组载体疫苗技术	病毒或细菌载体构建，腺病毒载体，疱疹病毒载体，外源基因插入载体，基因表达
核酸疫苗技术	将目的基因片段插入载体，诱导 T 细胞增殖，细胞因子释放，激活细胞毒性 T 细胞杀伤作用，产生特异性免疫应答
mRNA 疫苗技术	目标抗原选择，序列优化，修饰核苷酸筛选，递送体系的优化（mRNA 疫苗递送到细胞质，关键技术挑战之一），抗原表达和免疫应答
多肽疫苗技术	确定天然抗原结构，寻找抗原，确定醋氨酸序列，合成多肽

北京疫苗领域产业技术路线图重点关注应用于人类健康的疫苗，其他动物、植物相关疫苗不在本书研究范围内，其产业范围与边界如图 6-1 所示。

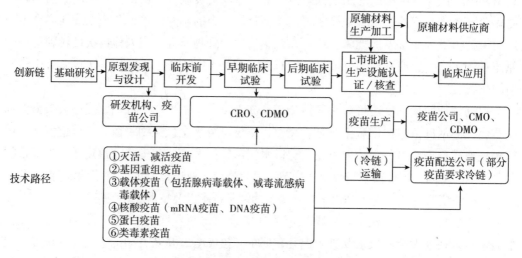

图 6-1　疫苗产业技术路线图边界

从创新链来看，涵盖疫苗相关的基础研究、原型发现与设计、临床前开发、临床试验、产品化，再至临床应用等多个环节的活动及相关主体。其中，基础研究的实施主体以科研院所、高等院校为主。原型发现与设计、临床前开发需要技术平台支撑，主体以面向应用的研发机构、疫苗公司为主。临床试验一般包括Ⅰ期临床、Ⅱ期临床、Ⅲ期临床和Ⅳ期临床，本书把前两者称为早期临床试验，后两者称为后期临床试验，一般由合同研究组织（CRO）、合同研发生产组织（CDMO）实施。产品化环节指获得上市许可、生产许可后，生产企业实现规模化生产，主体主要有疫苗企业、合同生产组织（CMO）、合同研发生产组织（CDMO）等。临床应用环节主要指疫苗在广泛人群中使用，相关主体主要涉及有疫苗接种资质的医疗机构、疾病控制部门等。

从产业链来看，从上游至下游可分为原辅材料生产加工、上市批准、疫苗生产、（冷链）运输等多个环节。原辅材料生产加工企业是疫苗生产企业的供应商。疫苗生产企业与持有上市许可的主体可以不同，即疫苗上市许可持有人可与疫苗生产许可证持有人分离。运输环节主要由疫苗配送公司实施，部分疫苗要求冷链运输，对于疫苗的储存有较高的要求。

围绕疫苗的创新链和产业链，在其各环节和各主体的基础上可以把疫苗产业发展的外部环境纳入本书的探讨范围，以期更加科学地为北京疫苗产业的未来发展提供方向、路径借鉴。

第二节　疫苗领域专利分析

专利文献是非常重要的技术文献来源，它有助于了解各领域世界科技的发展动态。本节采用专利分析方法研究疫苗领域的专利技术热点、国内外专利竞争情况以及重要专利权人情况。

一、检索策略

疫苗产业相关的专业分析涵盖了疫苗的创新链与产业链。疫苗领域专利检索以产业链为基础，结合疫苗按技术路线图划分为减毒活疫苗、灭活疫苗、抗毒素、亚单位疫苗（含多肽疫苗）、载体疫苗、核酸疫苗等多类设计检索策略。检索式的设计结合考虑中英文关键词、IPC 分类号，对兽用疫苗、化学品类、生产环节专利等噪声进行去噪。限定检索时间为 1980 年 1 月 1 日至 2020 年 12 月 31 日，使用 incoPat 数据检索，共有118941 条专利，扩展同族合并后得到 23128 个专利族。

二、全球专利宏观态势

（一）专利申请总体态势

疫苗领域整体呈上升趋势。从专利申请数量的年度分布来看，1980~2003 年是快速上涨期；在 2003 年之后有所调整，形成新的一轮快速上涨期（见图 6-2）。

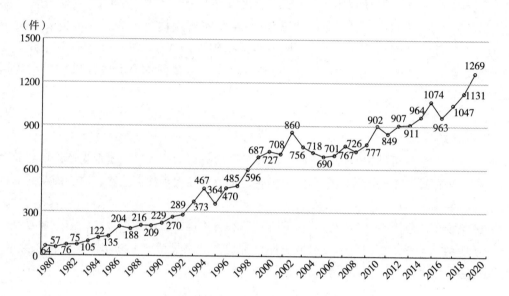

图 6-2　疫苗专利申请量年度分布

近 10 年疫苗领域专利申请人出现了"挤出"现象。为看清疫苗产业近年的发展趋势，分析 1996~2020 年的技术生命周期情况。从图 6-3 中可以看到，2003~2011 年，疫苗领域研发较为不稳定，年度申请专利数量和专利申请人数量都出现停滞，无明显的增长；2011~2020 年，则出现专利申请人减少的情况，说明在这 10 年，有部分专利申请人被"挤出"了疫苗领域，疫苗研发竞争更为激烈。

（二）技术重点及变化趋势

从技术构成上看，疫苗领域专利数量排名前 10 的 IPC 分类号大组分别是 A61K39、C12N15、C07K14、A61P31、A61K38、C07K16、G01N33、C12N7、A61P35 和 C12N5。具体大组名称对应内涵如表 6-2 所示。

从总体分布来看，疫苗领域申请专利的技术重点在于疫苗的配制品，遗传工程相关技术，疫苗载体以及疫苗生产过程中的分离、制备或纯化，多肽技术等（见图 6-4）。

近十几年来，疫苗领域专利重点相较以往出现变化。从时间趋势上看，1980~2020 年，排名前 10 的 IPC 大组变化不大，但集中于 1996~2020 年的近 25 年，可以看到自

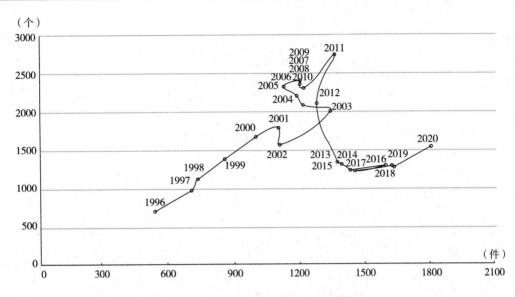

图 6-3 1996~2020 年疫苗领域生命周期

表 6-2 疫苗领域专利数量排名前 10 的 IPC 分类号大组与具体内涵

排序	IPC 分类号大组名称	IPC 分类号大组具体内涵
1	A61K39	含有抗原或抗体的医药配制品（免疫试验材料入 G01N33/53）
2	C12N15	突变或遗传工程；遗传工程涉及的 DNA 或 RNA，载体（如质粒）或其分离、制备或纯化；所使用的宿主
3	C07K14	具有多于 20 个氨基酸的肽；促胃液素；生长激素释放抑制因子；促黑激素；其衍生物
4	A61P31	抗感染药，即抗生素、抗菌剂、化疗剂
5	A61K38	含肽的医药配制品
6	C07K16	免疫球蛋白，例如单克隆或多克隆抗体
7	G01N33	利用不包括在 G01N1/00 至 G01N31/00 组中的特殊方法来研究或分析材料
8	C12N7	病毒，如噬菌体；其组合物；其制备或纯化
9	A61P35	抗肿瘤药
10	C12N5	未分化的人类、动物或植物细胞，如细胞系；组织；它们的培养或维持；其培养基

2005 年起，此前 10 位 IPC 大组占总专利族数的比例已不超过 50%，相对于 2020 年此部分占比超过 70%，出现了大幅下降，说明近十几年，疫苗领域专利的技术重点出现了变化（见图 6-5 和图 6-6）。

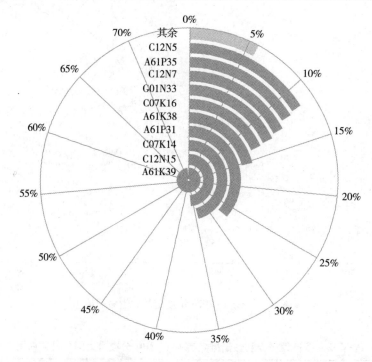

图 6-4 1980~2020 年疫苗领域专利技术分布（IPC 分类号大组）

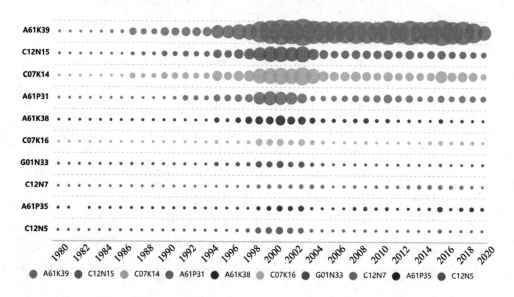

图 6-5 1980~2020 年疫苗领域专利技术分布趋势（IPC 分类号大组 单位：件）

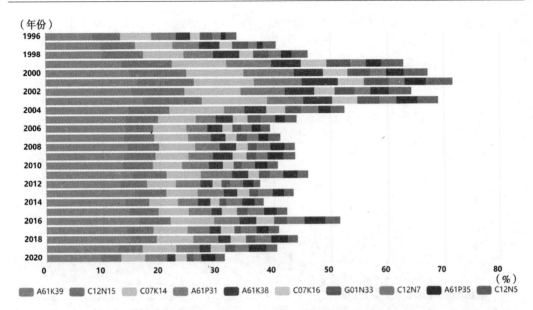

图 6-6 1996~2020 年疫苗领域专利技术分布趋势（IPC 分类号大组）

三、国家竞争情况

（一）世界主要国家专利申请趋势

从专利申请公开的地区来看，整体上，在美国国家专利局申请公开的专利数量最多，其次是中国，之后为世界知识产权局（WIPO）、欧洲专利局（EPO）。美国、世界知识产权局（WIPO）一直是疫苗领域接收专利申请最多的国家和地区（专利机构）。虽然 2009 年中国接收专利申请数量超过了 WIPO，但 WIPO 近几年出现了快速上涨的趋势。

中国作为追赶国家，近年专利申请数量上涨迅速。尤其在 2000 年后，于 2004 年超过韩国、日本，2009 年超过 WIPO（世界知识产权局），2010 年超过 EPO，之后保持在第二位，仅次于美国[①]（见图 6-7）。

（二）世界主要国家技术分布

从专利申请数量和专利数量占比看：在美国、EPO 申请公开的专利，在前 10 位 IPC 大组中数量都较大，比较而言，尤其在 C07K14 和 C12N7 两个大组上高于其他国家和地区，说明美国、欧洲在多肽技术、病毒及其组合物、其制备或纯化等方面具有相对优势。通过 WIPO（世界知识产权局）申请公开的专利具有同样的趋势，更进一步说明这些领域是具有较高经济前景的技术方向。在中国申请公开的专利，相对而言，在 A16P31 和 A61P35 两个大组上的专利占比高于其他国家和地区，说明我国在抗感染药（即抗生

---

① 因 2020 年申请的专利存在未公开收录入数据库的情况，故 2020 年的数据不作分析。

素、抗菌剂、化疗剂）、抗肿瘤药的相对优势更强一些，如图6-8和图6-9所示。

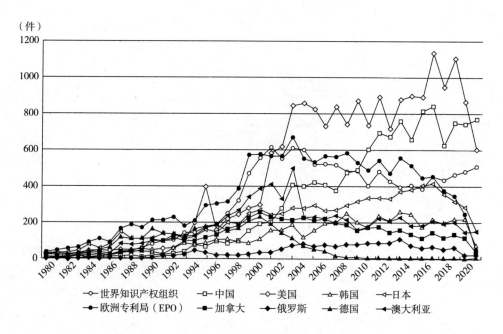

图6-7　1980~2020年世界主要国家和地区疫苗领域专利技术申请数量趋势

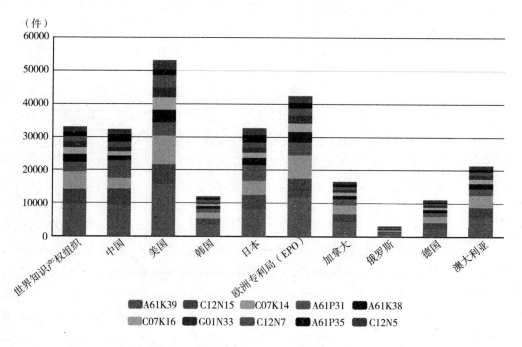

图6-8　1980~2020年疫苗领域专利公开国的技术分布（IPC分类号大组）

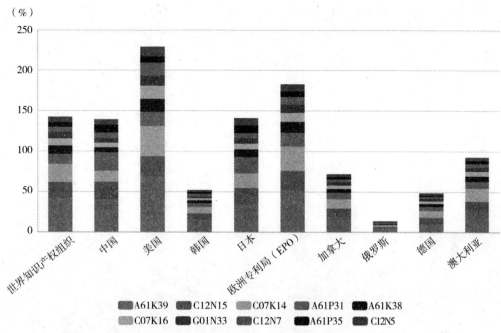

图例：
A61K39　C12N15　C07K14　A61P31　A61K38
C07K16　G01N33　C12N7　A61P35　CI2N5

图 6-9　1980~2020 年疫苗领域专利公开国的技术分布（IPC 分类号大组）

四、国内省份竞争情况

（一）各省份专利申请趋势

从我国各省份的专利申请数量来看，1980~2020 年，北京申请专利族数量最多，超过 1000 件，其次是广东 572 件，之后为上海 514 件，后面依次为江苏、天津、山东、浙江、四川、湖北、重庆（见图 6-10）。

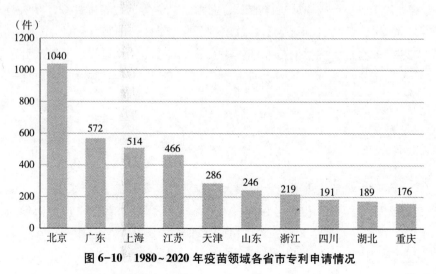

图 6-10　1980~2020 年疫苗领域各省市专利申请情况

申请数量位于前5位的省份，北京一直保持着领军的地位。上海在2005年唯一超过北京外，稳定性不明显，且在2014年后，被广东和江苏超越。广东和江苏都是在2009年后呈现出强劲的增长趋势。天津除在2002~2005年出现专利申请小高潮外，之后年份缓慢增长（见图6-11）。

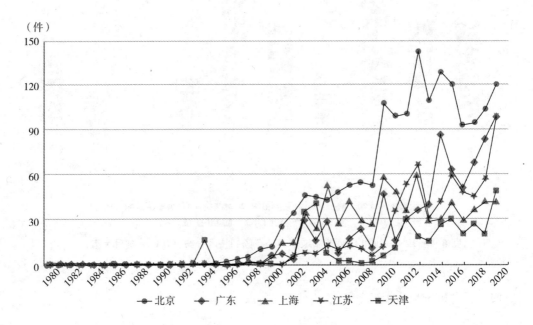

图6-11　1980~2020年疫苗领域前5位省市专利申请趋势

（二）主要省份技术分布

在排名前10的IPC分类号大组中分析5个主要省份的相对技术优势：北京整体技术实力较强，尤其在含有抗原或抗体的医药配制品，遗传工程技术及载体相关分离、制备或纯化技术，抗感染药（即抗生素、抗菌剂、化疗剂），细胞培养技术等领域优势非常明显。广东相较而言，抗感染药（即抗生素、抗菌剂、化疗剂），抗肿瘤药的相对优势更明显；上海在遗传工程技术及载体相关分离、制备或纯化技领域相对优势更明显（见图6-12）。

五、专利权人分析

（一）专利权人排名情况

欧美跨国制药企业是最主要的专利权人。专利权是专利的所有人，一般也是专利申请人，所以在此以专利申请人表示专利权人。由表6-3可以看出，在疫苗领域，当前排名前18位的专利权人中，大部分为欧美的大型跨国医药公司，如美国默沙东、英国葛兰素史克、瑞士诺华公司、法国的巴斯德研究所等。

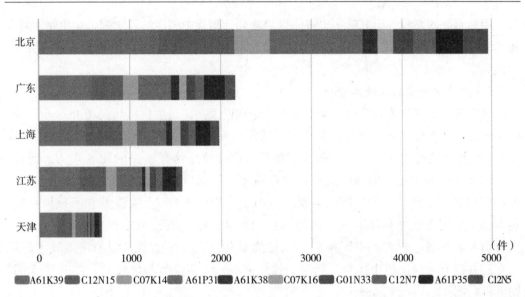

图 6-12　排名前 5 省市专利技术分布（IPC 分类号大组）

表 6-3　疫苗领域世界前 17 位专利权人　　　　　　　单位：件

申请人	专利数量
美国默沙东（Merck Co Inc；Merck Sharp Dohme Corp）	282
英国葛兰素史克（Glaxo Group Ltd；Glaxo Group Limited）（2000 年后葛兰素威康和史克必成合并而成）	264
瑞士诺华公司（Novartis AG）	215
巴斯德研究所（Pasteur Institut）	125
US Health	110
中国医学科学院医学生物学研究所	101
The Trustees of the University of Pennsylvania	87
The Regents of the University of California	86
复旦大学	85
赛诺菲（Connaught Lab 已属赛诺菲巴斯德）	82
Oncotherapy Science Inc	80
中国人民解放军第三军医大学	76
Immatics Biotechnologies GMBH	75
Univ California	66
Glaxosmithkline Biologicals SA	65
中国人民解放军军事医学科学院微生物流行病研究所	64
中山大学	62

中国有一些高校、研究院所也进入世界前列，包括中国医学科学院医学生物学研究所、复旦大学、第三军医大学、中国人民解放军军事医学科学院微生物流行病研究所、中山大学。

（二）主要专利权人技术分析

重点关注专利申请数量位于世界前列的专利权人：德国生物医药公司 Immatics Bio-technologies 在多肽领域和含有抗原或抗体的医药配制品领域显示出强劲的竞争力，同时在含肽的医药配制品、抗肿瘤药、细胞培养等领域都具有较强的技术实力。而且，Immatics Biotechnologies 的高价值专利数量最多。美国默沙东主要在含有抗原或抗体的医药配制品、抗感染药（即抗生素、抗菌剂、化疗剂）、多肽技术方面布局专利；英国葛兰素史克在含有抗原或抗体的医药配制品领域具有较强的相对优势。它们的高价值专利数量也较多。中国排名前几位的专利权人，在疫苗领域的重点技术领域的布局并没有表现出集中优势。同时，整体来看，专利价值都比较低，如图 6-13 和图 6-14 所示。

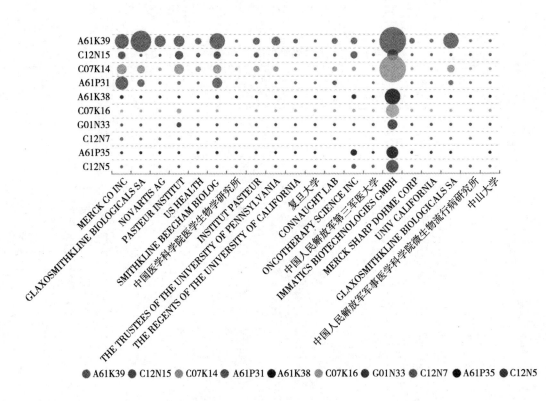

图 6-13　疫苗领域世界前列专利权人技术分析（IPC 分类号大组）

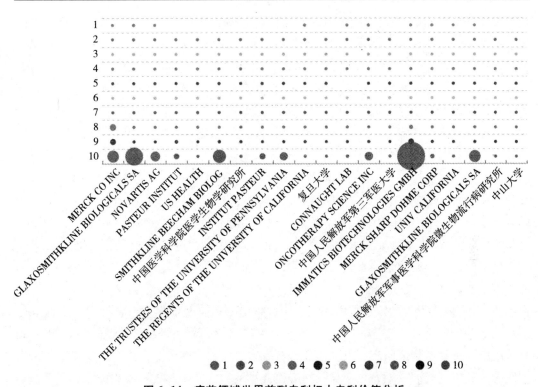

图6-14　疫苗领域世界前列专利权人专利价值分析

注：专利价值度是参考技术稳定性、技术先进性和保护范围3个方面20余个参数，对专利进行分析后得出的关于专利价值的综合评价指标。研究申请人专利的价值度评分分布情况可以宏观了解申请人的专利质量，从而客观评价申请人在专利方面的竞争实力。

第三节　北京疫苗产业发展背景与未来发展愿景

疫苗产业发展的基础条件包括政策环境、社会环境、经济环境和技术环境等。这些基础条件对未来疫苗产业的发展产生重要影响。本节主要分析北京疫苗产业的发展背景与未来发展愿景。

一、北京疫苗领域发展背景

从政策环境、社会环境、经济环境和技术环境的角度，对北京市疫苗产业的发展背景与环境进行 PEST 分析。

（一）北京疫苗产业的政策环境

1. 产业政策提升疫苗产业地位

近年来，全球各国对生物安全治理的重视以及新冠肺炎疫情的暴发，促进了各国政府对疫苗产业方面的支持。美国《国家卫生安全战略实施计划2019—2022》将保护国家免受新发和流行传染病等健康影响作为该实施计划的三大核心目标之一，指出要迅速开展疫苗开发和生产工作。2021年，美国推出阿波罗生物防御计划，该计划在疫苗、诊断、治疗3个方面，提出了9个方向和21项关键技术。《英国国家生物安全战略》围绕生物风险问题提出了多项行动建议，指出英国政府应与疫苗和药品开发行业共同努力，加速有关产品应需生产和进入市场。

我国也在政策层面强调了疫苗产业的战略地位。《"健康中国2030"规划纲要》（2016年）、《"十三五"生物技术创新专项规划》（2017年）、《"十三五"健康产业科技创新专项规划》（2017年）均对疫苗相关的技术开发与产品研发任务有所布局。2016年国务院发布《"健康中国2030"规划纲要》，指出要加强重大传染病防控，发展新型疫苗、生物治疗等医学前沿技术，显著增强重大疾病防治和健康产业发展的科技支撑能力。

生物医药产业是北京的重要支柱产业，疫苗产业是生物医药产业重要的领域之一。北京市早在2002年就开始布局发展生物医药产业，颁布《北京生物工程与医药产业振兴纲要》，在鼓励发展的重点技术和领域中，指出要重点开展生物信息技术、生物医药工程技术等产业化研究工作，重点发展细胞免疫治疗药物、疫苗等产品。2010年，北京市政府为推动生物医药产业成为首都具有战略意义的支柱产业，相继启动实施北京生物医药产业跨越发展一期、二期与三期工程（即G20工程），第一期2010~2012年，第二期2013~2015年，第三期2016~2020年。2018年，《北京市加快医药健康协同创新行动计划》《北京市加快医药健康协同创新行动计划（2021—2023年）》相继实施，最新颁布实施的行动计划将强化疫苗产业技术创新和生产体系建设，作为推动医药健康产业国际化高质量发展的重要部分。

2. 疫苗管理立法支持规范疫苗产业发展

2019年12月，我国首部《疫苗管理法》颁布实施，将疫苗管理上升到国家法律层面，这也是世界唯一的独立疫苗法案。《疫苗管理法》明确规定，国家支持疫苗基础研究和应用研究，促进疫苗研制和创新，将预防、控制重大疾病的疫苗研制、生产和储备纳入国家战略，由国家制定疫苗行业发展规划和产业政策，鼓励疫苗生产规模化、集约化，不断提升疫苗生产工艺和质量水平，并对创新疫苗实行优先审评审批。

《疫苗管理法》进一步推进疫苗产业的规范发展，实行疫苗生产严格准入制度与疫苗上市许可持有人制度，规定从事疫苗生产活动，应当经省级以上人民政府药品监督管理部门批准，取得药品生产许可证。

《疫苗管理法》的出台，将全面改善我国的药品和疫苗的监管体系，确定了"全程管控"的基本原则，对疫苗的研发、注册生产、批签发、流通、预防接种、异常反应监测和处理、疫苗上市后管理等，按照全生命周期管理的要求，做出了全面而系统的规定。此外，在全程电子追溯方面，要求建立全国疫苗信息化追溯协同平台，整合疫苗生产、流通、预防接种环节追溯信息，实现疫苗全过程可追溯，实现疫苗产品来源可查、去向可追、责任可究。

通过提高疫苗生产准入门槛以及行业监管升级，疫苗产业将进一步加快行业集中化与产业升级的进程，促进疫苗产业的健康发展。

3. 药品上市制度改革加速自主研发疫苗上市

2015 年，国务院印发《关于改革药品医疗器械审评审批制度的意见》，实施药品上市许可持有人制度。2016 年，北京发布《北京市开展药品上市许可持有人制度试点工作实施方案》，规定除药品生产企业外，药物研发机构和科研人员也可以申请并取得药品批准文号，成为药品上市许可持有人。药品上市制度的改革允许药品上市许可和生产许可分离，非常有利于研发者获得充足的资源进行持续地研究与疫苗研发。此外，明确和强化研发者在整个疫苗研发与生产周期中的法律责任，有助于成为上市许可持有人的研发者通过技术转让、委托生产或其他合作形式生产药品，提高现有生产设备利用率，促进药品产业的专业化分工。因此，药品上市制度改革对于鼓励药品研发机构和科研人员积极创制新药，加速自主研发疫苗上市起到重要的推动作用。

（二）北京疫苗产业的社会环境

2020 年，全球新冠肺炎疫情暴发并持续蔓延。根据世界卫生组织的统计数据，全球新冠肺炎累计确诊病例已超过 5.3 亿人，累计死亡 630 万人。国家卫健委统计数据显示，国内累计确诊 360 万人，累计死亡 1.9 万人。疫情的反复蔓延对各国的公共卫生安全构成了巨大的挑战，引起了公众对传染性疾病的关注。暴发初期，各国对新冠疫苗的需求迅速激增。随着新冠肺炎疫情流感化趋势日益明显，全球部分国家疫情防控从"持久战"转向放松管制，对新冠疫苗的需求呈现常态化与需求下降的态势。据日经中文网发布的消息，新冠疫苗的需求在世界范围内出现锐减。但受制于疫苗储存和生产等因素，全球尚有近半数人群未接种新冠疫苗，特别是在低收入国家，新冠疫苗覆盖率仅为 2%，对安全、优效、可及性好的新冠疫苗仍有紧迫的需求。

在国内新冠疫苗需求方面，根据国家卫健委数据，截至 2022 年 4 月 28 日，我国全程接种人数占全国总人口的 88.64%，基础免疫基本完成，但多为灭活疫苗。随着用于序贯加强免疫接种的重组蛋白疫苗、腺病毒载体疫苗获批，加强免疫疫苗成国内刚需。此外，海外发展中国家疫苗接种率较低，或成为我国疫苗企业重点输出地区。未来，新冠疫苗企业在持续研发输出加强疫苗，服务国内市场的同时，也可兼顾对海外新增量市场的开拓。

除新冠疫苗外，我国对人乳头瘤病毒（HPV）疫苗、多价肺炎结合疫苗、流感病毒疫苗等非免疫规划疫苗的供需增长明显。据灼识咨询报告预测，中国非免疫规划疫苗市场规模将由 2019 年的 394 亿元增长至 2030 年的 1298 亿元，年复合增长率为11.45%。特别是 HPV 疫苗，国内 HPV 感染率较高，且宫颈癌发病呈年轻化趋势。2020 年国内宫颈癌新发病例约为 10.97 万例，死亡人数为 5.9 万例，我国对 HPV 疫苗仍处于供不应求状态。总体来看，北京疫苗市场的发展，特别是非免疫规划疫苗市场未来空间非常广阔。

(三) 北京疫苗产业的经济环境

新冠肺炎疫情以来，全世界对新冠疫苗的需求激增，北京凭借研发成功的 2 款新冠疫苗产品，成为我国最大的新冠疫苗生产基地，产业集聚态势初现，涌现出科兴中维、天坛生物、神州细胞、艾美疫苗等众多优秀疫苗企业。2021 年上半年北京新冠疫苗的产业带动效应非常明显，产量占全国 90%左右，国药北京生物制品研究所和科兴中维两款疫苗带动北京医药制造业增加值增长了 2.9 倍。

北京疫苗产业发展强劲得益于深厚的生物医药科研基础、高端人才储备和良好的产业基础。北京拥有中国科学院、中国医学科学院、军事医学科学院等众多国家级科研机构，高端人才集聚。在产业布局方面，北京生物医药产业布局较早，在 2002 年北京市政府就颁布了《北京生物工程与医药产业振兴纲要》，在大兴工业开发区建设中关村科技园大兴生物医药基地。此后，北京市实施了生物医药产业跨越发展的一期、二期与三期工程，《北京市加快医药健康协同创新行动计划（2018—2020 年）》等工程与行动计划。目前，北京已经形成了"北部基础研发、南部高端制造"的产业集聚格局，发展形成昌平园、大兴园、亦庄园、海淀园、房山园等生物医药产业园区。

(四) 北京疫苗产业的技术环境

我国环渤海地区和长三角、珠三角地区是疫苗研发集中的三大区域，其中环渤海地区的疫苗研发机构主要集中在北京，研发势头强劲，处于行业领先地位。中国医学科学院、清华大学、北京大学、中国科学院等都在做疫苗前期的研究，用现代生物技术的方法来做疫苗研发。此外，在昌平、大兴、海淀等产业园区集聚了一批国内龙头生物医药企业，包括百济神州、民海生物、科兴生物等疫苗企业也在做相关的疫苗研发。

从技术路径来看，北京的灭活疫苗技术已经非常成熟。截至 2022 年 2 月，全世界有 12 款产品获批上市，其中北京占了 2 款，分别为科兴中维和北京生物的 2 款灭活疫苗，提供了全国 90%的新冠疫苗。除技术已经非常成熟的灭活疫苗，北京在腺病毒载体疫苗和重组蛋白疫苗的新型疫苗研发生产上也具有一定竞争力，为北京未来发展多种疫苗奠定了坚实的基础。

二、北京疫苗领域未来发展愿景

愿景是对不确定未来的一种理想规划，在愿景实现过程中，有众多的子目标可以实现，但整体愿景可能并不会如预想的那样实现。但提出愿景可以明确路线图中的产品、技术实现路径，指导相关利益主体向愿景方向努力，产生系统的驱动力。

(一) 空间布局

北京医药健康产业将重点布局北部和南部两个地区，其中北部地区重点布局昌平区、海淀区，南部地区重点布局大兴区、北京经济技术开发区，力争到 2025 年医药健康产业实现营业收入 1 万亿元，其中医药制造达到 4000 亿元。未来 10 年，也将有更多市场主体、研发主体等进入北京医药健康产业领域。

（二）产业地位

北京将医药健康产业提升到了更高的战略地位，与新一代信息技术并为北京市未来要做大的两大"国际引领支柱产业"。同时，未来北京医药健康产业发展将发力创新药、新器械和新健康服务三大方向。在具体领域方面，将在新型疫苗、下一代抗体药物、细胞和基因治疗、国产高端医疗设备方面构筑领先优势，推动医药制造与健康服务并行发展，可见疫苗是北京未来医药健康产业发展的重要子领域。

（三）重点前沿

面向未来10年，北京疫苗领域将在国家相关规划和地方规划的引导下发展。在国家层面，2020年10月《生物安全法》颁布实施，指出生物技术研究、开发与应用应符合伦理原则，强化过程管理与分类管理等，同时要求国家加强生物安全能力建设，支持关键技术和产品的研究与开发，加强生物基础科学研究人才和生物领域专业技术人才培养，推动生物基础科学学科建设和科学研究。2022年5月，国家发展改革委印发的《"十四五"生物经济发展规划》指出，提高疫苗等重点领域原始创新能力，加快疫苗研发生产技术迭代升级，开发多联多价疫苗，发展新型基因工程疫苗、治疗性疫苗，提高重大烈性传染病应对能力。在北京市层面，2021年7月北京印发《北京市加快医药健康协同创新行动计划（2021—2023年）》，指出强化疫苗产业技术创新和生产体系建设，持续推进重组疫苗、多价联合疫苗以及新型佐剂等技术创新，实现在京产业化。同年8月，北京市政府印发《北京市"十四五"时期高精尖产业发展规划》，对医药健康产业未来发展提出了量化指标，要求力争到2025年医药健康产业实现营业收入1万亿元，其中医药制造达到4000亿元。规划将新型疫苗作为北京市在医药健康领域构筑领先优势的重点领域，对疫苗研发布局、产业发展进行了较为系统的顶层设计，指出要推进多联多价疫苗和新型疫苗研发及产业化，布局应对突发性传染病的疫苗研发生产体系，推动疫苗新品种产业化生产基地等重大项目建设。同年11月，北京市委、市政府印发的《北京市"十四五"时期国际科技创新中心建设规划》对疫苗产业的相关研发重点提出了较为具体的任务，要求疫苗方向加快布局信使核糖核酸（mRNA）等新型疫苗技术研发，推进蛋白疫苗、载体疫苗、多价联合疫苗以及新型疫苗佐剂等技术创新和产业体系建设。

未来北京疫苗产业的发展将以此次疫情为发展契机，形成由龙头企业带动的在国际上具有相对竞争力的新型疫苗产业集群。从发展重点前沿来说，北京将开展核心技术攻关和产品研发，加快布局信使核糖核酸（mRNA）等新型疫苗技术研发，支持无血清细胞培养基等关键原料及工艺设备的开发，推进蛋白疫苗、载体疫苗、多价联合疫苗以及新型疫苗佐剂等技术创新和产业体系建设。

（四）发展路径

具体的发展路径，北京将从制度设计、市场服务、产业化以及具体的研发生产体系推进产业的创新发展。以 MAH 制度（药品上市许可持有人制度）全面实施为契机，完善 CRO（合同研究组织）、CMO/CDMO（合同生产组织/合同研发生产组织）等平台服务体系，推动重点品种新药产业化。推进多联多价疫苗和新型疫苗研发及产业化，布局应对突发性传染病的疫苗研发生产体系。推动疫苗新品种产业化生产基地、大分子抗体药物生产基地、大分子生物药 CDMO 平台等重大项目建设。

第四节 北京疫苗领域发展重点产品与关键技术分析

通过文献研究、实地调研、三轮专家研讨会以及德尔菲调查方式，凝炼北京市疫苗领域的重点产品与关键技术。

一、重点产品分析

（一）产品市场

中国的疫苗产品市场由免疫规划疫苗（即一类疫苗）和非免疫规划疫苗（即二类疫苗）两部分构成，免疫规划疫苗由政府采购，价格低廉，利润不高，主要针对儿童，由国家免费提供，市场规模稳定；非免疫规划疫苗未列入国家免疫范畴，由消费者自愿选择，自费接种，该类疫苗价格相对较高，利润也较高。

另外，按疫苗采用技术，疫苗可分为传统疫苗和新型疫苗。传统疫苗主要是采用传统的疫苗制备技术，包括灭活疫苗、减毒活疫苗和传统的亚单位疫苗。新型疫苗主要采用基因工程技术，包括重组亚单位疫苗、合成肽疫苗、载体疫苗、核酸疫苗等①。传统疫苗在技术上更为成熟，而新型疫苗有着巨大的市场潜力。在对抗大规模暴发性流行病时，传统疫苗的研制和制造相对容易，而新型疫苗的接种方式基本都需要通过注射，这就导致了潜在的感染风险。短期来看，这两种疫苗在市场上将会共存，相互补充。长久来看，大众则会偏向于具有安全、方便、高效等特点的疫苗，而价格和研发速度将会成为新一代疫苗的选择标准。

（二）重点产品

根据目前主要采用的技术，筛选了灭活疫苗、减毒活疫苗、强毒疫苗、亚单位疫苗、多糖结合疫苗、蛋白疫苗、多肽疫苗、病毒载体疫苗、病毒样颗粒疫苗、纳米疫苗、RNA 疫苗、DNA 疫苗、多联多价疫苗共 13 类重点人用疫苗产品进行分析②。

---

① 曾星翔，汪铭书，程安春．动物细小病毒新型疫苗研究进展［J/OL］．生命科学研究，2021，25（6）：514-519+525. DOI：10.16605/j.cnki.1007-7847.2020.05.0177.
② 范红，于振行，苏月，李少伟．疫苗技术的研究进展和分析［J］．中国新药杂志，2019，28（14）：1665-1669.

1. 灭活疫苗

灭活疫苗是指病原微生物经培养、增殖，用理化方法灭活后制成的疫苗。灭活疫苗是一种经典的疫苗形式，也是一种易于快速研究和制备的有效疫苗。灭活疫苗的研制靶点是完整病毒颗粒，该技术路线可以使用已有的疫苗研制流程、生产设施，经验表明，基于人类已经非常娴熟地掌握了病毒类灭活疫苗制备技术，一旦有病毒性传染病发生时，人们在考虑研究开发针对该病毒的疫苗时，优先选择的就是灭活疫苗。但是采用该技术路线需要生物安全级别较高的厂房和实验室（BSL-3）处理大量传染性病毒（使用减毒种子可能会降低效价）；抗原/表位完整性需要确认①。灭活疫苗技术相对成熟，北京地区借助 P3 实验室的基础设施优势，灭活疫苗做得非常好，而且某些疫苗必须采用灭活疫苗，所以有持续发展的必要性，但由于灭活疫苗技术涉及毒株，需要注意生物安全风险问题。

2. 减毒活疫苗

减毒活疫苗是将病原体经过减毒后，仍保留其抗原性的疫苗类型。常用的减毒活疫苗是由经人工诱变或从自然界筛选出的毒力高度降低或五毒的活的病原微生物支撑的疫苗，可以模拟自然发生的隐性感染，诱发全面、稳定、持久的体液、细胞和黏膜免疫应答。此类疫苗打入人体后可以自行繁殖，进而引起免疫反应。活体减毒疫苗经过了减毒，打了这类疫苗后会有类似轻微的自然感染，可以提供较完整的自然抗原，引起的免疫反应也会比较久，效果较佳。缺点是安全顾虑较大，制备较难。此外，肌肉注射的疫苗比较容易被外来的抗体中和掉，进而影响效果。常见的减毒活疫苗如麻疹、腮腺炎等。

3. 强毒疫苗

强毒疫苗属于活疫苗，强毒疫苗的虫株是直接从自然感染球虫的鸡体内或粪便中分离出来的，然后采用单卵囊分离技术分离并纯化单个球虫种，再按一定比例混合，并配以适当的稳定剂，即组成强毒活虫苗。强毒疫苗虽然能激发宿主产生足够的保护力，但在使用过程中也存在一定的风险。

4. 亚单位疫苗

亚单位疫苗是通过化学分解或有控制性的蛋白质水解方法提取细菌、病毒的特殊毒素、多糖或蛋白质组分，筛选出具有免疫活性的片段制成的疫苗。它除去了病原体中对激发保护性免疫无用的甚至有害的成分，保留其有效抗原成分所制成的疫苗，从而减少疫苗的不良反应和引起的相关疾病。

5. 多糖结合疫苗

多糖结合疫苗是将多糖共价结合在蛋白等载体上所制备成的，用于提高细菌多糖抗

---

① 朱瑶，韦意娜，孙畅，何寒青. 新型冠状病毒肺炎疫苗研究进展［J/OL］. 预防医学，2021，33（2）：143-148. DOI：10.19485/j.cnki.issn2096-5087.2021.02.009.

原的免疫原性。目前，糖蛋白的形成主要有两种方法：一是化学交联法；二是生物合成法。与多糖疫苗相比，多糖蛋白结合疫苗不仅能刺激机体产生非 T 细胞依赖免疫原性，还能引起 T 细胞依赖免疫原性，产生长久的免疫效果。

6. 蛋白疫苗

蛋白疫苗一般临床指重组蛋白疫苗，重组蛋白疫苗基本工艺原理为：明确病原体具有免疫原性的特异蛋白，通过基因工程方法将病原体特异蛋白基因整合到合适的表达系统（如酵母菌、大肠杆菌等微生物），通过体外大量培养表达病原体特异蛋白，再经纯化，制备成疫苗。即借助体外制备病原体特异蛋白，刺激人体产生抗体。重组蛋白疫苗的研制靶点是具有免疫原性的特异蛋白（新冠疫苗为刺突蛋白/S 蛋白），该技术路线的优点是无须处理感染病毒，佐剂可以增加免疫原性；缺点是全球生产能力有限，抗原/表位完整性需要证实，收益率需要足够高①。中国科学院微生物所攻关研发的新冠重组蛋白疫苗，是国内第四款获批紧急使用的新冠疫苗，也是国际上第一个获批临床使用的新冠病毒重组亚单位蛋白疫苗。

7. 多肽疫苗

通过确定天然抗原结构寻找抗原决定醋氨酸序列，合成同时具有抗原性和免疫原性的多肽，即为多肽疫苗。多肽疫苗具有诱导对蛋白抗原的结构元素免疫应答的能力、生产技术安全、标准化程度高和无毒副反应成分（脂多糖、毒素）等优势。

8. 病毒载体疫苗

病毒载体疫苗的原理是，将病毒的核酸片段装到经过安全处理的（腺）病毒身上，再注射到人体内。注射后，免疫系统会识别出这个病毒抗原，激活机体免疫反应获得免疫力，可以最大限度地发挥病毒核酸的抗原活性，激发身体的免疫作用。病毒载体疫苗的研制靶点是 S 蛋白，其优点是无须处理感染病毒，对新兴病毒的研究有非常好的临床前期及临床研究数据，包括中东呼吸综合征冠状病毒。缺点是载体的免疫原性可能减弱疫苗的有效性（取决于载体的选择）。病毒载体疫苗的治疗性效果较好，但是其安全性还需要评估，如埃博拉疫苗采用的是复制性 VSV 载体，可能对脑有负面影响。北京市具有良好的腺病毒载体疫苗研发竞争力，2020 年国内首个黑猩猩腺病毒载体新冠疫苗产业化基地落户北京，该疫苗是由清华大学张林琦教授团队与天津医科大学周东明教授团队合作研发的。

9. 病毒样颗粒疫苗

病毒样颗粒疫苗是由一种或几种病毒衣壳蛋白或包膜蛋白在异源系统内自我组装成的，与天然病毒粒子结构相同或相似，但不含病毒遗传物质的高度结构化的空心颗粒（空衣壳结构），能快速刺激机体产生体液免疫和细胞免疫应答。与传统的减毒活、灭

① 耿淑帆，吴丹，余文周. 新型冠状病毒重组蛋白疫苗研发进展 ［J］. 中国疫苗和免疫，2020，26（6）：718-724.

活疫苗相比，高度纯化的病毒样颗粒疫苗具有组分单一、无病毒核算、良好的安全性和质量可控等显著优点，但研究难度大。虽然有数十种病毒样颗粒在实验室中成功制备，但极少数能够在疫苗应用中取得突破。获得合适的放大制备工艺、组装工艺和制剂工艺组合是阻碍其发展的重要原因。

10. 纳米疫苗

纳米疫苗是指以纳米材料作为载体、连接物或免疫调节剂，通过物理或化学方法连接特异性抗原及佐剂，用于疾病预防或治疗的疫苗。大多纳米材料本身对免疫的激活能力较弱，不足以刺激固有免疫反应。因此，在纳米疫苗的制备过程中，除在纳米材料中添加针对疾病的特定抗原外，还需要连接佐剂作为共刺激因子，从而实现高效、特异性地多重激活细胞或体液免疫。纳米疫苗具有高特异性，非常有效并且具有良好的药代动力学特性，同时具有安全可控、毒性低、剂量小、可设计、可装载等显著优势，因此已成为疫苗领域的研究热点，以纳米材料为基础的新型疫苗未来发展前景广阔。

11. RNA 疫苗和 DNA 疫苗

核酸疫苗包括 DNA 疫苗和 RNA 疫苗两种，RNA 疫苗主要为 mRNA（即信使 RNA）。二者区别在于 DNA 分子需要进入人体细胞核内才能发挥作用，mRNA 只需送入细胞质，因此安全性相对较高。DNA 疫苗的热稳定性较高，无须冷链运输，但需要基因枪接种、电穿孔等特异性递送装置，以达到优质的免疫原性，而使用肌肉注射操作免疫效果大打折扣。国外还没有 DNA 疫苗产品获批。相比 DNA 疫苗需要进入细胞核，mRNA 疫苗仅需进入细胞质即可实现靶抗原的表达，因此理论上更为安全。此外，mRNA 疫苗还有无须培养、快速、无须 P3 或 P4 实验室操作、成本显著降低等显著优势，因此近年得到迅速发展，许多新冠疫苗研发公司研发的疫苗种类都是 mRNA 疫苗。但是，mRNA 疫苗存在基因序列是否会整合到人体基因中的风险，此外一些来自纳米脂质体的成分（如胆固醇）可能会对人体产生毒性反应，这些伦理风险与安全风险也是未来需要解决的重要技术问题。当前国内苏州艾博生物、斯微生物（上海）在做，起步不晚，但还有一些技术环节解决不了。北京需要做 RNA 疫苗平台，平台做成后很多疫苗都可以做出来，可以占领制高点。

12. 多联多价疫苗

多联多价疫苗是针对多种细菌或一种细菌的多种血清型的疫苗，多联多价疫苗可以增加可预防疾病的种类和致病血清型别的数量，有效减少接种注射剂次，同时不降低疫苗免疫效果。多联多价疫苗是未来疫苗的发展趋势[①]。

二、关键技术分析

在边界确定的基础上，课题组首先向疫苗领域内的专家进行面对面的咨询，其次召

① 王冠杰，邵明立. 中国人用疫苗上市情况分析与展望［J/OL］. 中国疫苗和免疫，2021，27（1）：116-120. DOI：10. 19914/j. CJVI. 2021016.

开专家会，对疫苗产业发展未来 10 年的重要技术进行讨论，从而实现技术的凝练与修订。经过专家会讨论，共筛选出 17 项技术①（见表 6-4）。

表 6-4　北京疫苗领域关键技术筛选

技术分层	具体技术
制备技术	源头抗原技术
	抗原递送系统
	佐剂技术
	病毒和 DNA 载体技术
	mRNA 制备技术
	纳米载体技术
	制剂相关技术
	哺乳动物培养技术
	多联多价技术
制备设备	培养基
	脂质体
	血清
	工具酶
	纯化介质
	发酵设备
	微流控设备
	西林瓶

（一）制备技术

1. 源头抗原技术

源头抗原技术未来要重点关注保护效力与持久性，能够应对变异株，转变"来一个挡一个"的被动研发情况，利用免疫组学和免疫信息学。

目前考虑对抗原进行分析改造，设计出有一定理化特性的抗原表位，诱导针对病原体的特异性抗体，主要体现在以下三个方面：一是以表位为中心的疫苗设计策略：通过表位移植（MenB 疫苗，H 因子结合蛋白作为支架，嵌合了来自整合膜蛋白 PorA 中的 VR2 表位，在小鼠体内成功诱导出抗体，2018）、结构域最小化（通用流感疫苗，min-i-HA 茎抗原，在雪貂和小鼠中均可诱导广谱中和抗体，2015）、表面重构（HIV 疫苗，使用 HIV-1 完整包膜结构开发了一种表面被重新设计的糖蛋白，2010）等方法对抗原进行设计。二是稳定抗原的天然构象：通过构象稳定技术将亚稳定性的融合前构象固定

———————————

① 该部分关键技术分析主要依据胡涛等专家的观点修改而成。

为可诱导保护性抗体的状态（RSV 疫苗，将融合前 F 蛋白固定，在动物体内检测到了较高的保护性抗体滴度，2013）。三是构建模拟病原体的 B 细胞表位：通过设计模拟病原体的 B 细胞表位，并在该表位中引入某抗原的共有序列以诱导合成一种广谱的中和抗体（H5N1 流感 DNA 疫苗能诱导出对近 10 年流行的 H1 亚型流感病毒具有保护性的广谱中和抗体，2018）。但以上研究还不成熟，近 10 年内难有相关产品上市。

2. 抗原递送系统

抗原递送系统未来发展方向是基于纳米技术的综合系统，以及将佐剂结合进来，具体可以细分为以下四类：

（1）聚乳酸-羟基乙酸（PLGA）、聚乙烯亚胺（PEI）、聚甲基丙戊酸甲酯（PM-MA）、聚乙醇酸、聚羟基丁酸等脂肪族聚酯及其共聚物普遍应用为疫苗载体。这种疫苗载体成熟度较低，预计到 2030 年左右国内会有相关产品上市。

（2）脂质体载体。多用于药物和 mRNA 疫苗研究中，但包裹效率较低，且热稳定性差，正在研发具有更高稳定性和刺激反应的脂质体和多聚体。预计到 2027 年左右国内会有更为成熟的产品上市。

（3）病毒样颗粒（VLP）载体。例如，疟疾疫苗 RTS，以及基于 HbsAg 的乙肝疫苗已上市；流感 VLP 疫苗正在临床试验中。VLP 的表达量低，易受到表达系统的宿主细胞污染物的影响；VLP 生产难度较大，稳定性低，需要进一步优化。

（4）纳米颗粒载体。铁蛋白是一个强大和成熟的平台，为 VLP 提供了一个天然的替代品；LS 和 E2p 等二十面体非 VLP 平台，成功展示了新冠病毒三聚体结构；自组装四面体、八面体、二十面体蛋白质等设计结构，还没有作为潜在的平台进行实际应用，且这些自组装平台大多比 VLP 小，可能只有一个末端可用于抗原附着，这就限制了抗原的价态和相容性。预计到 2030 年左右国内会有相关产品上市。基于蛋白质的纳米颗粒已经证明开发各种疾病的疫苗，预计到 2030 年左右国内会有相关产品上市。

3. 佐剂技术

国内佐剂技术落后国际较多，如新冠疫苗使用多是日本的 GSK 佐剂，一旦断供国内就无法生产。例如，组分百白破疫苗难点就是佐剂；重点佐剂产品——CpG 寡聚脱氧核苷酸。佐剂技术可以分为以下五类：

（1）铝盐佐剂。已广泛应用于人类疫苗，但它对需要刺激细胞免疫应答的抗原效果不佳。克服局限性的一种方法是与其他佐剂一起使用，如 AS04（2008，GSK）已获批用于人类乳头瘤病毒和乙型肝炎疫苗。

（2）水油乳剂。其中 MF59 佐剂，主要应用于流感疫苗；AS03 也被用于流感疫苗，同 MF59 类似；AS02，即包含 AS03 乳剂，并加入免疫增强剂 QS-21 和 MPL，可增强对 T 细胞抗原的应答。这一类佐剂已很成熟。

（3）脂质体颗粒。CAF01（2014）是一种阳离子脂质体佐剂，正在作为结核病疫苗佐剂进行临床试验；IC31（2007）是另一种双组分佐剂，CAF01 和 IC31 作为佐剂已被证明对小鼠具有免疫保护性，并且增强了猕猴对结核杆菌的保护性免疫（2016）。预计到 2027 年左右会有相关产品上市。

（4）TLR 激动剂。CpG ODN 是一种 TLR9 激动剂，可增强抗原特异性免疫反应。Dynavax 公司采用 CpG 类佐剂的增效乙肝疫苗（Heplisav Ⓡ）于 2017 年 9 月在美国批准上市，国内尚无相关的上市产品，已批准进入临床研究的产品包括增效乙肝预防性疫苗等；聚肌苷酸胞苷酸（poly I：C）作为一种模拟病毒 dsRNA，是一种很有前途的疫苗佐剂，一种临床安全的 poly I：C 类似物 Ampligen 作为免疫治疗剂 2018 年被 FDA 批准使用。预计到 2027 年左右国内会有相关产品上市。

（5）多糖佐剂。不溶性结晶 δ 是菊粉已被开发为抗乙型肝炎和流感疫苗的有效佐剂（Advax）；氧化甘露聚糖 MUC1 疫苗（2013）的临床试验证明了其安全性和免疫原性。预计到 2027 年左右国内会有相关产品上市。

4. 病毒和 DNA 载体技术

病毒载体主要用于 DNA 递送，包括慢病毒、腺病毒和腺相关病毒等。其中，只有腺病毒载体主要应用于疫苗领域，慢病毒和腺病毒相关载体分别用于细胞治疗和基因治疗领域。腺病毒载体疫苗技术主要涉及病毒载体制备技术和病毒载体修饰技术，技术相对成熟，已用于新冠病毒疫苗。该技术的生产工艺复杂，需要很大成本去优化；腺病毒载体疫苗存在"预存免疫"，接种后体内的预存抗体会攻击腺病毒，降低疫苗的保护效力。预计到 2030 年左右有多套成熟的、可大规模生产的、均一可控的生产工艺；潜在的安全风险如预存免疫、插入突变、效率下降和炎症反应等也能得到解决。

5. mRNA 制备技术

mRNA 制备技术未来发展方向是载体和抗原设计一体化，重点关注稳定性。

mRNA 疫苗的关键技术在于抗原序列设计和递送载体：①抗原序列设计主要涉及密码子优化技术和核苷酸的化学修饰技术，这些技术相对成熟，但存在操作步骤较多、效率低、成本高等问题，仍需要改进。预计到 2027 年左右这些技术会进一步成熟，达到 mRNA 稳定性、产率进一步提高的目的。②递送载体涉及的技术主要有脂质纳米颗粒（LNP）技术、聚合物纳米颗粒技术、纳米乳剂技术等。只有 LNP 技术已得到临床验证，如用于新冠 mRNA 疫苗；国内基于 LNP 的新冠 mRNA 疫苗已进入临床使用。阳离子聚合物和阳离子脂等递送载体具有较好的安全性和稳定性，但目前还在研发当中，预计到 2027 年前会进入临床试验。

6. 纳米载体技术

纳米载体技术是指用于纳米疫苗的载体技术，但问题是纳米颗粒的特性使其难以通过国家药典的相关标准。

用于疫苗的纳米载体包括蛋白类纳米载体、脂质体纳米载体、聚合物类纳米载体、无机纳米载体、仿生膜纳米载体和外泌体载体等。蛋白类纳米载体，如基于病毒样颗粒的 HPV 疫苗已上市。脂质体纳米载体，如基于脂质体的新冠 mRNA 疫苗已上市。无机纳米载体会在细胞内积累，导致其在体内的长期滞留，促进血栓的形成。聚合物类纳米载体、仿生膜纳米载体和外泌体载体会引发炎症反应或过敏反应，而且还存在成分安全性不明确、纳米颗粒部分特性不符合国家药典规定、批次重复性和稳定性不佳、免疫原性和潜在副作用等问题。

针对上述问题，选择安全性较好的纳米成分是必要条件；开发稳定的工艺流程，并对照国家药典相关标准，对纳米载体进行改进优化，是促使纳米载体疫苗走向临床研究的必由之路。预计在 2027 年左右会有一批纳米载体疫苗进入临床试验阶段。

7. 制剂相关技术

制剂相关技术包括剂型、脂质体等相关技术，其核心是材料和制剂结合在一起。未来需重点关注其稳定性，且制剂技术发展涉及材料化学、物理化学等多学科。

与传统小分子药物相比，疫苗是具有高度复杂的生物分子，包括病毒颗粒、荚膜多糖、核酸、抗原蛋白等，存在多种免疫作用机制和降解机制，因此如何保证疫苗抗原成分的完整性和稳定性则是制剂技术需要解决的主要问题。疫苗产业主要涉及的制剂技术是脂质体技术和乳化技术，已用于新冠 mRNA 疫苗和重组蛋白疫苗。但在疫苗领域，制剂技术仍相对单一，设备工艺不够完善，如何借鉴传统药物制剂，来开发新型疫苗制剂仍是任重道远。预计在 2030 年前后会有更多种疫苗剂型，如口服或喷鼻疫苗制剂问世。

8. 哺乳动物培养技术

灵长类实验动物对疫苗有效性的评价十分关键。随着国内外生物医药产业的发展，特别是新冠病毒疫苗和抗体的研发，对灵长类实验动物及相关疾病动物模型的需求日益增加。然而，相关研究需要到广西、云南等猴资源丰富的地区开展，导致研发成本急剧上升；北京市急需灵长类实验动物的实验室。主要体现在以下三个方面：一是急需建立集灵长类实验动物的产业化基地，包括动物的繁殖和无菌化培养等，预计在 2025 年能见成效；二是需要培养转基因的灵长类实验动物，建立相关疾病动物模型，预计在 2027 年能见成效；三是在此基础上建立集灵长类实验动物技术研究、人才培养、国际技术合作交流为一体的实验研究基地，促进疫苗产业的快速发展，争取在 2030 年建成。

9. 多联多价技术

多联多价技术中，如百白破其中一个成分是百日咳，是全菌体的，不良反应会大。国际上是组分疫苗，不是全菌体的，需从菌体提取出主要成分，再去配制组合疫苗。国内则正在申报临床实验的过程中。

联合疫苗的使用在简化免疫程序、提高及时接种率和接种者的依从性以及降低疫苗的管理成本等方面有很大优势。从各国的临床研究结果来看，白喉、破伤风类毒素、无细胞百日咳与 C 型流感杆菌疫苗的联合免疫中，疫苗接种后负反应的发生与单个疫苗使用时相似，有的甚至低于单独使用时的负反应发生率；联合疫苗能刺激机体产生针对百白破各组分的抗体，且与单独免疫后抗体滴度相比并未下降。有些联合疫苗还处于临床研究阶段，其免疫效果和安全性需要进一步的证实。

联合疫苗的制备、评价和使用过程中存在很多需要解决的技术问题。一是保证联合疫苗中各单价疫苗的免疫原性不下降；二是联合疫苗中各组分间的化学和物理作用会影响疫苗的免疫应答，需保证成品的理化配伍性和稳定性；三是在确保联合疫苗发挥最大免疫保护作用的前提下，确定各抗原成分的最低使用量；四是确定免疫接种途径、免疫程序、安全性、免疫持久性等。这些技术问题预计在 2030 年以前予以解决。

（二）制备工艺与设备

1. 培养基

无血清培养基不需要添加血清也能维持细胞生长增殖，减少了微生物污染的风险，且工业化生产保证供应充足。无血清培养基先后经历四代：第一代不含血清，添加替代血清的生物材料；第二代无动物来源培养基，添加基因工程和重组蛋白或植物蛋白水解物；第三代无蛋白培养基，培养基完全不含蛋白；第四代化学鉴定培养基，即培养基所含成分都是明确的。这四代培养基已研制成功，但国内生产的无血清培养基品种较少，大多依赖从国外进口。

无血清培养基存在很多需要解决的技术问题：①缺乏牛血清白蛋白的保护作用，细胞容易受到机械和化学因素的损伤；②商业化的无血清培养基配方设计因细胞特性的不同而异，通用性差；③无血清培养基成本相对高；④无血清培养基研究开发的相关数据相对保密，阻碍了无血清培养基的发展。

2. 脂质体

脂质体是指将磷脂等类脂质分散于水中所形成的具有双分子层包裹水相结构的小囊泡，其具有较好的生物相容性，已用于新冠 mRNA 疫苗的开发。涉及的主要技术领域包括脂质体膜材制备和脂质体制备技术。脂质体的膜材主要包括中性磷脂、负电荷磷脂、正电荷磷脂和胆固醇等，国内合成这些膜材的能力，尤其是在正电荷磷脂的产率、纯度等方面仍落后于欧美国家。脂质体制备技术主要包括薄膜分散法、逆相蒸发法、乳化法、冷冻干燥法等，技术相对成熟。我国已有相关产品进入临床研究，但在均一性、稳定性和批次重复性方面需要进一步提高。预计在 2027 年前后会出现一批具有自主知识产权的新型膜材和制备技术以及脂质体修饰技术。

3. 血清

从血清来看，国内生产线还无法生产出符合质量要求的产品，如牛血清。而无血清培养可提高生物制品的质量、纯度，方便产物的分离纯化，减少污染。但是对于多数病毒性疫苗来说，会出现病毒产量低的情况；需要使用血清促进细胞生长，提高病毒产量。

在疫苗产品生产过程中，血清的选择对细胞的培养具有十分重要的意义，不同血清组所测的病毒滴度差异极显著。而牛血清是细胞培养不可或缺的原材料，其质量的高低严重影响产品质量。为了达到进口新生牛血清和小牛血清的效果，国产新生牛血清在以下两方面进行改进：一是提高在 pH 缓冲能力和抵抗剪切力对细胞的伤害能力，降低重金属离子的影响、蛋白水解活性物质和细菌内毒素等所引起的毒性效应。二是国产新生牛血清急需降低质量上存在的批次间差异，增加疫苗生产和检定的稳定性以及疫苗的质量控制。这些技术难点预计可在 2030 年以前予以解决。

4. 工具酶

新冠 mRNA 疫苗在疫苗技术路线的比拼中展现出了明显的保护优势。mRNA 制备过程需要用到的原料涉及一系列工具酶（主要为 T7 RNA 聚合酶、核糖核酸酶抑制剂、无机焦磷酸酶、脱氧核糖核酸酶Ⅰ、牛痘病毒加帽体系、mRNA Cap2 甲基转移酶、PolyA 加尾酶），这给上游的工具酶产业带来广阔的成长空间。工具酶的制备涉及工具酶的定向进化和理性改造、酶的菌种选育和生产工艺研究、优化发酵工艺和分离纯化技术，以提高工具酶的生产率。工具酶绝大多数依赖从国外进口。该技术的门槛不高，建议北京市依托首都的技术力量开展科技攻关，可在短时间内建立工具酶的改造技术平台。预计在 2025 年前会有相关产品上市。

5. 纯化介质

分离纯化介质广泛用于纯化灭活病毒颗粒和病毒样颗粒（VLP），以及病毒或细菌抗原蛋白。疫苗纯化所使用的介质主要从美国 GE Healthcare 公司进口。国内部分企业开展了分离纯化介质的研发，如博格隆（上海）生物技术有限公司。国产介质的售价低、质量接近国外产品的性能，受到国内疫苗企业的欢迎，在国内市场上占有一定的份额。

一是北京市急需大孔径、大颗粒、尺寸均一、机械强度较高的尺寸排阻层析介质，用于纯化的尺寸较大病毒颗粒和 VLP（10~200 纳米），并且可以避免病毒颗粒和 VLP 在纯化过程中的解离。灭活病毒颗粒可作为灭活疫苗使用；VLP 可作为重组蛋白疫苗使用，如 HPV 疫苗。市场上已有同类产品，在尺寸均一性方面需要完善，预计 2025 年会有成熟的产品上市。

二是常规的亲和层析介质、离子交换介质和尺寸排阻层析介质用于纯化的尺寸较小的抗原蛋白。这 3 种介质的孔径较小，制备工艺较成熟，国产化的介质就能满足工业化的需求。

6. 发酵设备

发酵设备是发酵产品能否产业化的关键一环。根据菌株或细胞株的特性和发酵工艺的不同，选择相应的发酵设备，以满足生产工艺放大要求、提高生产效率，同时还需满足菌株或细胞株的生长需求、提高转化率以及发酵罐传递性能。

发酵设备存在以下四个技术难点：①发酵设备缺少一定的通用性，导致发酵设备投资和运行成本增加，该难点急需尽快解决；②需检测的发酵过程参数种类越来越多，使得发酵数据的数量及复杂程度剧增，需要解决发酵数据的管理问题和利用问题，如开发与产品配套的上位机软件；③发酵设备易受到外源微生物的污染，导致发酵工艺失败；

④需要最大限度地保持发酵产物的活性，同时减少操作带来的问题，从而保证生产的持续进行。这些技术难点预计在2030年以前予以解决。

7. 微流控设备

脂质体可以包封和输送 mRNA、DNA 和抗原蛋白，广泛应用于疫苗领域。微流控技术能够实现载药脂质体的单分散性、功能化和复合化，并且能够灵活地改进脂质体的各种相关性能。然而，微流控技术制备脂质体虽然与传统的脂质体制备方法相比表现出独特的优异性，但仍然处于初期研究阶段。

微流控设备当前存在以下三个技术难点：①存在通用性差的问题，导致微流控设备的运行成本增加，该难点急需尽快解决；②脂质体的制备方法缺乏系列化设计和系统性的理论和技术基础；③对设计和构建脂质体微结构及其进一步功能化缺乏深入研究。这些技术难点预计在2030年以前予以解决。

8. 西林瓶

传统的玻璃安瓿瓶在使用过程中易发生不溶性微粒数增多及药瓶破损等情况。西林瓶能避免上述问题，便于临床应用，已成为疫苗包装材料的最佳选择。西林瓶常用的材质为中性硼硅玻璃瓶，对强度、抗热震、耐冷冻、耐水性和抗酸碱的要求较高。此外，西林瓶包装小容量注射液用于疫苗行业，使用覆膜卤化丁基胶塞、铝塑复合盖封口。这些技术非常成熟。西林瓶的轧盖合格率和容易产生可见异物影响疫苗的质量以及生产效率，需要加强风险控制。

三、产品与技术评价

通过产业筛选，疫苗领域的重点技术已经进行了一定程度的聚焦，在此基础上，开展了面向参与专家会的核心成员的问卷调查，本次问卷以客观题为主，主要目的是明确疫苗领域各不同产品的市场前景、技术成熟时间及在北京的适应发展阶段；对已筛选的重点技术进行重要程度排序，了解技术的实现时间及适宜在北京发展的阶段。

问卷填写对象主要为前几次专家会参与人员，专家主要来自中国医学科学院药物研究所、中国食品药品检定研究院、中国科学院过程工程研究所、中日友好医院、国家药典委员会、中国医药企业发展促进会、中国生物技术股份有限公司等单位。为了使各位专家的判断对最终结果的影响更为合理，问卷还设有"熟悉程度"项，由专家针对各技术领域评判自己的熟悉程度，分值为1~5，表示从非常不熟悉至非常熟悉。

（一）疫苗主要产品的评价

疫苗主要产品分为13类，对此13类产品分别从"成熟产品实现时间""应用前景"和"适于在北京发展的阶段"3个方面进行评价。其中，"成熟产品实现时间"指此产品实现产业化所需的时间；"应用前景"指产品未来的市场获益可能与潜力；"适于在北京发展的阶段"指此产品在北京适于进行研发、动物实验、临床试验、生产，还是不适于在北京进行任何阶段的发展。

1. 成熟产品实现时间

问卷中,成熟产品实现的选项有 5 项已实现;短期 5 年内;中期 5~10 年;长期 10 年以上;无法预见。问卷填写人对此指标的判断是一种定性判断,所以在此取众数作为相应产品的成熟技术实现时间的基础判断,再考虑第二众数,综合获得各项产品的成熟估计实现时间。如图 6-15 所示,4 项产品已经实现成熟技术,包括灭活疫苗、多糖结合疫苗、减毒活疫苗、亚单位疫苗;4 项产品已经处于较为成熟且 5 年以内可实现成熟技术,包括病毒载体疫苗、多联多价疫苗、蛋白疫苗、病毒样颗粒疫苗;RNA 疫苗可以在 5 年内实现成熟技术;DNA 疫苗、多肽疫苗、纳米疫苗、强毒疫苗 4 项可以在 5~10 年(中期)实现成熟技术。

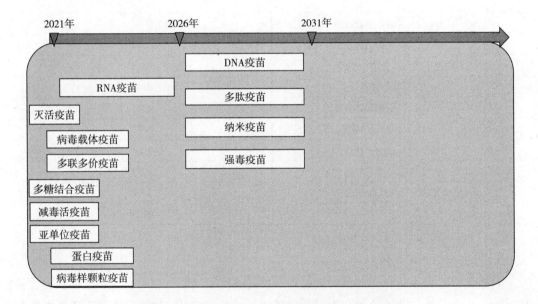

图 6-15 北京疫苗领域主要产品的成熟技术实现时间

2. 应用前景

在问卷中,商业前景分值范围为 1~5,1 分表示商业前景较差,5 分表示非常具有应用前景。在此,假设 S_{ij} 表示第 j 位专家对第 i 项产品的评价打分;K_{ij} 表示第 j 位专家对第 i 项产品的熟悉程度;S_i 表示第 i 项产品的应用前景综合评价值。通过加权平均计算出 S_i 值(范围为 1~5),公式如下:

$$S_i = \frac{\sum_{j=1}^{n} K_{ij} \times S_{ij}}{\sum_{j=1}^{n} K_{ij}}$$

经过计算,得到专家对疫苗产品的应用前景判断的排序。结果显示,灭活疫苗应用前景综合评价值为 4.83，排在第一位，其次为蛋白疫苗，应用前景综合评价值为 4.8。应用前景综合评价值达到 4 以上的，除前面两项，还有 RNA 疫苗、多联多价疫苗、多糖结合疫苗、亚单位疫苗、病毒样颗粒疫苗、病毒载体疫苗、减毒活疫苗。应用前景综合评价值未超过中间值 3 的有两项，分别为 DNA 疫苗和强毒疫苗（见表 6-5）。

表 6-5　北京疫苗领域主要产品的应用前景评价

排序	产品	应用前景综合评价分值
1	灭活疫苗	4.83
2	蛋白疫苗	4.80
3	RNA 疫苗	4.76
4	多联多价疫苗	4.70
5	多糖结合疫苗	4.67
6	亚单位疫苗	4.65
7	病毒样颗粒疫苗	4.45
8	病毒载体疫苗	4.41
9	减毒活疫苗	4.32
10	纳米疫苗	3.80
11	多肽疫苗	3.79
12	DNA 疫苗	2.99
13	强毒疫苗	2.00

3. 适于在北京发展的阶段

对疫苗产品是否适合在北京发展的判断，问卷所设问题选项有研发、动物实验、临床试验、生产。对于此项的判断为多项选择，因此某个产品可能有多个阶段适合在北京发展。基于此，每项产品在某个阶段获得 1 位专家的选择，则积累 1 分，超过 2/3 的专家选择，则认为此项产品或应用非常适于在北京发展此阶段；超过 1/3 专家选择，但未过 2/3，则认为此项产品或应用比较适于在北京发展此阶段。

通过数据统计，在北京 DAN 疫苗比较适用进行研发；RNA 疫苗非常适合研发，比较适合动物实验、临床试验和生产；灭活疫苗非常适合生产，比较适合研发和动物实验；病毒载体疫苗非常适合研发，比较适合动物实验和生产；多联多价疫苗非常适合生产，计较适合研发、动物实验和临床试验；多糖结合疫苗非常适合生产，比较适合研发、动物实验和临床试验；减毒活疫苗非常适合生产，比较适合研发和动物实验；减毒活疫苗非常适合生产，比较适合研发和动物实验；亚单位疫苗和蛋白疫苗都非常适合生产，比较适合研发、动物实验和临床试验；多肽疫苗非常适合研发和动物实验，比较适合临床试验和生产；病毒样颗粒疫苗非常适合研发、动物实验和生产，比较适合临床试验；纳米颗粒疫苗非常适合研发，比较适合动物实验和生产（见图6-16）。

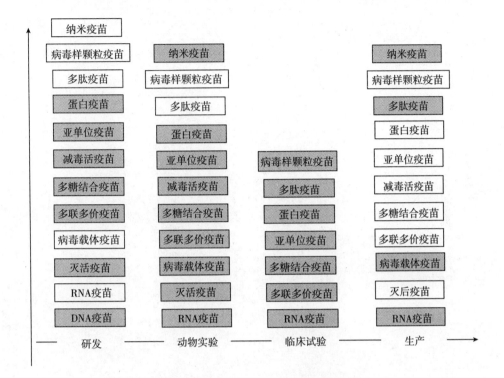

图6-16 在北京适于发展的疫苗各产品

注：图片中白色底框表示非常适于发展、灰色底框表示比较适合发展。

综合专家评价结果，总体而言，在疫苗产品领域北京是最适于进行生产的，其次是研发，最后是动物实验。

（二）疫苗具体技术的评价

1. 成熟技术实现时间

与前文主要产品的评价一样，问卷中，成熟技术实现的选项有已实现；短期5年内；中期5~10年；长期10年以上；无法预见5项。众数作为相应技术的成熟时间的基础判断，再考虑第二众数，综合获得各项技术估计的成熟实现时间（其中如果对一项技术的判断，选择不同选项的数接近，那么认为专家判断的实现时间为两个选项的时间之间）。可能在短期、中期、长期不同阶段实现成熟技术的情况如图6-17所示。

根据专家判断，制剂相关技术、哺乳动物培养技术、多联多价技术、培养基、发酵设备和西林瓶已实现，源头抗原技术、佐剂技术、病毒和DNA载体技术、mRNA制备技术、纳米载体、脂质体、纯化介质、工具酶的实现需要时间为5年内，抗原递送系统和微流控设备的实现需要时间在10年内。

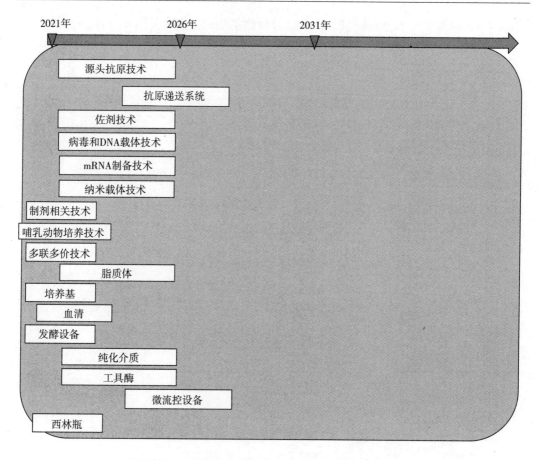

图6-17 北京疫苗领域重要技术的成熟技术实现时间

2. 重要程度判断

问卷中，技术的重要程度评判值范围为1~5，1分表示非常不重要，5分表示非常重要。在此，假设T_{ij}表示第j位专家对第i项技术的重要程度的评价打分；N_{ij}表示第j位专家对第i项技术的熟悉程度，它与第i项技术所属于的产品的熟悉程度值相同；T_i表示第i项技术的重要程度综合评价值。通过加权平均计算出T_i值（范围为1~5），公式如下：

$$T_i = \frac{\sum_{j=1}^{n} N_{ij} \times T_{ij}}{\sum_{j=1}^{n} N_{ij}}$$

经过计算，得到对所有技术的重要程度判断的排序。所有技术的重要程度评价值都大于中间值3分，专家对于发展这些技术，从整体上是比较认可的。评价值达到4分，则可认为专家认为此技术比较重要，4分以上（包括4分）共有16项（见表6-6）。

表 6-6　北京疫苗领域技术重要程度评价　　　　　单位：分

排序	具体技术	综合评价值
1	mRNA 制备技术	4.69
2	哺乳动物培养技术	4.68
3	多联多价技术	4.62
4	抗原递送系统	4.61
5	西林瓶	4.58
6	佐剂技术	4.57
7	病毒和 DNA 载体技术	4.50
8	源头抗原技术	4.46
9	发酵设备	4.45
10	纯化介质	4.33
11	培养基	4.25
12	纳米载体技术	4.22
13	脂质体	4.17
14	微流控设备	4.04
15	制剂相关技术	4.03
16	血清	4.03
17	工具酶	3.89

3. 适于在北京发展的阶段

对于疫苗领域各技术是否适合在北京发展的判断，有研发、应用示范、产业化、不适合北京发展 4 个选项。对于此项的判断为多项选择，因此，某项技术可能有多个阶段适合在北京发展。每项技术在某个阶段获得 1 位专家的选择，则积累 1 分，超过 2/3 的专家选择，则认为此项技术非常适于在北京发展此阶段，用"√"来表示；超过 1/3 专家选择，但未过 2/3，则认为此项技术比较适于在北京发展此阶段，用"○"来表示；低于 1/3 则认为不适于在北京发展此阶段，用"×"来表示。问卷结果见表 6-7。

表 6-7　北京疫苗领域技术适于在北京发展的阶段的专家评价结果

适于北京发展阶段	研发	应用示范	产业化	不适于
源头抗原技术	√	√	○	×
抗原递送系统	√	√	√	×
佐剂技术	√	√	√	×
病毒和 DNA 载体技术	√	√	○	×
mRNA 制备技术	√	√	√	×

续表

适于北京发展阶段	研发	应用示范	产业化	不适于
纳米载体技术	√	√	√	×
制剂相关技术	√	√	√	×
哺乳动物培养技术	√	√	√	×
多联多价技术	√	√	√	×
培养基	√	√	○	×
脂质体	√	√	○	×
血清	√	√	○	×
工具酶	√	√	○	×
纯化介质	√	√	√	×
发酵设备	√	√	√	×
微流控设备	√	√	√	×
西林瓶	○	√	○	×

如表 6-7 的数据显示，专家认为所有的技术都应该在北京研发、应用示范和产业化。应该"研发"的技术中，16 项非常适于北京研发，1 项比较适于北京研发；应该"应用示范"的技术中，所有技术都非常适于北京应用示范；应该"产业化"的技术中，9 项非常适于北京产业化，8 项比较适于北京产业化。

第五节　北京疫苗领域政策环境与市场环境分析

作为外部环境，政策环境与市场环境对疫苗领域的发展有着非常重要的影响。结合专家的意见以及相关文献分析，本节汇总了未来 10 年可能影响北京的疫苗产业的相关因素。

一、政策环境变化影响

国家层面的与疫苗相关的法律法规和北京市层面的与疫苗相关的规划是影响北京市疫苗领域发展的两大重要影响因素。一方面，《疫苗管理法》《专利法》中的有关条文未来可能会进一步修订完善；另一方面，《"健康北京 2030"规划纲要》《北京市加快医药健康协同创新行动计划（2021—2023 年）》《北京市"十四五"时期高精尖产业发展规划》中指出了医药健康产业未来发展的节点目标。

（一）《疫苗管理法》相关规定与修订方向

《疫苗管理法》第 4 条对疫苗的行业属性和发展方向进行了规定，但在实践中，推进疫苗产业发展的具体配套法规和规范没有落地，因此需要尽快制定具体的部门规章，明确促进疫苗行业高质量发展的规范标准，使疫苗行业发展有法可依、有标准可循。

第 8 条对负责疫苗监督管理工作部门进行了规定，法条中对监管责任落实的主体是"药品监督管理部门"，但 2018 年国务院机构改革，推进了各地成立市场监督管理局，各地的食品药品监督管理局、工商行政管理局和质量技术监督局陆续合并成市场监督管理局，"三局合一"后，实际操作过程存在着监管理念融合难、综合执法实施难和各类资源共享难的问题，加之疫苗生产企业通常为地方财政贡献相当部分的税收，地方政府容易因此故意放松监管，从而导致部门之间互相推诿责任，带来监管缺失的问题。明确政府疫苗生产监管责任，适当引入第三方监管机构对疫苗生产进行监管，补足政府监管能力及监管体系不足之弊端①。

第 22 条指出从事疫苗生产活动的企业应具备的条件之一是"具备适度规模和足够的产能储备"，下一步有必要制定疫苗生产准入制度细则规范。

此外，还规定采取疫苗上市许可持有人制度，但我国药品上市许可持有人制度刚起步，对于疫苗这一特殊药品的制度规范尚不完善。

（二）《专利法》相关规定与修订方向

《专利法》第 42 条指出："为补偿新药上市审评审批占用的时间，对在中国获得上市许可的新药相关发明专利，国务院专利行政部门应专利权人的请求给予专利权期限补偿。补偿期限不超过五年，新药批准上市后总有效专利权期限不超过十四年。"目前尚不能认为我国已经建立了完善的药品专利期限补偿机制。一方面，专利期限补偿的具体审查部门、审查流程、审查标准有待明确；另一方面，专利期限补偿可能带来的药品费用增加、仿制药进入市场时间推迟等后果不可忽视。同时，基于药品与其他商品相比具有特殊性而打破统一的专利有效期限，这虽然有利于在整体上实现药品专利在激励创新与维护公共利益之间的平衡，但也将带来不同药品专利之间不平衡的新问题。鉴于此，我国有必要对药品专利期限补偿的条件、对象、程序、时间、异议、延长期的权利限制等进行选择和细化规定。不能简单地将延长专利期限作为给予专利权人回报的"万能良方"。将药品专利期限延长制度与其他方法配合使用更有利于实现最优解。例如，可通过健全全民医保体系和推进国家药品价格谈判机制抵消药品专利期限延长产生的负面影响②。

（三）"十四五"规划的新目标

《"健康北京 2030"规划纲要》指出，到 2030 年，与国际一流的和谐宜居之都相适应的现代化卫生与健康治理体系基本建立，人人享受健康生活、人人享有基本医疗卫生服务、人人拥有健康环境的局面基本形成，人均期望寿命、婴幼儿死亡率、孕产妇死亡

① 张林琳，范阳东.《疫苗管理法》施行后疫苗生产环节法律问题探索［J］. 中国初级卫生保健，2021，35（4）：7-9.

② https：//www.xianjichina.com/news/details_225229.html.

率等主要健康指标继续保持国际先进水平，健康中国首善之区基本建成。2030 年北京市健康服务业总规模达到 1.6 万亿元。

《北京市加快医药健康协同创新行动计划（2021—2023 年）》指出，2023 年，北京医药健康产业创新发展继续保持国内领先，医药健康工业和服务业总营业收入突破 3000 亿元（不包括新冠疫苗特定条件下增量），产业创新力、竞争力、辐射力全面提升，基本实现国际化高水平集群式发展。

《北京市"十四五"时期高精尖产业发展规划》指出，2025 年主要目标是基本形成医药健康现代产业体系。2025 年医药健康产业实现营业收入 1 万亿元，其中医药制造达到 4000 亿元。

二、市场环境变化影响

疫苗产业的市场瞬息万变，北京市需要提前做好应对准备。在国内市场方面，虽然国药和科兴控股占据了新冠疫苗生产和销售的主要份额，但北京市在其他新型疫苗领域，除研发环节外，成果转化和生产等阶段面临越来越多的外地的竞争。此外，在国际市场方面，全球疫苗四大巨头有长期研发、新产品储备与专利布局优势，领先中国企业不少于 10 年。北京还面临其他市场因素变化的影响。

（一）全球性原材料短缺与供应链安全

北京在疫苗领域基础研究水平不输于国外，部分领域甚至超前，但在佐剂、血清等关键核心技术、工艺等方面与国际领先水平还存在较大差距，产业链存在着关键仪器设备与原材料缺乏等瓶颈，严重依赖西方尤其是美国，产业链呈碎片化特征，稳定性非常薄弱。北京疫苗企业在未来发展中将面临残酷的技术、原材料与设备"卡脖子"，知识产权冲突和国际竞争等问题。由于新冠肺炎疫情还在继续，对于疫苗的需求在增加，全球范围内可能出现原材料的紧缺。如果在接下来几年，全球每个人每年都还需要进行一次疫苗接种，那么生产疫苗特别是新型高端疫苗所必需的质粒 DNA、RNA 聚合酶、限制性内切酶和脂质纳米颗粒等高端原材料将会很快出现供不应求的情况，各大疫苗厂商都已把供应链的安全性放在首要位置[①]。2021 年 2 月 5 日，美国总统拜登就签署行政命令，利用《国防生产法》（*Defense Production Act*）保证新冠疫苗的生产和供应，美国本地的疫苗生产企业将优先获得疫苗生产的原材料和关键设备，以保证能顺利交付疫苗。面对生产疫苗所需关键原材料的美国出口限制越来越严格，全球整个产业链可能被打乱，甚至被"卡脖子"，生产可能面临急剧下降的危险。随着全球产业链断裂风险的加大，亟待推进短板技术突破和首台（套）设备研发相关攻关计划，以应对高端仪器设备、原材料短缺引起的供应链与产业链断裂的风险。

---

① Anke Geipel-Kern. 疫苗原材料的生产将会走向何方？[J]．流程工业，2021（4）：38-39.

（二）新冠病毒得到控制后的需求减弱

众多专家对在今后 2~3 年有效控制全球新冠肺炎疫情充满信心。钟南山院士在 2021 年与美国专家福奇网上会晤时曾说过，凭借现有的医疗设备与药物，难以在短期内消灭新冠病毒，全人类至少需要 2~3 年的时间来实现群体免疫，建立好全面的免疫屏障后方可有望控制住疫情的再暴发[①]。在新冠肺炎疫情得到广泛控制的情况下，对于新冠病毒疫苗的需求将会下降，各类疫苗生产厂家需要开发新的产品和开拓新的市场来维持自身的可持续发展。

（三）疫苗的临床负面影响可能促进监管升级

专家指出，对疫苗需要进行长期观察，如今只有乙肝疫苗做到了 10 年以上的长期观察。新冠疫苗才开始使用，还不足以观察到负面的临床反应，需要大量后期（甚至是 5 年后）的数据完成安全性风险验证。在美国的疫苗产业发展史中，曾发生过多次疫苗株变异、灭活工艺缺陷、质检不过关等问题，政府用时 100 多年才逐步建成较完善有效的监管体系。数次重大事故促进监管升级，是整个疫苗行业走向规范和成熟的必经之路。

（四）未来疫苗市场转型带来重大市场变革

除各个国家自己的计划免疫项目（政府采购、刚性需求）作为疫苗行业能长期稳定增长的基础，包括此次的新冠疫苗，其他针对肺炎、HPV 和流感等疾病的新型或多价疫苗有望成为新一轮疫苗产业的高增长的重磅产品。例如，科兴控股就在推进百白破系列联合疫苗、肺炎球菌系列疫苗、乙肝疫苗、麻腮风系列减毒活疫苗等 10 多个疫苗品种的研发，力争在未来几年内陆续上市。但总体来说，北京疫苗企业的产品结构较为单一，主要业务品种为灭活疫苗、减毒疫苗等传统疫苗，新型疫苗品种较少。例如，科兴控股的主要产品为灭活疫苗与减毒疫苗品种，病毒载体疫苗、重组疫苗等新型疫苗产品布局较弱。国内做人乳头病毒（HPV）九价疫苗研发的机构有 11 家获得批件，而北京没有 1 家。新型疫苗是二类疫苗市场增长的重要驱动力，北京疫苗企业亟待推进新型疫苗、多联多价疫苗以及治疗性疫苗的研发布局与市场开拓，适时拓展业务范围，开拓抗体药物、细胞治疗等领域研发布局。现阶段的国际大型疫苗企业早就布局了研发治疗性疫苗，针对难以解决的病毒型疾病（如 HIV 病毒），其临床研究正迈向治疗型疫苗时代。一旦取得突破，将带来重大的市场变革和巨额利润，可能一种成功新型治疗性疫苗就会带来几百亿美元的年收入。北京疫苗企业亟待推进新型疫苗、多联多价疫苗以及治疗性疫苗的研发布局与市场开拓，适时拓展业务范围，开拓抗体药物、细胞治疗等领域研发布局。

（五）日趋激烈的国内外竞争

除新冠疫苗的新型疫苗领域，北京还将不得不面临日趋激烈的国内外竞争。我国大

---

① 傅鹏. 钟南山对话福奇：至少要 2~3 年才能在世界范围内群体免疫［EB/OL］. https：//view. inews. qq. com/a/20210303A05F6V00. 2021-03-03.

部分疫苗还是比较底层（如民海生物在做的四价五联二倍体狂犬疫苗，已是国内领先，但葛兰素史克（GSK）已经是六联、七联的产品），有不少于10年的差距。全球的疫苗市场几乎由GSK、默沙东、辉瑞和赛诺菲四大公司垄断。这4家国际企业通过不断收购极具潜力的重磅产品（自主研发为辅），逐渐形成并长期维持各自的全球垄断地位，有着长时间的研发和新产品储备，能够游刃有余地通过控制上市放量情况主导国际竞争。由于利润空间巨大，在新冠肺炎疫情期间成长起来的北京疫苗领域企业，在未来要巩固国内市场或拓展国际市场时，将面临残酷的国际竞争、知识产权冲突和"卡脖子"技术等问题。

国内竞争格局日益激烈。北京疫苗领域新技术新产品外流问题突出，除研发环节外，成果转化与生产环节面临越来越多外省市的竞争。在京科研机构在寻求产业化合作企业时，往往不愿考虑京津冀，而倾向于寻求苏州、深圳等地的企业落地转化，如军事医学研究院的mRNA疫苗，合作企业是苏州艾博和云南沃森。可以看出，北京疫苗新技术、新产品研发流到外地的问题较突出，亟待政府部门提高重视，加强对技术落地京津冀区域的支持力度。

第六节　北京疫苗领域产业技术路线图形象化绘制及解读

一、路线图基本结构

以课题组研究、梳理的北京市疫苗领域发展关键要点表为基础，结合针对疫苗产品、关键技术两个层面进行的德尔菲调查问卷结果及专家研讨，绘制面向未来10年的北京市疫苗领域产业技术路线图，如图6-18所示。

首先，产业技术路线图共分为五层，分别为政策环境、市场环境、疫苗产品、研发关键技术、交叉技术与科学。政策环境体现对北京市疫苗未来技术、产品、市场发展具有影响力的相关政策与法律法规。市场环境体现北京市疫苗相关企业发展所面临的区域市场竞争环境，上下游产业链、创新链环境，企业困境等。疫苗产品体现目前几类较为重要的疫苗品类情况。研发关键技术体现在疫苗产业研发、生产、流通等上下游不同环节的关键核心技术情况。纳米技术、温控技术、信息溯源技术、材料科学、生物物理学等其他领域或交叉领域的技术与基础科学。

其次，产业技术路线图的横向代表时间，2021~2031年，即面向未来10年的时间跨度，图6-18中各项的长度代表实现的时限。如政策环境《疫苗管理法》要制定疫苗生产准入制度细则规范实现时间在2024年左右，疫苗产品中RNA疫苗在未来5年的时间可以实现。

再次，产业技术路线图中各项的不同颜色代表不同的重要程度或发展前景得分。针对政策环境，灰色代表目前实施的政策条款或市场环境因素，黄色代表未来可能出台或完善的政策制度以及可能面临的市场环境变化。针对产品和技术共分 5 个分值：1 分为紫色，2 分为粉色，3 分为黄色，4 分为绿色，5 分为蓝色。例如，政策环境中的《专利法》完善关于新药定义、补偿期限计算等实施细则为黄色，表示是未来可能出台的政策条款；疫苗产品中强毒疫苗的颜色为粉色，表示该疫苗产品的未来发展前景得分为 2 分。

最后，产业技术路线图中的连线代表强关联关系，由于政策环境、市场环境均为环境性要素，因此路线图仅对研发关键技术和交叉技术与科学对疫苗产品的影响角度进行关联分析，共性关键技术直接连线疫苗产品总框。例如，抗原递送系统是 DNA 疫苗和 RNA 疫苗产品研发的关键技术，培养基、血清、西林瓶等是疫苗产品的共性关键技术。

二、路线图解读

政策层面，在国家法律法规和北京市相关规划的顶层政策框架下，未来 10 年，北京市医药健康产业将得到快速发展。《疫苗管理法》中在疫苗生产准入制度、疫苗上市许可持有人制度、疫苗行业发展的具体配套法规和规范、疫苗生产监管主体等方面存在的不足已经引起各方重视，有望在 2025 年以前进一步修订完善。《专利法》指出药品专利期限补偿制度，但如何实施还需要出台更加细化的具体举措，预计在 2030 年前，药品专利期限补偿的条件、对象、程序、时间、异议、延长期的权利限制等会有细化规定。

在市场层面，未来 10 年，北京将面临越来越大的国内和国际竞争压力。首先，如果是新冠肺炎疫情短期内（1 年内）得不到控制，为了应对潜在的全球疫苗原材料短缺，北京市要主动加快原材料替代和工艺设备的全链条研发生产攻关。其次，如果新冠肺炎疫情在 2~3 年或以后得到广泛控制，主要的新冠疫苗生产厂家需要积极主动地利用疫情期间赚取的高额利润提前布局，开发新的产品和开拓新的市场来维持自身的可持续发展。再次，北京市要未雨绸缪，创新疫苗管理方式，建立新冠等疫苗临床负面影响的上报途径，提前制定相关的公共风险管理预案，在管理过程中建立越来越规范与合理的监管模式和制度。最后，由于新型治疗型疫苗等新产品利润巨大，北京的疫苗企业在拓展新市场时将面临激烈的国际竞争，要提前布局新技术与新产品的国际市场突围策略。

在产品层面，13 个疫苗产品中灭活疫苗、蛋白疫苗、RNA 疫苗、多联多价疫苗、多糖结合疫苗、亚单位疫苗、病毒样颗粒疫苗、病毒载体疫苗、减毒活疫苗 9 项产品应用前景均很好。所有疫苗产品在北京最适于进行生产，其次是研发，再次是动物实验，只有 RNA 疫苗、多联多价疫苗、多糖结合疫苗、亚单位疫苗、蛋白疫苗、多肽疫苗和病毒样颗粒疫苗 7 个疫苗产品比较适于临床试验。

在技术层面，17 个疫苗制备技术中除工具酶，其余 16 个技术的重要程度均较高。

所有技术都适于在北京研发、应用示范和产业化：西林瓶较适于北京研发，其余 16 项技术均非常适于北京研发；所有技术都非常适于北京应用示范；佐剂技术、制剂相关技术等 9 项技术非常适于北京产业化，源头抗原技术、病毒和 DNA 载体技术等 8 项技术较适于北京产业化。

第七节　推进北京疫苗领域创新发展的政策建议

一、加强前瞻性研究与关键核心技术攻关

自新冠肺炎疫情以来，疫苗产业的战略地位得到国家的重视，但疫苗关键技术攻关与产品研发需要投入巨量资金，研发周期一般需要 10 年以上，由于其作为药品的特殊性，市场门槛非常高，且近年来疫苗单品呈现迭代加速的趋势，研发投资风险进一步加大。

政府要制定战略规划加强支持基础研究与技术储备，支持前沿与新兴交叉学科的基础研究，加强对现代生物技术等疫苗相关领域的前瞻性、颠覆性技术的研究布局以及核心技术的专利布局。制订疫苗领域科技攻关计划，加大对重大技术攻关的支持力度，系统推进 mRNA 制备技术、抗原递送系统、多联多价技术、佐剂技术等关键核心技术研发攻关；重视 mRNA 序列设计、递送系统等关键核心技术的专利布局；推动培养基、脂质体、微流控等高端原材料及设备的国产化替代。

二、加快新型疫苗产业化与国际化发展

未来全球疫苗市场增长潜力巨大。全球疫苗四大巨头借助长期研发积累、新产品储备与专利布局优势，长期维持全球垄断地位，占据全球疫苗 90% 的市场份额[①]。北京市要想抓住疫苗产业发展的战略机遇期，做大做强疫苗企业，在现代疫苗产业集中化进程加速的竞赛中大浪淘沙脱颖而出，需开展多元化、多模式的业务拓展，积极推进疫苗产业国际化。

加快多联多价疫苗、mRNA 疫苗等新型疫苗品种的开发与产业化。支持疫苗技术平台建设，支持疫苗开发机构破解临床试验资源缺乏的难题，加速疫苗新品种开发、临床试验与产业化。支持企业适时开展疫苗、抗体、基因治疗等多元化业务布局，培育企业新的增长点。鼓励企业适时多元化发展模式，可选择企业自主创新拓展，或通过并购重

---

① 前瞻经济学人. 2020 年全球疫苗市场现状与竞争格局分析　四大巨头高度垄断［EB/OL］. https：//baijia-hao. baidu. com/s?id＝16677188873796493772&wfr＝spider&for＝pc. 2020－05－26.

组、合作等方式积极推进疫苗产业国际化战略。未来全球疫苗市场增长潜力巨大，要做大做强疫苗产业，需制定国际突围策略，加大对企业疫苗产品国际注册、WHO 预认证和疫苗产品出口等支持力度，助力企业参与国际竞争。

三、推进产业技术创新战略联盟机制建设

北京疫苗产业链创新主体之间、上下游之间沟通合作渠道不够畅通，创新链融合不够密切。北京市具有非常显著的研究优势，但科研机构往往不在北京市本地寻找合作单位，军事医学研究院做 mRNA 疫苗研究，合作企业不是北京企业，而北京市本地具有承接能力的企业自己也做研发，如民海与科兴。此外，创新链内部的上下游研发机构之间的沟通合作不够畅通，如疫苗开发和投递系统研究机构之间应加强合作。

政府需从产业链统筹入手，推进产业创新战略联盟机制建设，促进产学研深度融合。围绕产业链部署创新链，加强创新网络平台构建与创新资源对接，推动京津冀区域产业协同创新合作，激发疫苗企业、高校、科研机构与新型研发机构（全球健康药物研发中心）的创新活力，促进北京疫苗产业强链补链。

四、完善政府服务机制与产业生态环境

北京市因户籍与成本问题，同时受苏浙等其他省市政府优惠政策的吸引，疫苗新技术、新产品落地转化受到明显影响。北京市具有明显的科研资源优势，但是科研机构的新技术、新疫苗产品大部分留到外地，产业化合作企业都不是北京企业。留住疫苗潜在产业化资源，需加强疫苗企业，包括 CRO、CDMO 等主体的市场需求调研，完善政府服务机制，加强在资金资助、物理空间、人才安置、配套服务等层面对企业的政策支持力度，支持疫苗研发和生产落地北京。

优化北京疫苗产业创新生态环境、营商环境。紧抓"两区"建设机遇，优化营商环境，突破审批政策，对注册在北京自贸区的企业提供政策层面的便利和支持，进一步推进疫苗产业的集聚效应，带动整体行业的快速增长，促进疫苗发展为北京市的支柱性产业。关注因临床资源缺乏、因疫情研发受阻等"次生"影响引起的疫苗研发周期加长等问题，帮助企业加快疫苗研发周期。

五、完善长效监管机制与风险战略预案

疫苗管理体系历来存在重审核而轻监管的问题，同时疫苗需要进行长期观察负面临床反应，如今只有乙肝疫苗做到了 10 年以上的长期观察。新冠疫苗才开始使用，还不足以观察到负面的临床反应。北京市政府要未雨绸缪，主动建立应急疫苗（新冠）管理路径、创新完善常用疫苗管理路径等，为疫苗产业长期发展建立长效监管机制。

完善疫苗领域相关法律法规的配套实施细则。针对涉及疫苗的药品专利期限具体审查部门、流程、标准需进一步明确，重视专利期限补偿制度可能带来的药品费用增加、

仿制药进入市场时间推迟等问题。此外，国内国际新冠肺炎疫情形势及贸易摩擦的风险不断变化，需要加强对疫苗产业链相关主体的风险管理，提前制定战略预案。调整以往精益库存的管理思路，加强关键原材料和成品储备的冗余库存，以备疫情加重以及贸易摩擦的关键情况下能够保住供应链。

第七章 北京基因编辑领域产业
技术路线图绘制

基因编辑领域是北京市"十四五"时期重点发展的医药健康子领域之一。基因编辑技术近年来快速发展,已在动植物育种改良、生命科学基础理论研究及人类健康等领域受到广泛重视,成功掀起了颠覆性技术创新的革命。为绘制北京市基因编辑领域技术路线图,课题组前期重点开展文献资料收集整理、专利分析、专家访谈、实地调研与案例分析,之后召开了多次大型专家会和小型研讨会,后期在专家头脑风暴会议的基础上初步绘制出路线图,最后进行了专家咨询、修改、完善及路线图可视化。

第一节 基因编辑领域产业技术路线图边界界定

一、技术概述

基因编辑技术,是对目的基因进行定点突变、插入或敲除的一种有效方法[①],是合成生物学研究的热点。它作为一项易获得的、可编程的、精准基因编辑工具,是能够大范围应用于多个医学领域的医学工程技术。基因编辑技术近年来蓬勃发展,技术本身得以不断改进,新成果加速涌现,已在疾病治疗、作物育种、工业微生物设计、病毒核酸检测等领域开展了大量应用研究,展现出良好的应用前景,特别是用于癌症、心脑血管疾病、遗传性疾病的治理方面引起极大关注。尽管基因编辑技术研究与应用快速发展,但是基因编辑技术仍然面临脱靶、伦理和安全性等争议与挑战[②]。

梳理技术路径,基因编辑技术可分为三代:第一代是锌指核酸酶(ZFNs)技术;

---

① Doudna J A. The promise and challenge of therapeutic genome editing [J]. Nature, 2020, 578 (7794): 229-236.

② 陈云伟,陶诚,周海晨,张志强. 基因编辑技术研究进展与挑战 [J]. 世界科技研究与发展,2021,43 (1): 8-23.

第二代是类转录激活因子效应物核酸酶（TALENs）技术；第三代是规律间隔成簇短回文重复序列 CRISPR/Cas 系统①，为该技术做出卓越贡献的法国科学家埃曼纽尔·卡彭蒂耶（Emmanuelle Charpentier）和美国科学家詹妮弗·杜德纳（Jennifer A. Doudna）因此获得 2020 年诺贝尔化学奖。此外，由 CRISPR/Cas 衍生的，2016 年的单碱基基因编辑技术（Base Editor，BE，有研究组将其称为 3.5 代或第四代基因编辑技术）、2019 年引导编辑技术（Prime Editors，PE）、RNA 编辑技术的问世更是将基因编辑技术推向了新高潮②。

锌指核酸酶技术（Zinc Finger Nucleases，ZFNs）。ZFN 是人工核酸酶定点诱导 DSBs 的突破，也称为第一代基因编辑技术。ZFN 由锌指蛋白（Zinc Finger Protein，ZFP）和 FokI 内切酶的核酸酶结构域组成，前者负责识别，后者负责切割 DNA。ZFP 是自然存在的蛋白结构，其由锌指结构（Zinc Finger，ZF）组成，ZF 能识别特定的 3 个连续碱基对，因此可通过串联 ZF 的数量调整 ZFN 的识别特异性。FokI 通过 N 端与 ZFP 连接，由于 FokI 以二聚体的形式发挥切割作用，因此 ZFN 在使用时需要成对设计。作为新型基因编辑工具，ZFN 从 2001 年开始被陆续用于不同物种的基因编辑，但是 ZFN 技术存在很大的局限性，如成本高、难以实现多靶点编辑等③④。

TALENs 技术 TALE（Transcription Activatorlike Effector）基序的发现催生了第二代基因编辑技术——TALENs（TALE nucleases）。TALEN 的构造与 ZFN 类似，由 TALE 基序串联成决定靶向性的 DNA 识别模块，与 FokI 结构域连接而成。与 ZF 基序不同，一个 TALE 基序识别一个碱基对，因此串联的 TALE 基序与所识别的碱基对是一一对应的关系。对于相同的靶点 TALENs 有与 ZFNs 相同的切割效率，但是毒性通常比 ZFNs 低，另外其构建也比 ZFNs 容易。然而，TALENs 在尺寸上比 ZFNs 大得多，而且有更多的重复序列，其编码基因在大肠杆菌中的组装更加困难。

CRISPR/Cas 系统原本是细菌和古菌进化出来用于抵御外来病毒及质粒 DNA 的适应性免疫系统。Ⅱ型 CRISPR/Cas 系统依赖于外源 DNA 片段在规律成簇的短间隔回文重复（Clustered Regularly Interspaced Short Palindromic Repeat，CRISPR）位点整合，其经过转录及剪切后产生短的 CRISPR RNAs（crRNAs），crRNA 与反式转录的 crRNA（Trans-activating crRNA，tracrRNA）退火结合，然后引导 Cas9（CRISPR associated protein 9，Cas9）蛋白介导序列特异性的外源 DNA 降解。与 ZFNs 和 TALENs 技术相比，CRISPR/

① 宋秀芳，魏雪梅，郑丽丽，赵亚娟，张可心，刘春光，胥伟华. 基因编辑的技术分析与思考［J］. 中国科学院院刊，2020，35（12）：1510-1524.

② 卢俊南，褚鑫，潘燕平，陈映羲，温粦，戴俊彪. 基因编辑技术：进展与挑战［J］. 中国科学院院刊，2018，33（11）：1184-1192.

③ Chandrasegaran S, Carroll D. Origins of programmable nucleases for genome engineering［J］. J Mol Biol, 2016, 428（5）：963-989.

④ Bibikova M, Carroll D, Segal D J, et al. Stimulation of homologous recombination through targeted cleavage by chimeric nucleases［J］. Mol Cell Biol, 2001, 21（1）：289-297.

Cas9 的设计简单，而且成本很低，对于相同的靶点，CRISPR/Cas9 有更好的靶向效率。2020 年的诺贝尔化学奖即颁给了 CRISPR-Cas9 技术。诺贝尔委员会在官方颁奖词中表示，这一技术有望催生创新性癌症疗法[①]。结合大数据时代基因组学和转录组学测序的优势，基于 CRISPR-Cas9 的临床测试变得可能，建立基因组学和转录组学测序平台能够支撑精准的、全面的疾病发病机理分析[②]。

其他近年新兴的基因编辑技术还有单碱基基因编辑技术、引导编辑技术、RNA 编辑技术等。

单碱基基因编辑（Base Editing）技术为 crispr/cas 技术的衍生，crispr/cas 技术可以实现定点突变，但其诱导的 NHEJ 修复可能带来的碱基随机插入、缺失是潜在的危险因素。Cas9 的突变体 Cas9n、dCas9 无切割双链 DNA 的功能，可以发挥寻靶定位作用；构建 CRISPR/Cas9n/dCas9 导向的单碱基编辑技术可以提供蛋白/结构域以催化特定碱基转换。BE 由具有单链切割活性的 Cas9 蛋白（nCas9）和具有靶向催化脱氨反应的碱基脱氨酶融合而成，实现对靶点的碱基替换[③]。

引导编辑（Prime Editors，PE）技术，PE 技术是 2019 年由美国哈佛大学 David Liu 实验室首次提出的新的基因编辑方法，其可不依赖于 DSB 和供体 DNA 模板，而实现目标位点的插入/缺失和所有 12 种类型点突变。PE 由主编辑引导 RNA（Prime Editing Guide RNA，pegRNA）和连接到逆转录酶（Reverse Tran-scriptase，RT）结构域的 nCas9 融合而成。与 BE 相比，PE 具有更加广阔的应用前景，但 PE 系统及其应用仍有亟待改进之处，如 sgRNA 依赖性或非依赖性的脱靶效应尚且未知、PE 介导的高碱基插入/缺失率以及 PE 系统在成体动物中的递送等问题。

RNA 编辑技术，与 CRISPR 家族蛋白（如 Cas9）对 DNA 进行编辑来修改基因/调控基因表达不同，Cas13 酶通过与 crRNA 结合而激活内源 RNase 活性来切割目标 RNA，是一种更灵活且具有可编程的技术。

总体来看，基因编辑技术可以分为归巢核酸内切酶（MN）、锌指核酸酶（ZFN）、转录激活因子样效应核酸酶（TALEN）和常间回文重复序列丛集关联蛋白系统（CRISPR/Cas）四类（见图 7-1），其中 TALEN 和 CRISPR/Cas 两种技术在设计、性能、精准性和高效率方面优势明显，CRISPR/Cas 由于其高效性和简易性等优点已成为当前最主流的基因编辑技术。

① 诺奖医学峰会企鹅号. 两位女科学家因"基因编辑技术"斩获 2020 年诺贝尔化学奖［EB/OL］.［2020-10-09］. https：//new. qq. com/omn/20201009/20201009A04GQ400. html. 2020-10-09.

② Liting You, Ruizhan Tong, et al. Advancements and Obstacles of CRISPR-Cas9 Technology in Translational Research［J］. Molecular Therapy：Methods & Clinical Development，2019，6（13）：359-370.

③ 权春菊，郑忠亮. CRISPR/Cas 及其衍生编辑技术在基因治疗中的应用进展［J］. 生物技术进展，2021，11（4）：518-525.

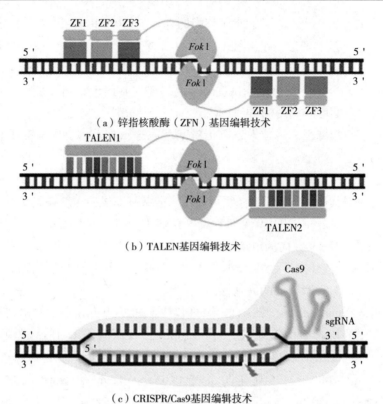

（a）锌指核酸酶（ZFN）基因编辑技术

（b）TALEN基因编辑技术

（c）CRISPR/Cas9基因编辑技术

图7-1　ZFN、TALEN 及 CRISPR/Cas9 基因编辑技术的对照

二、技术分解

基因编辑技术的核心机制是引入靶向 DNA 双链断裂（Double Strand Break，DSB）来刺激基因编辑过程，然后激活细胞 DNA 修复通路[①]。目前，第三代基因编辑技术已经是主流，并且仍在此技术方向上不断向前发展。CRISPR/Cas 系统既具有 CRISPR 核酸酶的可编程性和灵活性，又具有扩展功能，使基因编辑不依赖传统的 DSB。

CRISPR/Cas 系统包括 crRNA（CRISPR‐de‐rived RNA）和反向激活 crRNA（Trans‐activating crRNA，tracrRNA）以及 Cas 蛋白 3 部分。CRISPR/Cas 的衍生编辑技术包括碱基编辑器（Base Editors，BE）、Prime Editors（PE）和 Cas13 效应器。

BE 由具有单链切割活性的 Cas9 蛋白（nCas9）和具有靶向催化脱氨反应的碱基脱氨酶融合而成，实现对靶点的碱基替换。Prime Editors（PE）由主编辑引导 RNA（Prime Editing Guide RNA，pegRNA）和连接到逆转录酶（Reverse Tran‐scriptase，RT）结构域的 nCas9 融合而成。Cas13 效应子系统包括 crRNA 分子和 Cas13 蛋白，其复合体

---

① 权春菊，郑忠亮 . CRISPR/Cas 及其衍生编辑技术在基因治疗中的应用进展［J］. 生物技术进展，2021，11（4）：518-525.

结构靶向目标 RNA 位点，该位点刺激 Cas13 的 HEPN 结构域的 RNase 催化活性，从而触发其切割①。

三、路线图边界确定

北京基因编辑技术路线图是从产业链维度进行界定，包括基因编辑技术、基因编辑技术平台、基因编辑技术应用，以及影响基因编辑发展的市场环境、政策环境、监管环境等。

基因编辑技术是对基因进行修饰、编辑而获得新的特征或功能的技术，主要是高校、科研机构和一些高技术企业提供基础研究成果的专利技术授权，处于基因编辑产业链上游。基因编辑技术平台主要是由产品类供应商和技术开发类的基因编辑公司提供基因编辑相关产品、设备和技术服务等，将产业链上游的基础研究成果转化为商业化应用技术。基因编辑技术应用主要是包括制药企业、临床试验企业以及动植物育种公司等终端用户②，实现基因编辑技术在疾病治疗、作物育种、工业微生物等领域的应用。

第二节　基因编辑领域科学研究态势分析

一、研究方法

（一）确定关键词

本节基于确定分析的技术方向，对各技术方向进行技术分解，根据分解结果确定每个技术方向的关键词（见表 7-1）。

表 7-1　基因编辑各技术方向的关键词列表

技术方向	二级技术方向	关键词
CRISPR/Cas	CRISPR/Cas 系统	Clustered Regularly Interspaced Short Palindromic Repeat（CRISPR）
	Base Editing	Base Editing，Base Editor，Cyto-sine Base Editors（CBE）、Adenine Base Editors（ABE）
	Prime Editor	Prime Editing Guide RNA、pegRNA、Reverse Tran-scriptase（RT）、Primer Binding Site（PBS）
	CAS13	Cas13、crRNA、RNase

① 权春菊，郑忠亮．CRISPR/Cas 及其衍生编辑技术在基因治疗中的应用进展［J］．生物技术进展，2021，11（4）：518-525.

② 中国科学院颠覆性技术创新研究组．颠覆性技术创新研究：生命科学领域［M］．北京：科学出版社，2020.

（二）检索数据库和分析工具

本书在 Web of Science 数据库的核心合集（数据库时间跨度为 2010~2021 年）中进行检索。综合使用的软件工具包括：Derwent Data Analyzer（DDA）数据清洗分析工具、Excel、Vosviewer、Gephi 和 incites。

（三）分析方法

本节对所获得的样本从多个角度展开分析：首先，通过各个年度的发文数量综合考察 CRISPR 各技术分支的论文增长态势；其次，使用可视化软件对检索结果进行主题词聚类分析和机构合作关系分析，揭示其研发热点以及国际合作影响力。

二、文献检索分析

（一）Crispr

本次分析在 Crispr/Cas9① 的相关论文中提出动物和植物相关的研究，并选取近 10 年发表的论文，共计 11417 篇，以探究 Crispr/Cas 的技术热点和发展方向。其中，高被引论文 362 篇，最高被引频次为 7089 次②。

1. 发文量分析

Crispr 技术相关的论文发表于 2002 年，Jansen 等提出在研究一个新的重复 DNA 序列，其特点是直接重复，大小从 21 到 37bp 不等，中间有类似大小的非重复序列。为了了解其特征结构，称之为成簇的规则间隔短回文重复序列（Crispr）。2002~2014 年，Crispr 的论文发表量较低，年均在 100 篇左右，这个时期 Crispr 的技术主要集中于基础性研究，研究主体围绕菌类、蛋白序列研究；2015 年至今，Crispr 技术快速发展，在生物化学实验、人类生物学等方向开展研究和应用探索（见图 7-2）。

2. 热点技术分析

采用 VOSviewer 工具对 SCIE 论文的作者关键词字段进行清洗、合并同义词，共现和聚类可视化分析。

根据 Crispr/Cas9 的研究热度规律，按照 2010~2015 年、2016~2011 年两个时间段进行关键词共现分析。如图 7-3 和图 7-4 所示，发现 2010~2015 年的共现关键词数量远小于 2016~2021 年的共现关键词数量。表 7-2 提取了两个时间段共现频次 TOP20 的技术关键词。

从图 7-3、图 7-4 和表 7-2 可以看出，2010~2015 年的技术主要围绕细菌、古菌、

---

① TS =（（"Clustered Regularly Interspaced Short Palindromic Repeat＊" OR CRISPR＊）not（cow or swine or porcine or hen or bovine or chicken or rabbit or goat or ＊fish or animal or mouse or mice or pig or sheep or corn or wheat or plant or vegetable or rice or fruit or soybean or agriculture or ocean＊ or sea＊ or " aquatic product" or HERBICIDE＊）），https：//www. webofscience. com/wos/woscc/summary/e3fb1823-1efa-4d2d-a439-1901577eaa53-1442e558/times-cited-descending/2.

② Jinek M, Chylinski K, Fonfara I, et al. A Programmable Dual-RNA-Guided DNA Endonuclease in Adaptive Bacterial Immunity［J］. Science, 2012, 337（6096）：816-821.

病毒、微生物、果蝇、秀丽隐性感线虫、蓝藻相关基因编辑技术探索，探索方向包括同源重组、细胞凋亡、基因靶向、基因分型、水平基因转移、防御机制等。

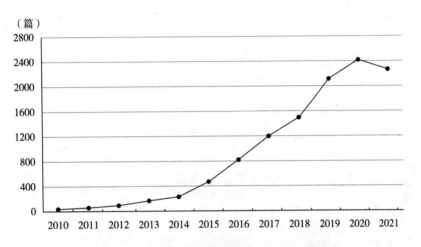

图 7-2　Crispr/Cas9 基因编辑技术近 10 年发文趋势

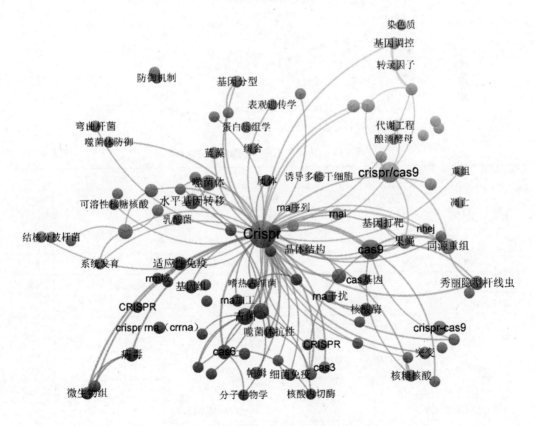

图 7-3　2010~2015 年 Crispr 技术热点分布

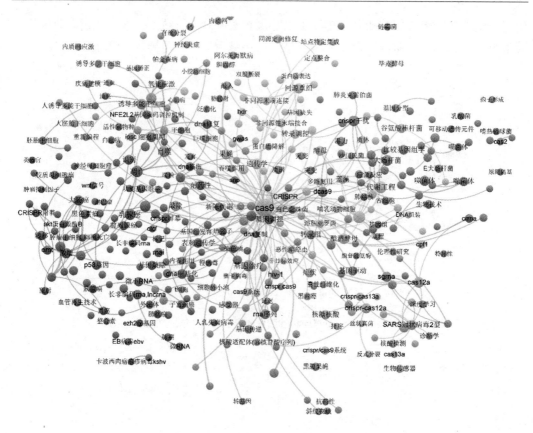

图 7-4　2016～2021 年 Crispr 技术热点分布

表 7-2　共现关系中 TOP20 的关键词　　　　　　　　　　单位：次

序号	2010～2015 年		2016～2021 年	
	热点词汇	频次	热点词汇	频次
1	Crispr	135	Cas9 介导	524
2	Crispr/Cas9	41	Crispr 推动代谢工程	99
3	Cas9	35	Crispr 影响细胞凋亡	89
4	古菌基因组	17	Crispr 在乳腺癌细胞增殖和凋亡的影响	68
5	crRNA	15	细胞自噬	67
6	由质粒或病毒等介导的水平基因转移质粒和病毒	13	基因治疗	67
7	噬菌体	12	Crispr 治疗癌症	65
8	同源重组	12	Crispr 干扰	58
9	果蝇基因敲入	10	酿酒酵母基因调控转录	58
10	Cas6	9	大肠杆菌基因敲除	56

续表

序号	2010~2015 年		2016~2021 年	
	热点词汇	频次	热点词汇	频次
11	适应性免疫	8	Crispr 诱导人类多能干细胞	55
12	秀丽隐杆线虫中 Crispr/Cas9 介导的基因编辑	8	线粒体精准基因编辑	55
13	病毒高通量检测	8	Cas12a	53
14	比较基因组学	7	果蝇基因敲入	49
15	核酸酶载体	7	同源重组修复技术	49
16	基因治疗	6	SARS 冠状病毒 2 型	49
17	细菌免疫机制	5	基因敲除	46
18	crRNA 转录	5	Covid-19	44
19	晶体结构	5	追踪癌细胞转移	44
20	基因打靶	5	基因表达	43

2016~2021 年的研究方向出现急剧扩充，在前期研究基础上进行细化，在基因表达、脱靶等方向上做更深入的探索，更将 Crispr/Cas9 技术应用于人类基因治疗，如各类癌症（乳腺癌、前列腺癌、大肠癌、子宫癌、胶质母细胞瘤、神经母细胞瘤等），还在各类干细胞（人诱导多能干细胞、人胚胎干细胞等），心肌病、帕金森综合征、神经炎症、肺结核。技术方向也扩充到：基因敲入、定向修复、转录调控、基因表达、基因传递、核酸适配体、基因序列定向、应激效应、Crispr 干扰、特异性研究等方向。而且根据年份热点分布来看，Crispr 基于与智能化也产生技术融合，基于基因编辑技术的深度学习是最新热点。另外，基于 Crispr 应用于人类，由此产生的伦理学研究也成为技术点之一。

3. 机构分析

采用 VOSviewer 工具对 SCIE 论文的作者机构字段进行清洗、合并同义词，共现和聚类可视化分析。

根据 Crispr/Cas9 的研究热度规律，按照 2010~2015 年、2016~2021 年两个时间段进行共现分析。如图 7-5 和图 7-6 所示，发现 2010~2015 年的共现研究机构数量远小于 2016~2021 年的共现研究机构数量。共现频次越大其对应的圆点越大。

从图 7-5 和图 7-6 可以看出，2010~2015 年的第一梯队是研究量最大的研究机构，主要包括哈佛大学（Harvard Univ）、加利福尼亚大学（Univ Califberkeley）、麻省理工学院（MIT），这三个研究机构相互合作、对外合作都十分密集。第二梯队主要包括中国科学院（Chinese Acad Sci）、哥本哈根大学（Univ Copenhagen）、巴斯德研究所（Inse Pasteur）、清华大学（Tsinghua Univ）、罗格斯大学（Rutgers State Univ）和佐治亚大学（Univ Georgia）。其中，中国科学院、清华大学主要与第一梯队合作，其他三所研究机构多自成体系，与第一梯队的合作并不密集。

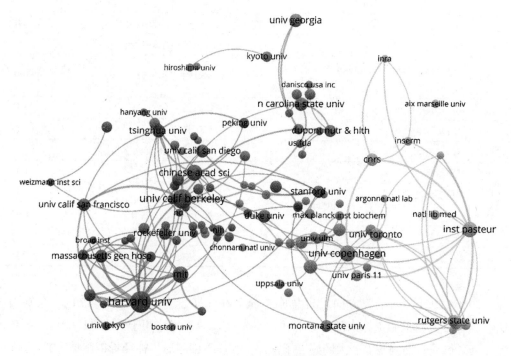

图7-5　2010~2015年研究机构分布

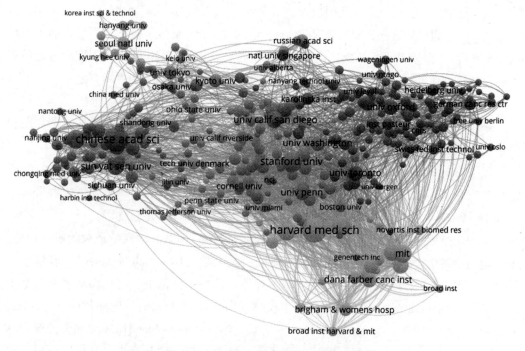

图7-6　2016~2021年研究机构分布

2016~2021 年，研究机构相较于 2010~2015 年明显增多，且合作关系更为密集和充分。最主要的发文机构包括加利福尼亚大学（Univ California）、哈佛医学院（Harvard Med Sch）、麻省理工学院（MIT）、中国科学院（Chinese Acad Sci）、斯坦福大学（Stanford Univ）和牛津大学（Univ Oxford）。这些研究机构相互合作密集，且各自形成自有的合作关系簇。第二梯队主要包括博德研究所（Broad Int）、法国国家科学研究中心（CNRS）、亥姆霍兹协会（Helmholtz Association）等。

4. 主要学术期刊分析

Crispr/Cas9 技术方向共涉及 1337 个期刊出版物，包括 Q1 分区的 637 个期刊、Q2 分区的 328 个期刊、Q3 分区的 207 个期刊和 Q4 分区的 117 个期刊。表7-3 中列出了位列前 20 的期刊。其中，*Science*、*Cell*、*Nature*、*Nature Biotechnology*、*Nucleic Acids Research* 为排名前 5 的期刊，被引频次都达 14400 次以上；*Scientific Reports* 论文数最高，达 437 篇。

表 7-3 Crispr/Cas9 的 TOP20 期刊

期刊名称	Web of Science 论文数（篇）	被引频次（次）	论文被引占比（%）	期刊影响因子	5 年影响因子	分区	排名
Science	65	27614	95.38	47.728	51.434	Q1	1
Cell	105	21324	99.05	41.584	46.899	Q1	2
Nature	101	21251	99.01	49.962	54.637	Q1	3
Nature Biotechnology	98	20025	98.98	54.908	50.516	Q1	4
Nucleic Acids Research	366	14491	92.90	16.971	15.542	Q1	5
Proceedings of the National Academy of Sciences of the United States of America	221	12330	94.12	11.205	12.291	Q1	6
Nature Communications	363	11806	90.36	14.919	15.805	Q1	7
Nature Methods	58	9018	98.28	28.547	44.96	Q1	8
Scientific Reports	437	8885	90.62	4.38	5.134	Q1	9
Molecular Cell	134	8665	97.76	17.97	19.639	Q1	10
Nature Protocols	40	6921	87.50	13.491	17.24	Q1	11
Cell Reports	140	4874	89.29	9.423	10.394	Q1	12
Plos One	251	4543	88.84	3.24	3.788	Q1	13
Acs Synthetic Biology	196	4263	86.73	5.11	5.239	Q1	14
Elife	138	4128	86.23	8.146	9.059	Q1	15
Cell Stem Cell	36	3419	97.22	24.633	26.3	Q1	16
Genome Biology	71	2818	92.96	13.583	17.433	Q1	17
Genetics	59	2631	94.92	4.562	4.845	Q1	18

期刊名称	Web of Science 论文数（篇）	被引频次（次）	论文被引占比（%）	期刊影响因子	5年影响因子	分区	排名
Journal of Biological Chemistry	155	2586	88.39	5.157	5.041	Q2	19
Mbio	88	2476	86.36	7.867	8.322	Q1	20

（二）碱基对编辑器（Base Editing）

碱基对编辑器相关的论文共 193 篇[①]，其中排除动物和植物相关的论文共 92 篇[②]。基于碱基对编辑器为 Crispr 的衍生技术，尚处于探索阶段，因此，考虑到对技术的充分调研，本节分析未将动物和植物相关论文排除在外，分析样本选自 193 篇文本。

1. 发文量分析

Base Editing 技术的论文发表起始于 2017 年，由 Dr. Liu 等发表了论文 *Programmable base editing of A. T to G. C in genomic DNA without DNA cleavage*，提出腺嘌呤碱基编辑器（ABE）介导基因组 DNA 中 AT 向 GC 的转化。自 2017 年至今，Base Editing 的论文量基本持续增长（见图 7-7）。

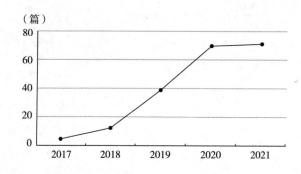

图 7-7　Base Editing 技术的发文趋势

2. 热点技术分析

采用 VOSviewer 工具对 SCIE 论文的作者关键词字段进行清洗、合并同义词，共现和聚类可视化分析（见图 7-8）。可以看出，碱基对编辑器的研发覆盖了植物、动物和

---

① TS=（"cyto-sine base editors" OR "cyto-sine base editor" or "adenine base editors" or "adenine base editor" or "Cytosine Base Editor" or "Cytosine Base Editors"）. https：//www. webofscience. com/wos/woscc/summary/4bde7 fea-aa07-47f3-9ed5-e743db928bab-1541022b/date-ascending/1.

② TS=（（"cyto-sine base editors" OR "cyto-sine base editor" or "adenine base editors" or "adenine base editor" or "Cytosine Base Editor" or "Cytosine Base Editors"）not（cow or swine or porcine or hen or bovine or chicken or rabbit or goat or ＊fish or animal or mouse or mice or pig or sheep or corn or wheat or plant or vegetable or rice or fruit or soybean or agriculture or ocean ＊ or sea ＊ or "aquatic product" or HERBICIDE ＊））；https：//www. webofscience. com/wos/woscc/summary/164bc3a2-bbca-4dc9-a0d7-c2b325c4532a-154132b7/date-ascending/1.

人类医疗，但是每个方向都尚未大范围扩展。其中植物主要涉及水稻、小麦、玉米、抗虫的研究，动物主要涉及斑马鱼、小鼠和兔子的研究，人类医疗涉及肌肉相关疾病（如肌营养不良、肌生长抑制）、大肠杆菌、多能干细胞的研究。技术研发解决的问题主要涉及基因编辑的精准性，编辑效率。技术点主要包括腺嘌呤碱基编辑器、核酸酶选择、靶向诱变和靶向准确性等。

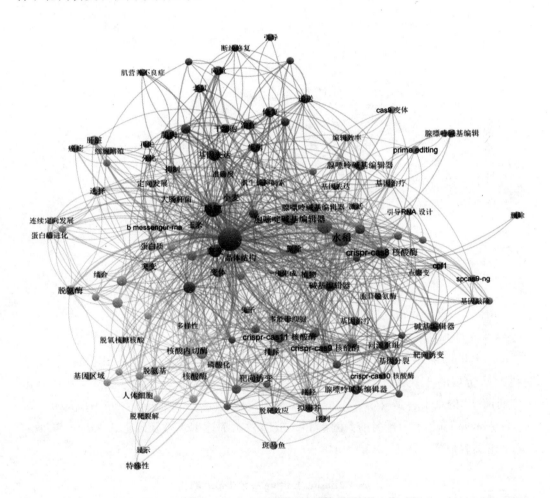

图 7-8 Base Editing 技术热点分布

3. 科研机构分析

采用 VOSviewer 工具对 SCIE 论文的作者机构字段进行清洗、合并同义词，共现和聚类可视化分析（见图 7-9）。

在 Base Editing 技术方向开展研究的机构主要包括中国科学院（Chinese Acad Sci）、哈佛大学（Harvard Univ）、中国农业科学院（Chinese Acad Agr Sci）、哈佛和麻省理工联合的博特研究机构（Broad Inst Harvard & Mit）、哈佛医学院（Harvard Med Sch）、首

尔大学（Seoul Natl Univ）、韩国基础科学研究院（Inst For Basic Sci Korea）和汉阳大学（Hanyang Univ）。其中哈佛大学的对外合作网络最密集，中国科学院的合作网络密集度位居第二。

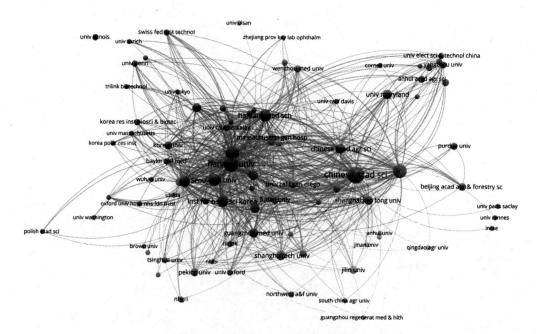

图 7-9　Base Editing 科研机构分布

4. 主要学术期刊分析

Base Editing 技术方向共涉及 80 个期刊出版物（见表 7-4），包括 Q1 分区的 57 个期刊、Q2 分区的 9 个期刊、Q3 分区的 9 个期刊和 Q4 分区的 3 个期刊。表 7-4 中列出了位列前 20 的期刊。其中，*Nature*、*Nature Biotechnology*、*Science*、*Nature Communications*、*Genome Biology* 为排名前 5 的期刊，被引频次都达 175 次及以上；*Nature Biotechnology* 论文数最高，达 19 篇。

表 7-4　Basing Editing 技术 Top20 期刊

期刊名称	Web of Science 论文数（篇）	被引频次（次）	论文被引占比（%）	期刊影响因子	5 年影响因子	分区	排名
Nature	7	1570	85.71	54.637	49.962	Q1	1
Nature Biotechnology	19	1174	94.74	50.516	54.908	Q1	2
Science	3	516	100.00	51.434	47.728	Q1	3
Nature Communications	16	332	75.00	15.805	14.919	Q1	4
Genome Biology	2	175	100.00	17.433	13.583	Q1	5
Nature Plants	5	170	100.00	17.349	15.793	Q1	6
Plant Biotechnology Journal	7	152	100.00	9.555	9.803	Q1	7

续表

期刊名称	Web of Science 论文数（篇）	被引频次（次）	论文被引占比（%）	期刊影响因子	5年影响因子	分区	排名
Nature Biomedical Engineering	3	134	100.00	26.355	25.671	Q1	8
Molecular Plant	5	107	100.00	16.357	13.164	Q1	9
Science Advances	5	88	80.00	16.45	14.143	Q1	10
Molecular Therapy	11	43	54.55	11.249	11.454	Q1	11
Cell	2	41	100.00	46.899	41.584	Q1	12
Cells	3	41	100.00	6.663	6.6	Q3	12
Genes	2	31	100.00	4.339	4.096	Q2	14
Nature Methods	2	26	100.00	44.96	28.547	Q1	15
Science Translational Medicine	1	25	100.00	21.138	17.992	Q1	16
International Journal of Molecular Sciences	2	24	100.00	6.132	5.924	Q2	17
Nature Cell Biology	1	24	100.00	26.648	28.824	Q1	17
BMC Biology	2	24	100.00	8.182	7.431	Q1	17
Frontiers In Genetics	2	23	100.00	4.888	4.599	Q2	20

（三）引导编辑器（Prime Editing）

引导编辑器相关的论文共 137 篇[①]，其中排除动物和植物相关的论文 56 篇[②]。基于引导编辑器为 Crispr 的衍生技术尚处于探索阶段，因此，考虑到对技术的充分调研，本节分析未将动物和植物相关论文排除在外，分析样本选自 137 篇文本。

1. 发文量分析

Prime Editing 技术相关的论文发表起始于 2019 年，由哈佛大学博德研究所 David R. Liu 实验开发，并发表 *Search-and-replace genome editing without double-strand breaks or donor DNA* 论文，提出引物编辑使用催化受损的 Cas9 核酸内切酶与逆转录酶融合，将新的遗传信息直接写入指定的 DNA 位点，并用引物编辑引导 RNA（pegRNA）。这种方法允许引入所有突变类型，包括插入、缺失和 12 种碱基-碱基转换。这项技术最初在人体细胞中进行研究，主要是期待解决由碱基突变引起的人类遗传病问题。随后仅仅半年

---

① TS=（("prime editing" or "prime editor") or (cas9 and (pegRNA OR "prime editing guide RNA" or "single guide RNAs") and ("Reverse tran scriptase" or "RT template") and ("Primer binding site" or "Primer binding sites"))); https://www.webofscience.com/wos/woscc/summary/2e647aac-c34a-4db9-a69a-56f3c62eb1c9-1522d7df/times-cited-descending/1.

② TS=((("prime editing" or "prime editor") or (cas9 and (pegRNA OR "prime editing guide RNA" or "single guide RNAs") and ("Reverse tran scriptase" or "RT template") and ("Primer binding site" or "Primer binding sites")). not (cow or swine or porcine or hen or bovine or chicken or rabbit or goat or *fish or animal or mouse or mice or pig or sheep or corn or wheat or plant or vegetable or rice or fruit or soybean or agriculture or ocean* or sea* or "aquatic product" or HERBICIDE*)); https://www.webofscience.com/wos/woscc/summary/37cbb9ae-a064-46f3-b765-56856390d5da-15231229/times-cited-descending/1.

时间，中国科学院遗传发育生物学研究所高彩霞团队首次将此系统应用于植物，相关工作于 2020 年 3 月 16 日发表在 *Nature Biotechnology* 杂志上，Prime Editing 编辑器将引领基因组编辑领域新方向。从图 7-10 可以看出，近 3 年论文量逐渐增加。

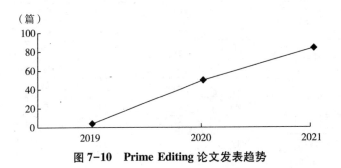

图 7-10　Prime Editing 论文发表趋势

2. 技术热点分析

采用 VOSviewer 工具对 SCIE 论文的作者关键词字段进行清洗、合并同义词，共现和聚类可视化分析（见图 7-11）。

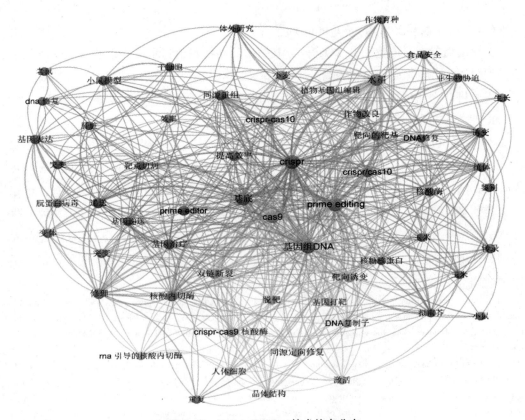

图 7-11　Prime Editing 技术热点分布

可以看出，引导编辑器 Prime Editing 的研发首次应用于人类，后扩展到植物和动物，但是每个方向都尚未大范围扩展。其中应用于人类的技术主要覆盖肝脏、干细胞和朊蛋白等。植物主要涉及食品安全、作物育种、小麦、玉米、水稻和拟南芥；动物主要覆盖小鼠和兔子。技术点主要包括基因表达、基因修复、识别、基因打靶、提高基因编辑效率、靶点切割等。

3. 研究机构分析

采用 VOSviewer 工具对 SCIE 论文的作者机构字段进行清洗、合并同义词，共现和聚类可视化分析（见图 7-12）。

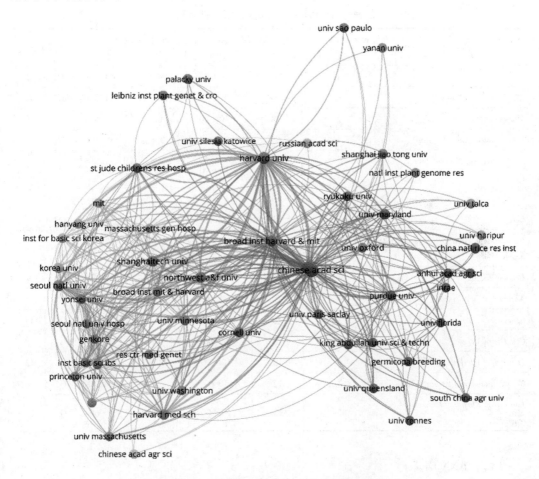

图 7-12　Prime Editing 研究机构分布

在 Base Editing 技术方向开展研究的机构主要包括中国科学院（Chinese Acad Sci）、中国科学院大学（Univ Chinese Acad Sci）、哈佛大学（Harvard Univ）、首尔大学（Seoul Natl Univ）、哈佛和麻省理工联合的博特研究机构（Broad Inst Harvard & Mit）、西北农林科技大学（Northwest A&F Univ）、上海科技大学（Shanghai Tech Univ）。其中哈佛

大学和中国科学院的合作网络较为密集。

4. 主要学术期刊分析

Prime Editing 技术方向共涉及 78 个期刊出版物，包括 Q1 分区的 54 个期刊、Q2 分区的 13 个期刊、Q3 分区的 7 个期刊和 Q4 分区的 2 个期刊。表 7-5 中列出了所有的期刊。其中，*Nature*、*Nature Biotechnology*、*Molecular Plant*、*Plant Biotechnology Journal*、*Nature Reviews Molecular Cell Biology* 为排名前 5 的期刊，被引频次都达 63 次以上；*Nature Biotechnology* 论文数最高，达 6 篇。

表 7-5　Prime Editing 技术所有期刊

期刊名称	Web of Science 论文数（篇）	被引频次（次）	论文被引占比（%）	期刊影响因子	5 年影响因子	分区	排名
Nature	1	711	100.00	54.637	49.962	Q1	1
Nature Biotechnology	6	188	83.33	50.516	54.908	Q1	2
Molecular Plant	2	78	100.00	16.357	13.164	Q1	3
Plant Biotechnology Journal	4	65	75.00	9.555	9.803	Q1	4
Nature Reviews Molecular Cell Biology	1	63	100.00	70.362	94.444	Q1	5
Plant Communications	3	50	100.00				6
Cells	3	31	33.33	6.663	6.6	Q3	7
International Journal of Molecular Sciences	3	29	100.00	6.132	5.924	Q2	8
Genome Biology	4	22	75.00	17.433	13.583	Q1	9
Nature Communications	4	22	75.00	15.805	14.919	Q1	9
Genes	3	20	66.67	4.339	4.096	Q2	11
Cell Discovery	2	18	50.00	8.175	10.849	Q1	12
Trends in Cell Biology	1	13	100.00	22.369	20.808	Q1	13
Nature Biomedical Engineering	2	12	50.00	26.355	25.671	Q1	14
Journal of Zhejiang University-Science B	1	10	100.00	3.057	3.066	Q3	15

（四）RNA 编辑

1. 发文量分析

RNA 编辑①技术的相关论文发表于 2018 年，由罗彻斯特大学 O'Connell 实验开发，并发表 *Molecular Mechanisms of RNA Targeting by Cas13-containing Type VI CRISPR-Cas Sys-*

---

① TS =（Cas13 and（crRNA or RNase）），https：//www.webofscience.com/wos/woscc/summary/22e2c8c1-4a45-431e-b0ca-bdfe9ff0f4a9-1553d9b7/date-ascending/1.

tems，提出一种蛋白质 Cas13（以前称为 C2c2）当与 CRISPR-RNA（crRNA）组装时，形成 crRNA 引导的 RNA 靶向效应复合物。近 4 年论文发表量呈上升趋势（见图 7-13）。

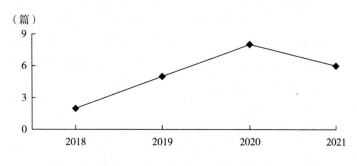

图 7-13　RNA 编辑论文发表趋势

2. 技术热点分析

采用 VOSviewer 工具对 SCIE 论文的作者关键词字段进行清洗、合并同义词，共现和聚类可视化分析（见图 7-14）。可以看出，RNA 编辑的研发围绕 Cas13 展开，技术点包括基因分裂、基因干涉、基因分类和晶体结构，技术点尚未细化展开。

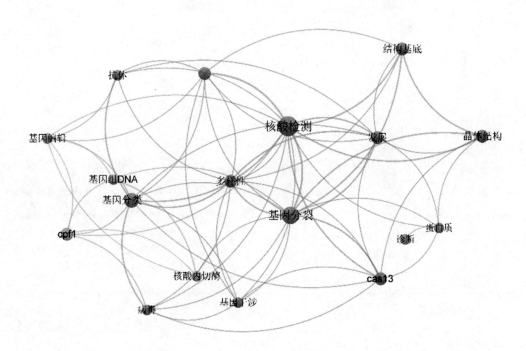

图 7-14　RNA 编辑技术热点分布

3. 机构分析

由于 RNA 编辑的论文量仅 21 篇，因此对 RNA 编辑的研究机构进行统计。其中哈佛大学（Harvard Univ）和麻省理工学院（MIT）分别发表 4 篇论文，博德研究所（Broad Int）、中国科学院（Chinese Acad Sci）、哈佛医学院（Harvard Med Sch）、休斯医学研究院（Howard Hughes Med Int）分别发表 3 篇论文，斯隆凯特灵癌症研究所（Memorial Sloan Kettering Cancer Center）、四川大学（Sichuan Univ）、中国科学院大学（Vniv Chinese Acad Sci）分别发表 2 篇论文（见图 7-15）。

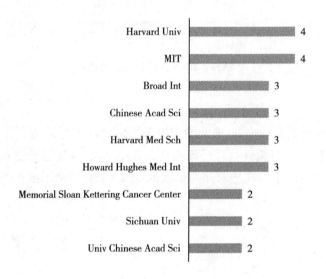

图 7-15　RNA 编辑机构分布（单位：篇）

4. 主要学术期刊分析

RNA 编辑技术方向共涉及 18 个期刊出版物，包括 Q1 分区的 9 个期刊、Q2 分区的 3 个期刊、Q3 分区的 2 个期刊和 Q4 分区的 2 个期刊。表 7-6 显示，*Nature Protocols*、*Molecular Cell*、*Nature*、*Journal of Molecular Biology*、*Febs Letters* 为排名前 5 的期刊，被引频次都达 31 次及以上；*Molecular Cell* 论文数最高，达 3 篇。

表 7-6　RNA 编辑技术所有期刊

期刊名称	Web of Science 论文数（篇）	被引频次（次）	论文被引占比（%）	期刊影响因子	5 年影响因子	分区	排名
Nature Protocols	1	190	100	13.491	17.24	Q1	1
Molecular Cell	3	127	100	17.97	19.639	Q1	2
Nature	2	99	50	49.962	54.637	Q1	3
Journal of Molecular Biology	1	82	100	5.469	5.826	Q2	4

续表

期刊名称	Web of Science 论文数（篇）	被引频次（次）	论文被引占比（%）	期刊影响因子	5年影响因子	分区	排名
Febs Letters	1	31	100	4.124	3.814	Q3	5
Science	1	16	100	47.728	51.434	Q1	6
Frontiers in Microbiology	1	13	100	5.64	6.32	Q1	7
Scientific Reports	1	10	100	4.38	5.134	Q1	8
Analytical Chemistry	1	9	100	6.986	6.755	Q1	9
Genome Biology	1	8	100	13.583	17.433	Q1	10
Methods	1	7	100	3.608	4.669	Q1	11
Genetics and Molecular Research	1	3	100	n/a	n/a	Q4	12
Microbial Pathogenesis	1	2	100	3.738	3.664	Q2	13

三、文献分析结论

Crispr 技术延伸四个方向，分别为 Crispr/Cas9、Base Editing、Prime Editing 和 RNA Editing，其中 Crispr/Cas9 技术起步较早，2015 年以后发展快速。其他三个方向都基本始于 2018 年左右，且论文量都不高，研究应用覆盖植物、动物和人类治疗。

基因编辑研究技术方向包括靶向、基因表达、转录调制、基因修复，解决的技术问题覆盖基因编辑的精准性、基因编辑的效率等。

第三节　基因编辑领域专利技术态势分析

一、专利检索数据说明

本节根据基因编辑的技术分解，确定基因编辑检索式，并通过 incoPat 专利检索数据库进行数据分析。检索日期范围为：1980 年 1 月 1 日至 2020 年 12 月 31 日。检索日期为 2021 年 11 月 12 日，共检出全球相关专利 33680 条，其中在华专利 7494 条。

二、全球专利宏观态势分析

（一）专利年度申请量及趋势

近 20 年来，全球基因编辑专利技术经历了萌芽、发展与爆发的发展过程，目前正处于爆发期的后期。20 世纪 80 年代处于萌芽期，年专利申请量从 1980 年的 7 件发展至 1989 年的 68 件；90 年代初进入初步发展期，年专利申请量自 1990 年的 244 件增至 1999 年的 508 件；21 世纪前 10 年，保持了一段时间的波动发展态势，2000 年专利申请量为 619 件，2009 年为 614 件；2010 年以来，基因编辑领域的专利申请量呈爆发式增长态势，自 2010 年的 672 件增至 2019 年的 3844 件（见图 7-16）。

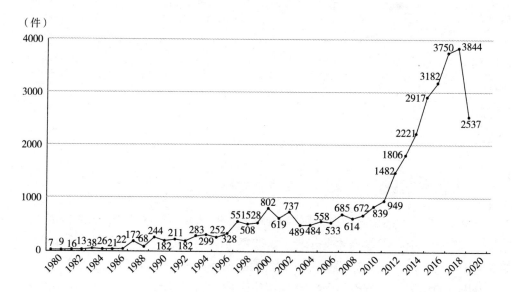

图 7-16　基因编辑领域专利申请情况

（二）专利技术分布

1. 技术构成与分布

全球基因编辑相关专利主要集中在核糖核酸酶、重组技术、DNA 引入、重组细胞、基因治疗及相关医药配置品等技术领域。从图 7-17 和表 7-7 可知，其中，C12N9/22（核糖核酸酶）技术领域的专利申请量占约 20%，C12N15/09（DNA 重组技术）、C12N15/90（将外来 DNA 稳定地引入染色体中）技术领域均占约 18%，12N5/10（经引入外来遗传物质而修饰的细胞，如病毒转化的细胞）、C12N15/113（调节基因表达的非编码核酸，如反义寡核苷酸）、A61K48/00（含有插入到活体细胞中的遗传物质以治疗遗传病的医药配制品；基因治疗）三个技术领域均占 12%～15%。

2. 技术功效分析

基因编辑相关专利的技术功效主要集中在效率提高、复杂性降低、稳定性提高、便利性提高等方面。特别是效率提高，是目前基因编辑专利技术的主要技术攻克点（见图 7-18）。

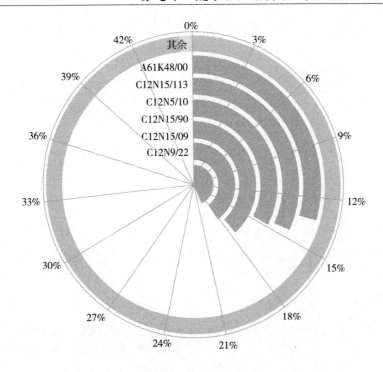

图7-17 基因编辑专利申请按技术小组分布

表7-7 基因编辑领域技术分布情况 单位：件

IPC 分类号（小组）	专利数量
C12N9/22（核糖核酸酶）	6719
C12N15/09（DNA 重组技术）	6095
C12N15/90（将外来 DNA 稳定地引入染色体中）	5843
C12N5/10（经引入外来遗传物质而修饰的细胞，如病毒转化的细胞）	4950
C12N15/113（调节基因表达的非编码核酸，如反义寡核苷酸）	4848
A61K48/00（含有插入到活体细胞中的遗传物质以治疗遗传病的医药配制品；基因治疗）	4464

（三）主要申请人分析

1. 全球 TOP10 申请人排名

全球排名前 10 的基因编辑领域专利申请人分别为麻省理工学院、博德研究所、哈佛大学、Cellectics、再生元制药、加州大学、陶氏农业科学公司、Editas Medicine Inc、Sangamo Biosciences Inc 和 Crispr Therapeutics Inc（见图7-19）。其中前 9 位均为美国机构，第 10 位为瑞士机构。麻省理工学院申请的相关专利主要集中在功能基因组学与基因组工程、同源物、核苷酸重复、引导序列等技术领域。博德研究所相关专利主要集中在引导序列、核苷酸重复、活性复合物、病毒性疾病、靶效应等技术领域。哈佛大学主要集中在引导序列、识别序列、核苷酸序列等技术领域。

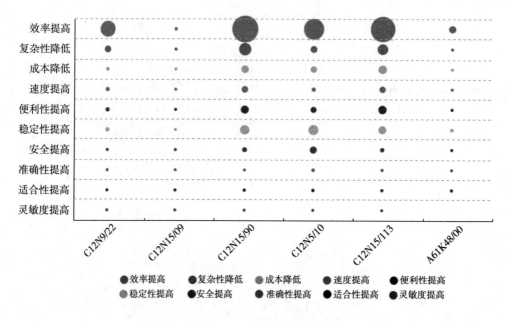

图 7-18 基因编辑领域技术功效情况

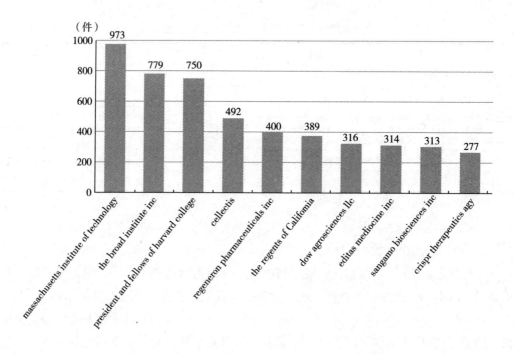

图 7-19 基因编辑领域专利全球申请人排名情况

2. 全球 TOP 申请人申请趋势

从全球 TOP 专利申请人的申请趋势看，麻省理工学院和德博研究所在基因编辑技术领域的专利申请地位明显跃升：2012 年，麻省理工学院基因编辑领域专利申请量居再生元制药、Cellectics、哈佛大学之后，2019 年则跃居全球首位；2012 年，德博研究所位居全球基因编辑领域专利申请量第 5 位，2019 年，上升至第 2 位。哈佛大学在基因编辑领域专利申请一直居全球前 3 位。再生元制药和 Cellectics 公司近年来在基因编辑技术领域的专利申请发展相对平缓，甚至有降低的趋势，2012 年前后曾居全球前 3 位，2019 年分别居第 4 位和第 5 位（见图 7-20）。

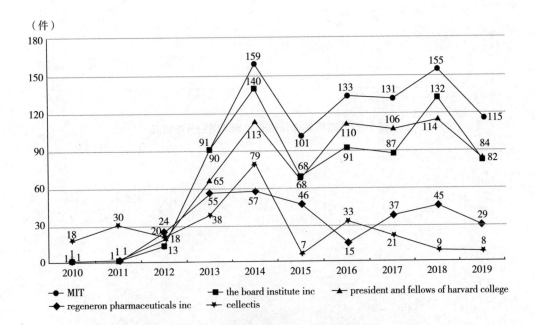

图 7-20 基因编辑领域全球申请人趋势

（四）技术来源国分析

1. 主要技术来源国

从专利申请人国别来看，全球基因编辑领域的专利主要来自美国，相关专利共 17690 件，占全部的 52.46%；其次是中国，相关专利 6972 件，占全部的 20.68%；日本和德国分别占 5.16% 和 4.18%（见图 7-21）。

2. 中美日专利价值度分析

中国基因编辑相关专利，高价值度专利比例结构仍有待提高。基于编辑领域专利中价值度得分为 10 分的专利所占比重，美国为 40.3%，日本为 33.9%，中国仅为 4.9%。但价值度得分为 7~9 分的专利所占比重，中国要高于美国和日本，中国为 59.5%，美国为 35.5%，日本为 43.0%。价值度得分为 7 分以上的专利所占比重，中国仍低于美国和日本，中国为 64.4%，美国为 75.8%，日本为 76.9%（见图 7-22）。

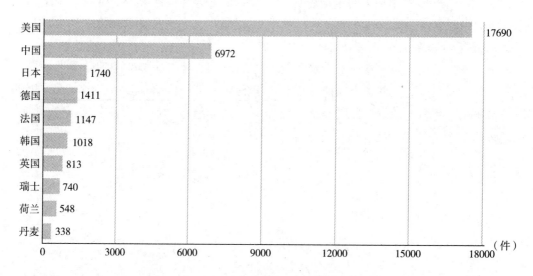

图 7-21 基因编辑领域专利申请国别分布情况

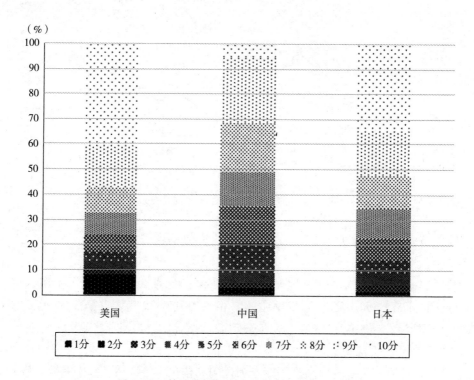

图 7-22 基因编辑领域中美日专利价值度对比

3. 中美专利技术热点差异

筛选申请人国别为中国和美国、2016~2020 年申请、价值度为 8~10 分的基因编辑领域专利，对中美两国最近 5 年价值较高的专利进行比较，分析中美基因编辑技术热点的差异（见表 7-8 和表 7-9）。

表 7-8 基因编辑领域中美专利技术热点对比

IPC 分类号	美国专利	中国专利
C12N9/22	1795	427
C12N15/113	937	689
C12N15/90	941	724
C12N15/10	827	136
C12N15/11	859	167
C12N15/85	502	478
A61K48/00	767	139
C12N5/10	419	486
C12N15/63	718	117
C12N15/82	248	534

表 7-9 基因编辑领域技术功效解释

IPC 分类号（小组）	技术名称
C12N9/22	核糖核酸酶
C12N15/113	调节基因表达的非编码核酸，如反义寡核苷酸
C12N15/90	将外来 DNA 稳定地引入染色体中
C12N15/10	分离、制备或纯化 DNA 或 RNA 的方法
C12N15/11	DNA 或 RNA 片段；其修饰形成（不用于重组技术的 DNA 或 RNA 入 C07H21/00）
C12N15/85	用于动物细胞
A61K48/00	含有插入到活体细胞中的遗传物质以治疗遗传病的医药配制品；基因治疗
C12N5/10	经引入外来遗传物质而修饰的细胞，如病毒转化的细胞
C12N15/63	使用载体引入外来遗传物质；载体；其宿主的使用；表达的调节
C12N15/82	用于植物细胞

从表 7-8 和表 7-9 比较发现，美国在基因编辑技术领域的专利布局综合性及专利规模方面相对较强。美国基因编辑技术在核糖核酸酶、调节基因表达的非编码核酸、DNA 引入、DNA/RNA 分离制备或纯化方法、DNA/RNA 片段、基因重组药品及基因治疗、载体与宿主表达等领域的专利申请规模均较大，上述技术领域（小组）的专利申请量在 700~1000 件，特别是核糖核酸酶的专利申请量达到了近 1800 件；中国基因编辑领域专利的布局主要集中在非编码核酸、DNA 引入、用于动物细胞的技术、经引入外来遗传物质而修饰的细胞、用于植物细胞的技术、核糖核酸酶等领域，专利申请量多

在 400～700 件；中国在核糖核酸酶、DNA/RNA 分离制备或纯化方法、DNA/RNA 片段、基因重组药品及基因治疗、载体与宿主表达等领域的专利技术布局有待提高。

（五）专利技术的全球流向

全球基因编辑专利技术主要流向中国、美国和欧洲三大经济体，其后为日本、澳大利亚、加拿大等国家。在中国、美国和欧洲获得专利授权的专利数量分别为 7500 件、6895 件和 3499 件，占到了 60%。流向日本、澳大利亚、加拿大和韩国 4 个国家的专利占比约 20%（见图 7-23）。

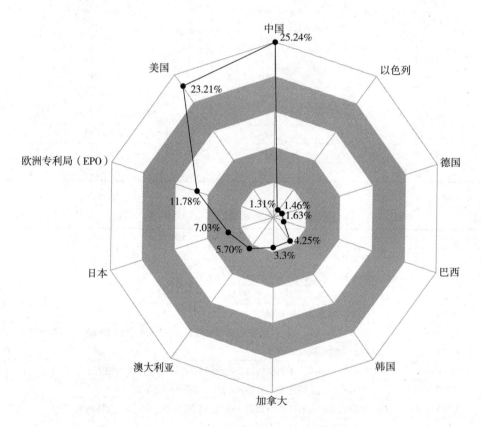

图 7-23　基因编辑领域专利全球流向

三、在华专利态势分析

（一）在华专利年度申请量及趋势

基因编辑在华专利申请量呈现两个特征明显的发展阶段：1988～2007 年呈现非常缓慢的发展态势，专利申请量由 1988 年的 4 件增至 2007 年的 52 件；2008 年以来，专利量增速明显，迅猛发展，专利申请量自 90 件猛增至 2019 年的 1351 件，2020 年有所降低，为 1117 件（见图 7-24）。

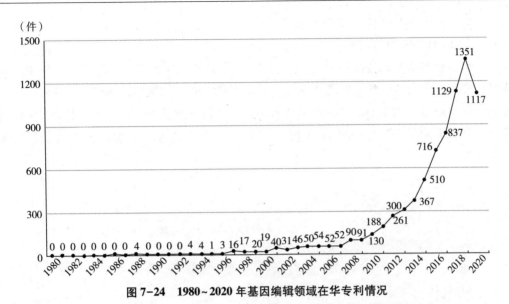

图7-24　1980~2020年基因编辑领域在华专利情况

（二）在华专利权人的来源国分布

在华专利主要技术来源国除中国外，主要分布于欧美与日韩等发达国家。中国本土技术来源占比为81.80%，本土以外技术来源占18.2%。其中来源于美国的专利占比最高，为10.81%，超过了本土以外技术来源国专利的50%；其后是德国和日本，分别占1.51%和1.15%；瑞士占0.80%，韩国和英法两国均占约0.7%。可见美国是在中国进行专利战略布局最重要的来源国（见图7-25）。

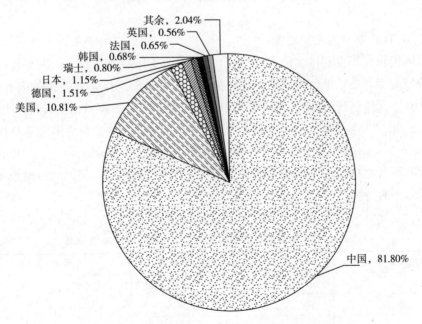

图7-25　基因编辑领域在华专利权人来源国分布

（三）在华 TOP10 专利申请人分布

1. 在华 TOP10 申请人排名

基因编辑在华专利排名前 10 的专利申请人分别是浙江大学、江南大学、华中农业大学、中国农业大学、华南农业大学等。其中浙江大学排名第一，1980~2020 年的基因编辑专利申请量共 155 个，江南大学排名第二，专利申请量 151 个，华中农业大学排名第三，专利申请量 126 个。排名前 10 的专利申请人中高校共 9 个，企业仅 1 个（见图 7-26）。

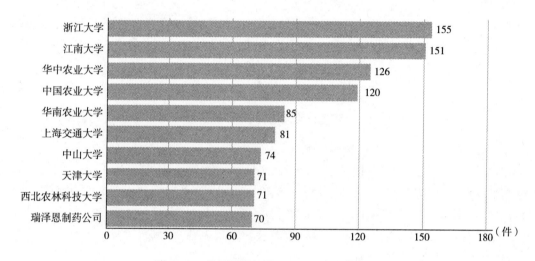

图 7-26 基因编辑领域在华专利申请人情况

2. 在华 TOP 申请人申请趋势

从基因编辑在华专利排名前 10 位的专利申请人变化趋势来看，国内高校与科研机构在该领域的专利技术地位进一步强化，企业（包括一些跨国企业）的排名有所下降。2006~2010 年，排名前 10 的专利申请人中有 5 家企业，其中跨国企业居多；2011~2015 年，排名前 10 的专利申请人中有 2 家企业，其中 1 家为跨国企业，哈佛大学专利布局 22 项；2016~2020 年，排名前 10 的专利申请人全部为高校和科研机构（见表 7-10）。可见，我国高校和科研机构在基因编辑领域的专利战略力量有所提升，但同时国内企业的专利战略布局水平有待提高。

表 7-10 不同时期基因编辑领域在华专利申请人申请情况 单位：件

2006~2010 年		2011~2015 年		2016~2020 年	
申请人	专利数量	申请人	专利数量	申请人	专利数量
赛莱克蒂斯公司	14	瑞泽恩制药公司	59	浙江大学	120
上海交通大学	13	江南大学	54	华中农业大学	115

续表

2006~2010 年		2011~2015 年		2016~2020 年	
申请人	专利数量	申请人	专利数量	申请人	专利数量
江南大学	12	麻省理工学院	41	中国农业大学	90
中国人民解放军第三军医大学	9	布罗德研究所有限公司	38	江南大学	85
浙江大学	9	中国农业大学	28	华南农业大学	72
凯尔科美国股份有限公司	8	浙江大学	24	中山大学	62
桑格摩生物科学股份有限公司	8	哈佛大学	22	中国农业科学院作物科学研究所	57
南京农业大学	7	四川农业大学	22	上海交通大学	55
巴斯福股份公司	7	南京农业大学	18	天津大学	55
味之素株式会社	6	深圳市第二人民医院	18	中国科学院遗传与发育生物学研究所	48

（四）在华专利法律状态分析

1. 专利有效性分布

从专利有效性来看，基因编辑领域在华专利共 7494 件，其中：有效专利 3090 件，占比 41.2%；审中专利 2780 件，占比 37.1%；失效专利 1624 件，占比 21.7%（见图 7-27）。

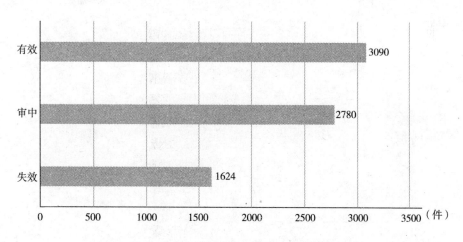

图 7-27 基因编辑领域在华专利有效性分布情况

对失效专利进一步分析，发现被驳回、自主撤回和未缴年费是基因编辑领域专利失效最主要的三个原因。其中被驳回专利共 556 件，占失效专利的 34.2%，撤回专利 534 件，占失效专利的 32.9%，未缴年费专利 484 件，占失效专利的 29.8%（见图 7-28）。专利失效的原因，可能主要是专利质量较低无法通过审核，涉及专利侵权，对所申请专利的维护不重视等方面的问题。

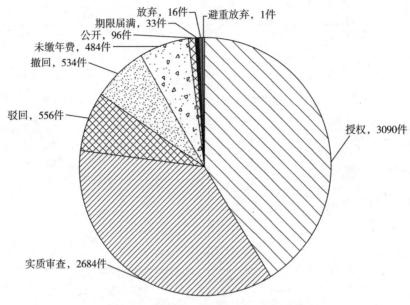

图7-28 基因编辑领域在华失效专利情况

2. 专利寿命分布

从专利维持时间来看（见图7-29），基因编辑在华有效专利寿命80%为1~7年。其中专利寿命为2~3年（含）、3~4年（含）、4~5年（含）和5~6年（含）的专利比重较为突出，分别占15.8%、14.7%、12.5%和12.6%，合计占55.6%。

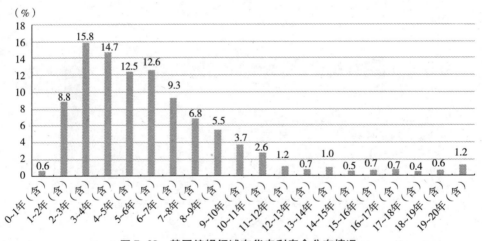

图7-29 基因编辑领域在华专利寿命分布情况

四、专利分析结论

（一）我国基因编辑领域的专利申请仅次于美国

近20年来，全球基因编辑专利技术经历了萌芽、发展与爆发的过程，目前正处于爆发期的后期。全球基因编辑领域的专利主要把握在美国和中国两个大国的手中，中国仅次于美国，其后是德国、法国、日本等发达国家。

（二）我国专利技术热点布局领域有待提高

全球基因编辑相关专利主要集中在核糖核酸酶、重组技术、DNA 引入、重组细胞、基因治疗及相关医药配置品等技术领域。从功效方面来看，效率提高是目前基因编辑专利技术的主要技术攻克点。另外，与美国前沿专利布局的技术领域相比较，中国在基因编辑技术小组领域的专利布局综合性及专利规模方面均相对较低，在核糖核酸酶、DNA/RNA 分离制备或纯化方法、DNA/RNA 片段、基因重组药品及基因治疗、载体与宿主表达等领域的专利技术布局还处于较弱的水平，有待提高。

（三）高校院所是全国及北京基因编辑领域的重要战略力量

近年来，我国高校和科研机构在基因编辑领域的专利战略力量有所提升，但与全球前沿技术研究企业与机构相比，原始创新力与专利战略布局水平仍有待提高。全球排名前 10 的基因编辑领域专利申请人中，前 9 位均为美国机构，中国在全球专利申请 TOP 排行榜中仍然缺位。在华专利排名前 10 的专利申请人中，2006~2010 年企业有 5 家，2011~2015 年企业有 2 家，2016~2020 年全部为高校和科研机构，可见高校和科研院所在基因编辑领域的专利战略力量有所提升。2016~2020 年在华专利排名前 10 的专利申请人中，中国农业大学、中国农业科学院作物科学研究所和中国科学院遗传与发育生物学研究所均榜上有名，不论从专利申请人数（3 个）还是专利数量（195 件）来看，北京均位居第一。

（四）北京在植物基因编辑研究领域处于国际领先地位

中国在植物基因编辑研究领域已走在世界前列，超过一半的文章与专利来自我国[①]。全国约有 20 个专门从事作物基因编辑研究的团队，尤其是中国科学院拥有从事作物基因编辑研究的国际领先团队，取得了显著的引领性成果，如中国科学院遗传与发育生物学研究所利用 Talen 和 Crispr/Cas9 技术获得具有广谱抗白粉病的小麦品种。

第四节　基因编辑领域发展远景分析

一、基因编辑产业与市场发展现状

基因编辑技术并不是处于实验室时期的技术，一方面，它经过三代技术的更迭发

---

① 陈云伟，陶诚，周海晨等．基因编辑技术研究进展与挑战［J］．世界科技研究与发展，2021，43（1）：13-14.

展，已经形成了相对成熟的可以实现实验室外应用的条件；另一方面，近年间围绕基因编辑已产生了大量的专利，而且有些地区已经把发展基因产业纳入政府支持大健康产业发展的体系。目前基因科技有两个重要的方向：一是基因测序；二是基因编辑。基因测序相对较为成熟，已经实现产业化，在我国已经出现如华大基因等领军企业。但基因编辑技术相对成熟度差。基因编辑技术的重要产业发展方向即基因疗法，通过在 DNA 和 RNA 层面发挥作用，实现从根本上治疗疾病。

（一）国外基因编辑领域新兴企业众多，传统药企以资本手段入局

全球基因编辑技术市场初步形成了较为完整的产业链，其发展重点仍在技术的迭代更新，但是基于基因编辑的医疗产品、基因疗法已经开始走向大众。

在当前较为知名的基因编辑公司中，以美国企业最多（见表7-11）。当前的前沿基因编辑公司所采用技术以 Crispr 最多，这些企业可分为两类，一类为面向疾病开发新疗法的企业，一般在公司产品管线中会同时进行多项研发，如 Sangamo Therapeutics、Editas Medicine、Intellia Therapeutics 等；另一类为向其他基因编辑公司提供设备、平台的技术服务企业，如 Horizon Discovery Group、Synthego、Inscripta 等。

表 7-11　国外知名基因编辑代表性企业

企业名称	所属国家	成立时间	采用技术	面向疾病/主要业务	上市情况/企业概况
Sangamo Therapeutics	美国	1995 年	ZFN	血友病、血红卵白病、中枢神经体系疾病、艾滋病等	纳斯达克上市 全世界应用锌指蛋白技艺最普及的企业
Horizon Discovery Group	英国	2005 年	腺相关病毒 rAAV、ZFN、Crispr	提供基因编辑细胞的技术服务	多伦多上市
Editas Medicine	美国	2013 年	Crispr/Cas9	眼睛疾病、肌肉疾病、血液疾病、肺病、肝病与癌症	纳斯达克上市 最早 IPO 的基因编辑企业 张峰创立
Intellia Therapeutics	美国	2014 年	Crispr/Cas9	白血病、癌症、造血干细胞等相关疾病	纳斯达克上市 第二家 IPO 的基因编辑企业
Precision BioSciences	美国	2006 年	ARCUS[①]+ CAR-T 或 TCR	癌症免疫疗法、遗传疾病	纳斯达克上市
Casebia Therapeutics	瑞士	2016 年	新型基因编辑方法	血液疾病和自身免疫、代谢和先天性心脏病	CRISPR Therapeutics 与拜耳合资成立
Poseida Therapeutics	美国	2014 年	Crispr+CAR-T	多发性骨髓瘤、前列腺癌、β-地中海贫血	临床阶段的生物制药企业
Beam Therapeutics	美国	2018 年	Crispr	全新疗法	张峰、David Liu 以及 J. Keith Joung 三位 CRISPR 领域的"大神级人物"构建

续表

企业名称	所属国家	成立时间	采用技术	面向疾病/主要业务	上市情况/企业概况
Synthego	美国	2012 年	Crispr/Cas9	基因编辑技术改进	一家为科学家和研究职员提供基因工程细胞的企业
Inscripta	美国	2015 年	Crispr	基因编辑配套技术和装备	开发出了一类 CRISPR 酶类家族并致力于开发全球首个可扩展数字基因组工程的台式平台

注：根据寰球生物技的杂志 *GEN* 2019 年发布的相关信息整理。ARCUS 是衍生自一种称为归巢核酸内切酶的天然基因组编辑酶。

越来越多的大型制药企业，通过并购基因编辑技术企业或与这些企业深度合作、向这些企业投资等方式加入到这一领域的竞争，以及把基因疗法纳入自己企业版图，如诺华、罗氏、辉瑞、赛诺菲、CRO 公司等。以诺华为例，2018 年，其与 Spark Therapeutics 签订了许可和供应协议，获得了 FDA 2017 年批准上市用于治疗先天性黑矇症的药物 Luxturna 在美国以外市场的开发、注册和商业化权利；同年，诺华以 87 亿美元的价格收购 AveXis，AveXis 于 2016 年在纳斯达克上市，核心技术是以 AAV9 为载体进行的基因治疗，致力于开发针对脊髓性肌萎缩（SMA）的新型基因疗法。诺华完成对 AveXis 的收购后，成为拥有针对脊髓性肌萎缩症（SMA）儿童患者的首个且唯一基因疗法的公司。又如，罗氏在 2019 年以 48 亿美元收购 Spark Therapeutics，后者是成立于 2013 年的基因治疗公司，2015 年在纳斯达克上市，核心技术是 AAV 的基因治疗，针对遗传性视网膜病变（Inherited Retinal Diseases，IRDs）、神经退行性病变、血液系统疾病进行药物研发。

（二）我国基因编辑新兴企业崭露头角，管线产品相对有限

我国在基因编辑领域起步不晚，一些企业正在加速开展基因疗法研究。以博雅辑因、邦耀生物为代表的新兴公司（见表 7-12），在国际上已经取得一定的关注度。但是，各企业在管线中的产品相对国外同类企业较少，疾病领域覆盖不如国外企业全面。同时，我国传统大型医药企业在基因编辑领域的参与度不高。

表 7-12 我国基因编辑代表性企业

企业名称	所属地区	成立时间	采用技术	面向疾病/主要业务	上市情况/企业概况
博雅辑因（北京）生物科技有限公司	北京	2015 年	Crispr+CAR-T	遗传疾病、癌症	专注于基因编辑技术转化的、处于临床阶段的全球性生物医药企业，致力于研发针对难以根治的遗传病和癌症的创新疗法
上海邦耀生物科技有限公司	上海	2013 年	Crispr/Cas9	β-地中海贫血症、实体瘤细胞等	有 5 个项目在 8 所知名医院开展研究者发起的临床试验，多个项目进入 IND 申报阶段

续表

企业名称	所属地区	成立时间	采用技术	面向疾病/主要业务	上市情况/企业概况
深圳劲嘉集团股份有限公司	深圳	1996年	Crispr/Cas9	β-地中海贫血症	上市公司,与中山大学签署技术开发(合作)合同,目标是建立基于Crispr/Cas9技术的地中海贫血症基因修正的技术体系
信念医药	江苏苏州	2016年	AAV为载体的基因疗法	血友病(拥有国内第一个获批进入注册临床试验的血友病AAV基因治疗药物)	主要从事基因药物的研发与商业化生产,包括腺相关病毒基因治疗载体的前端筛选、生产工艺优化、GMP生产、临床质控标准和临床试验等
武汉纽福斯生物科技有限公司	湖北武汉	2016年	腺相关病毒rAAV	眼科基因治疗	中国首家眼科基因药物研发企业,A轮融资1.3亿元,B轮融资4亿元
北京昭衍新药研究中心	北京	1998年	病毒载体、非病毒载体、溶瘤病毒、干细胞治疗、体外刺激免疫细胞、CAR-T及其他基因改造细胞	提供基因编辑细胞的技术服务	上市公司,主要从事用于新药研发的动物疾病模型创建,利用基因编辑技术,开展用于新药研发的基因编辑模式
开能健康科技集团股份有限公司	上海	2001年	CAR-T细胞疗法	—	上市公司,下属子公司原启生物致力于肌瘤免疫治疗领域的产品开发
融捷健康科技服务有限公司	安徽省	1995年	CAR-T细胞疗法	实体瘤领域,包括肺癌、结肠癌、卵巢癌、神经胶质瘤等	上市公司,与美国麻省总医院共同开发实体瘤新型CAR-T细胞疗法
双鹭药业	北京	1994年	治疗性抗体	家兔人源化	上市公司,持有16.67%股份的美国ATGC公司拥有基因编辑和其他与转基因兔生产相关的系列技术,是目前世界上唯一可以完成转基因兔的治疗性抗体开发平台("RbTx")构建即实现家兔人源化的研发团队
金斯瑞生物科技股份有限公司	江苏南京	2009年	Crispr/Cas9	生物技术服务提供商	香港上市,致力于为从事生命科学研究和早期药物研发的科研人员提供高质量的生物技术外包服务,拥有生物研究试剂、新药筛选、靶药优化、抗体药物研发四大服务平台

(三)北京基因编辑产业链条有待进一步完善

全球基因编辑技术市场已初步形成较为完整的上、中、下游产业链条,一些药企

（如福泰制药、朱诺治疗、辉瑞公司等）和动植物育种公司（如 Calytx、重组科技、孟山都等）均开始布局基因编辑技术应用。但北京尚未形成完整且顺畅的基因编辑产业链：上游有中国科学院、北京大学等高校和科研院所从事基础研究；中游企业主要集中在试剂盒开发、载体构建和核算序列合成等服务上（如博雅辑因生物科技有限公司），但缺少较为成熟的专利授权技术开发的技术研发企业；下游初步展开了基因编辑临床探索，但参与研发的企业较少，虽有以博雅辑因为代表的药企，以昭衍新药为代表的CRO，而动植物育种公司依旧较少。

二、未来基因编辑产业发展的政策环境

（一）制定行业使用规范与指南

基因编辑技术进入产业化大势所趋，潜在的经济效益不可估量，将会对农业生产、医疗、制药等国计民生产业产生重大而深远的影响。欧美等国的一些企业已在相关领域启动了商业化运作，取得了一些突破性进展[①]。

在未来 1~2 年，北京要尽快制定政策和行业使用规范与指南，按照不同领域的具体情况，逐步推进基因编辑技术的产业化发展。例如，可以依据国外的经验，优先推动基因编辑技术在农业领域的产业化应用，再将其逐步扩展到制药、临床等方面的应用。

（二）建立健全基因编辑相关法律法规体系

基因编辑技术若要长远发展，需要相关的法律和制度建设来引导和限制，要把握好科学规范、避免误用滥用和鼓励科研探索之间的关系。国家层面持续出台了相关政策法规，如国家科委《基因工程安全管理办法》、国家药监局《人基因治疗研究和制剂质量控制技术指导原则》、科技部和卫生部《人胚胎干细胞研究伦理指导原则》、国务院令《中华人民共和国人类遗传资源管理条例》、国家药监局药品评审中心《基因治疗产品非临床研究与评价技术指导原则（试行）》《基因修饰细胞治疗产品非临床研究技术指导原则（试行）》《基因治疗产品长期随访临床研究技术指导原则（试行）》等。2021 年，深圳市出台了《深圳经济特区细胞和基因产业促进条例（征求意见稿）》，对用于疾病诊疗的细胞和基因产品研发、生产、经营、使用和保障等活动进行规范，用以解决基因产业发展中涉及的安全、伦理问题，并提出"对符合突破性治疗药物标准、附条件批准上市标准、优先审评审批标准和特别审批程序标准等审评条件的产品，市场监管部门建立便捷通畅的咨询通道，指导企业向国家药品监督管理部门申请上市注册"。这对于北京市加速基因治疗产品的上市将产生积极作用。

在未来 2~3 年，北京也要建立健全基因编辑相关法律法规体系。一是要梳理现有与生物技术、临床治疗、干细胞治疗、转基因生物安全等相关的法律法规，了解基因编

① 中国科学院颠覆性技术创新研究组．颠覆性技术创新研究-生命科学领域［M］．北京：科学出版社，2020．

辑技术及其产品的监管政策或法律是否存在空白。二是制定新的法律法规和管理政策，对未来有可能出现的违法违规问题作出严格规定，并根据需求和技术发展进行实时更新与调整①。

（三）加强基因编辑的科学知识普及

基因编辑技术在快速发展的同时，不可避免地带来了生物安全与社会伦理等问题。基因编辑技术涉及的伦理问题，可以从技术、社会和生态3个层面来探讨。在技术层面，基因编辑技术的伦理问题在于技术上尚不完善，可能导致应用过程中的诸多不确定性。在社会层面，基因编辑技术可能会对社会公平与正义产生冲击，使得人类本性尊严出现异化，导致社会发展伦理问题的出现。在生态层面，基因编辑技术对自然进化提出了挑战，破坏人类基因的完整性和进化性，进而改变整个人类基因库，带来不可控的风险后果②。

未来2~3年，北京市政府及相关部门要构建相关利益方参与的平台和沟通对话渠道，及时发布相关消息，使相关技术的研发、应用推广都在公众监督下。还要通过多种形式的科普活动，提高公众的科学素养，让公众了解基因编辑的积极作用和潜在风险，使得公众可以更加理性地看待基因编辑技术及其产品。

（四）建立健全基因编辑科研伦理审查和技术监管

基因编辑研究与临床试验目前各国都没有现成的监管经验。全国各界非常重视与基因编辑相关的监管问题，纷纷围绕"基因编辑是否可以用于人体细胞或胚胎编辑以及人体中的基因编辑应如何监管"等问题展开热烈讨论并达成部分共识。世界各国鼓励基因编辑应用于人体的基础研究，支持人体细胞基因编辑的应用研究，但就人类胚胎和生殖细胞基因编辑尚未达成广泛共识。美国、欧洲和日本都为基因和细胞治疗产品设定了专门类别，但中国还没有设定特殊分类，此外中国未区分临床申报和上市申报，相对而言，美、欧、日上市周期更短③。不过，我国在相关行业标准、监管制度上正在努力赶超。

未来4~5年，北京要健全基因编辑技术的科研伦理审查制度，加强基因编辑技术等高风险生物医学新技术的监管。当没有产品上市前，患者有机会接受急需的基因和细胞治疗，但一般限于在特定医疗机构开展；如果需要全面上市应用，则需通过严格的安全性、有效性和质量可控性的审批环节。

（五）建立基因编辑技术应用的知识产权运营和预警机制

世界各国都重视基因编辑的应用研究，推动基因编辑技术的产业化发展，国外很多

① 中国科学院颠覆性技术创新研究组．颠覆性技术创新研究-生命科学领域［M］．北京：科学出版社，2020.

② 王慧媛，张丽雯等．基因编辑技术伦理治理探讨［EB/OL］．［2022-01-04］．http：//cn.chinagate.cn/news/2022-01/04/content_77901541.htm．

③ Bio药知道．《深度访谈》邦耀生物高杨博士丨基因治疗药物的CMC法规及申报要点［EB/OL］．［2021-11-22］．https：//baijiahao.baidu.com/s?id=1712111102897715652&wfr=spider&for=pc．

国家已经取得了一些突破性的进展。未来4~5年，北京需组织法律、政策、学科等相关专家对基因编辑技术应用的知识产权风险进行评估，建立一套知识产权运营和预警机制，为基因编辑技术未来的产业化发展保驾护航①。

（六）制定适合基因编辑国情的治理框架

我国对基因编辑技术及产品是否需要监管以及如何监管等尚未给予明确说法。未来5~6年，国家相关部门需尽快建立一个给予科学证据，明晰、适中的监管框架，以促进新技术的快速发展与合理应用，同时保障生物安全与社会稳定。一是根据医学、农业等不同应用领域特点，制定适合国情的监管重点和监管内容；二是明确监管主体，如监管对象是技术还是应用、使用什么标准进行监管、哪个部门主管、由谁来制定治理标准等②。基于国家的基因编辑治理框架，将会影响及保障北京基因编辑技术、产品及其产业化的良好发展。

三、未来基因编辑产业发展的市场环境

（一）基因编辑在遗传性疾病、肿瘤治疗等生物医学领域应用具有广泛前景

基因编辑用于遗传性疾病治疗是进展最快的领域。中国科学院分子细胞科学卓越创新中心/生物化学与细胞生物学研究所的研究人员利用 CRISPR-Cas9 系统在一种新构建的家族性高胆固醇血症模型小鼠体内部分修复 LDLR 基因突变和蛋白质表达，改善动脉粥样硬化等表型。该研究揭示了使用 CRISPR-Cas9 系统靶向和纠正家族性高胆固醇血症致病基因、改善动脉粥样硬化等相关表型的有效性。部分医院应用基因编辑技术治疗部分遗传性疾病已进入临床试验阶段③。

基因编辑技术开展肿瘤治疗也成为当前生物医学领域的热点。我国是全球首个将 CRISPR/Cas 用于人体试验的国家，迄今至少有近90名患者接受了基因编辑治疗，批准了至少9例基于 Crispr/Cas 技术的肿瘤治疗临床研究④。北京大学、307 医院以及北京佑安医院等机构的研究人员，合作报道了首例利用 Crispr-Cas9 技术在祖细胞中编辑 CCR5 基因并成功移植到罹患 HIV 和急性淋巴细胞白血病的患者案例，移植治疗使患者的急性淋巴细胞白血病得到完全缓解，携带 CCR5 突变的供体细胞能够在受体内存活达 19 个月，该研究初步探索了其安全性和可行性⑤。在未来2~3年，北京市将会推动基因编辑技术在肿瘤治疗领域的临床应用。

未来5~6年，随着基因编辑技术临床应用的深入，可治疗癌症、遗传性疾病及罕

---

①②④ 中国科学院颠覆性技术创新研究组. 颠覆性技术创新研究-生命科学领域［M］. 北京：科学出版社，2020.

③ 科技部社会发展科技司，中国生物技术发展中心. 2020 中国生命科学与生物技术发展报告［M］. 北京：科学出版社，2020.

⑤ 基因编辑前沿成果 首例 CRISPR 编辑干细胞治疗 HIV 合并白血病患者［EB/OL］.［2019-09-11］. htps：//new. qq. com/omn/20191104/20191104A0I1P600. html.

见遗传病等大量疾病，新型研发药物将会逐渐面世。但可能面临着治疗价格非常昂贵，普通病人难以承受及使用的情况。

基因编辑在重大疾病动物模型研究中也取得了一些突破进展。2014 年，全球首对靶向基因编辑猴在中国出生，为建立猴疾病模型和研究人类疾病奠定了重要基础。2022年，全球首例猪器官人体移植心脏取得成功，虽然患者在接受移植后两个月内去世，但为动物器官人体移植提供了途径。未来 10 年，北京市应用基因编辑技术进行异种器官移植也将成为可能。

（二）成功应用于动植物育种等农业领域

在植物育种中，基因编辑育种技术有效地改进了植物育种的精准度。近年来，基因组编辑技术已在小麦、水稻、大脑等物种中实现了定点突变。国内外做基因编辑育种的企业约 120 余家，其中中国约 50 家，占比 40%。国外有 Calyxt、Benson Hill 等行业翘楚作为行业标杆，国内则有舜丰生物、清原农冠、三委生物、弥生生物等企业走在前列①。随着 2022 年 1 月《农业用基因编辑植物安全评价指南（试行）》的出台和国家级转基因大豆、玉米品种审定标准的出台，清除了转基因植物运用于农业的阻碍，国内及北京市利用基因编辑技术形成的作物将会快速获批并商品化。

在动物育种中，基因编辑可以利用更精准、更快速的方法来获得期望的表型。中国科学院已利用基因编辑技术培育出地质抗寒猪，为猪的新品种培育提供良好育种材料。

（三）未来豁免或取消基因编辑作物育种的国内监管将会重塑种业竞争格局

传统的动植物品种改良方法育种过程周期漫长，且耗费大量人力、物力、财力，而基因编辑技术能够大大缩短育种周期且快速获得期望的目标性状。美国已豁免了多例基因编辑产品的监管，这种宽松的创新环境给美国农业新技术的研发与应用带来了深远影响，一是可以使研究者节省数年的时间和大量的资金；二是能改变大型农业企业垄断生物技术种业市场的局面②。当前，中国批准了基因编辑作物，这一规定清除了转基因植物运用于农业的阻碍，能促进更可口、更耐虫害、更能适应全球变暖的植物品种的研发。

未来 6~7 年，我国可能也会豁免一些基因编辑作物育种的监管，一方面可能会促进大学、公共研究机构与企业之间开展更多的合作与授权；另一方面也会促使更多技术企业、研发机构、食品企业及作物育种企业等开展合作，北京将会重塑种业市场"百花齐放"的竞争格局。

（四）推动医疗行业的重大变革

基因编辑技术比传统基因治疗特异性更强、基因修饰更精准，可治疗从癌症到罕见

---

① 基因编辑开启农业科技新动能爆发增长点［EB/OL］.［2022-7-7］. https：//m. thepaper. cn/baijiahao_18909664.

② 中国科学院颠覆性技术创新研究组. 颠覆性技术创新研究-生命科学领域［M］. 北京：科学出版社，2020.

遗传病等大量疾病，将会代表药物研发的新纪元。基因编辑的出现将会推动医疗行业的重大变革：一是未来 5 年，大量创新企业可能引领基因编辑治疗产品的开发工作，将吸引风险投资机构和制药企业进行投资，将基因编辑技术更多地向医疗方向转变；二是未来 7~8 年，基因编辑技术对医疗产业产生的影响还可能会颠覆传统的医药销售模式。由于基因编辑技术门槛较高，需要医院专人进行操作，基因编辑产品销售会更倾向于在学术上去推广和临床技术上的支持。换句话说，未来将会有一批新兴的生物医药企业快速崛起并替代传统的化学制药企业，且这些新基因编辑企业不需要传统的医药企业的推广渠道，有可能会颠覆传统的以医药代表为重要标志的医药销售格局①。

（五）基因编辑成为对抗病毒感染的潜在疗法

科研人员将基因编辑技术用于新冠病毒检测与治疗。张峰等研究人员基于 Crispr 开发新型冠状病毒的检测工具②，我国企业基于自有 CRISPR 平台开发了"新型冠状病毒核酸检测试剂盒"③。此外，科学家还在利用 Crispr 技术对新型冠状病毒基因组开展相关研究，未来 6~7 年，基因编辑也可能成为北京对抗病毒感染的一大潜在治疗方法。

第五节 基因编辑领域发展重点产品与关键技术分析

一、重点产品分析

基因编辑领域已有一些较为成熟且已经应用的产品，如基因检测服务、提供基因敲除与载体构建的服务、体外诊断试剂盒、基因编辑作物等。自新冠肺炎疫情暴发以来，科研人员开始利用基因编辑技术形成相关产品进行新冠病毒检测。2020 年 5 月 EUA（for Emergency Use Authorization only，仅限于紧急授权使用）首次批准张峰团队开发的基因编辑 IVD 产品——SHERLOCK 方法学定性检测人体上呼吸道样本中的新冠病毒 N 基因和 ORF1ab 基因。国内已有进入优先/应急审评的国产基因编辑方法学的新冠病毒检测产品中，已批准的产品 2 个，处于沟通交流及资料完善中的产品

---

① 中国科学院颠覆性技术创新研究组. 颠覆性技术创新研究-生命科学领域 ［M］. 北京：科学出版社，2020.

② Broadinstitute. A protocol for detection of COVID - 19 using CRISPR diagnostics. ［EB/OL］. ［2020 - 03 - 30］. http：//www. broadinstitute. org/files/publications/special/COVID-19%20detection%20（updated）. pdf.

③ 微远基因. 微远基因瘦腿超高敏新型灌装病毒 CRISPR 试剂盒 ［EB/OL］. ［2020 - 03 - 30］. http：//mp. weixin. qq. com/s/LhmG3G3UkyyGcrZpy8nG9g.

1 个①。此外，基因编辑用于治疗遗传性疾病、肿瘤是进展最快的领域，也逐步研发了相关药物产品。Intellia 公司利用 Crispr/Cas9 技术开发创新疗法，来治疗严重和危及生命的遗传病、肿瘤和免疫疾病。在体内治疗方面，2021 年 10 月 6 日，Intellia Therapeutics 宣布，Crispr/Cas9 候选疗法 NTLA-2002 的 1/2 期临床试验已获得新西兰药品和医疗器械安全局批准，用于治疗成人遗传性血管水肿（HAE）。在体外治疗方面，Intellia 利用 Crispr 对细胞进行工程改造，以开发出针对血液癌症和实体瘤的疗法。体外治疗产品线包含多个项目，涉及镰状细胞病、急性髓细胞白血病（AML）、实体瘤等适应症，基于 Crispr/Cas9 基因编辑的造血干细胞（HSC）疗法也已经进入临床试验②。

未来 10 年，适于北京基因编辑产业发展的重点产品，是基于文献分析、现场访谈和调查问卷，由领域内来自中国科学院微生物所、基因组所、动物所、遗传发育所和北京大学、首都医科大学附属医院、北京市中西医结合传染病研究所的多位专家进行讨论并确定。未来基因编辑主要产品分为 13 类，具体包括基因检测，体外诊断试剂盒，病毒载体，核酸序列合成，基因治疗药物——罕见病、肿瘤、遗传病、细菌和病毒感染，基因编辑作物，基因编辑实验动物，疾病动物模型，基因编辑数据库，基因编辑产品检测。其中，基因治疗药物可从根本上治疗从癌症到罕见遗传病等大量疾病，将会开启药物研发新纪元；疾病动物模型是利用 Crispr/Cas 技术实现灵长类动物的基因编辑，从而构建出各种疾病模型；基因编辑数据库是收集和保藏各种生物来源与人工构建的基因、基因元件、载体、基因组 DNA、宿主细胞等，最主要的是由世界各国的人类基因组研究中心、测序中心构建的各种人类基因组数据库③。

二、关键技术分析

在边界确定的基础上，首先向基因编辑领域内的专家进行面对面的咨询，接着召开专家会，对基因编辑产业发展未来 10 年的重要技术进行讨论，从而实现技术的凝练与修订。经过专家会讨论，共筛选出以下未来关键技术④。

（一）底层技术

基因编辑技术底层技术的历史沿革来看可分为锌指核酸酶 ZFN（1996）、转录激活样效应子样核酸酶 TALEN（2010）、成簇规律间隔短回文重复序列及其相关蛋白系统 CRISPR（2012）和未来新底层技术。理论上每一代技术都可实现多种类型的基因

---

① 科普：基因编辑技术及相关 IVD 产品简介［EB/OL］．［2021-10-14］．http：//www.zhengbiaoke.com/wap/newShow.aspx？id=2252.

② 基因药物系列（四）——基因编辑（下）［EB/OL］．［2021-5-10］．https：//www.cn-healthcare.com/articlewm/20210510/content-1218685.html.

③ 百度百科．基因组数据库［EB/OL］．https：//baike.baidu.com/item/%E5%9F%BA%E5%9B%A0%E7%BB%84%E6%95%B0%E6%8D%AE%E5%BA%93/5233122？fr=aladdin.

④ 该部分关键技术分析主要依据陈坤玲、刘野等专家的观点形成。

编辑，用于 DNA、RNA 等核酸序列的删除、替换、插入及靶向修饰等编辑。但是由于 ZFN 和 TALEN 依托蛋白识别核酸机制来进行靶点编辑，因此技术门槛较高，目前应用较少。

CRISPR 是利用 RNA 识别核酸技术来进行编辑，简单、廉价易操作，技术延展性强，是当前的主流技术。依托 Crispr 为靶位点识别结合脱氨酶或逆转录酶，实现了碱基编辑技术（2016）和引导编辑技术（2019）两代核心技术拓展。碱基编辑技术主要适用于 A-G、C-T、C-G 等碱基替换，而引导编辑则近乎是一种全能型工具，可实现全类型碱基替换、删除及片段插入。

未来新底层技术严格意义上是指能直接对标现有 Crispr 技术的基因编辑原创性新技术，是基因编辑领域研发的重点。但因开发难度过高，现阶段的研发往往把 Crispr 新系统挖掘也纳入进来。

1. Crispr 新系统

未来新底层技术开发难度过高，而自然界中 Crispr 资源丰富，因此往往把现有 Crispr 底层核心专利没有覆盖到的新成员挖掘也纳入进来。目前获取 Crispr 新系统是最简单的新工具挖掘手段，主要通过微生物资源收集、大数据分析、人工智能创制等方法挖掘不受专利限制的新 Cas 成员，获得新型 Crispr 系统，搭建成能替代目前使用广泛的 Cas9，Cpf1 等 Crispr 基因编辑工具，建成能实现的 DNA 或 RNA 各种删除、替换、插入、靶向修饰等编辑技术。

CRISPR 新系统可随时完成或到 2025 年，主要意义在于避开已有的 Crispr 专利限制，对当前我国基因编辑产业化意义重大；技术难点在于编辑效率能否达到 Cas9 或 Cpf12a 的高度，这将直接决定科学家对新技术的使用意愿。

2. 新型底层技术

新型底层技术将是一个领域重点，希望于未来多学科交叉发力，多途径探索，挖掘新的免疫系统、新的可编程核酸酶、新的核酸序列识别元件、功能修饰元件，甚是人工智能设计创制，获得具有自主知识产权的核酸操作新工具，开发形成能对标 ZFN、Talen、Crispr 的底层技术，承担目前能实现的 DNA 或 RNA 各种删除、替换、插入、靶向修饰等编辑技术，实现现有技术的更新换代。

新型底层技术预计 2030 年完成，主要意义在于实现我国主导的基因编辑技术革命，技术难点在于无现成可指导的理论依据，获得真正意义新工具的机会少，对基础理论学科和前沿技术学科的支撑要求高。

（二）基因编辑技术

基因编辑技术按照编辑类型主要分为 DNA 编辑技术和 RNA 编辑技术。

1. DNA 编辑技术

依据其能否需要在基因组序列上产生双链 DNA 断裂 DSB 可细分为传统基因编辑技术、基因编辑衍生技术和时空量三维精准调控技术。

（1）传统基因编辑技术。指依赖 DSB 的编辑技术，通过产生 DSB 引发 DNA 自主修复，获得包括小片段删除插入（indel）、碱基或小片段替换和基因插入等常规理解的基础编辑技术，以及在此基础上发展的难点更高的大片段插入、基因叠加，染色体删除和插入等编辑技术。

Crispr 工具已能很好满足基本编辑的需求，并实现了多靶点甚至全基因组编辑技术，但技术难点在于效率低、精准性差，基因插入更是亟待攻克的难点，预计到 2025年，基因编辑基础技术可实现精准性、高效性。其他更高难点的编辑技术应该在 2030年可望有所突破。

（2）基因编辑衍生技术。指不依赖 DSB 的编辑技术，主要通过依托 Crispr 等底盘与其他具有修饰功能的结构模块融合建立的衍生编辑技术，包括碱基编辑技术、引导编辑技术、基因表达定点调控、表观编辑、靶向示踪等。

基因编辑衍生技术已经广泛应用，但仍在不停地扩展中，技术难度在于对具有修饰功能的结构模块的获得与如何实现与底盘的融合，及新型衍生技术的开拓，预计到2025 年会有多种新的衍生技术问世，尤其在表观编辑、靶向示踪方面期待能有更大进展；2030 年在基因储存、DNA 读写等有突破。

（3）时空量三维精准调控技术。指更高层次的技术拓展，集合新工具、新技术整合形成通过精准的条件控制表达调控技术，用以进行环境智能时间空间特意转录响应回路创制、基因组 3D 结构重编程等应用，满足不同层次的编辑需求，实现基因的时空量三维精准调控。

时空量三维精准调控技术的完成时间未知，也可能是 2030 年，希望能对未来生命体进行理想改造、创制及控制的编辑技术。

2. RNA 编辑技术

由于 DNA 编辑造成的脱靶突变是可以遗传的，因此在遗传疾病治疗等人类健康产业应用有一定的限制，而 RNA 编辑只会瞬时改变 mRNA，从而避免了安全和伦理问题，技术研发的价值很大。Cas13b 系统的发现为 RNA 编辑打下了良好的基础，但该技术目前处于起步阶段，可实现简单的 RNA 删除、替换等基本操作，RNA 编辑技术也已建立，但未来的发展方向应向 DNA 编辑一样实现编辑类型的多样化、高效化和通量化发展。

RNA 编辑技术在不断拓展，要形成能与 DNA 编辑相媲美的技术，难度较大，时间节点可能是 2030 年，视基础学科发展及前沿技术突破而定。

（三）递送技术

递送技术是基因编辑工具的高效导入方法。目前，递送技术集中在递送导入物理或化学方法、各种新型导入材料的形式上进行研究。电转化、病毒载体、脂质体、纳米新介质、基因枪等都是常用的导入技术方法，而递送的形式包括编辑工具 DNA、RNA、蛋白等多种形式。技术的难点在于不同物种、不同基因型都可能需要不同的递送技术才能成功，因此，个性化的技术发展尤为重要。

递送技术的完成时间要视不同的编辑对象而定，目前已有部分可用。递送技术的整体难度在于普适性差，是基因编辑技术应用转化的拦路虎，2025 年可望在代表性物种的部分细胞或组织中实现基本可用的，2030 年技术可望实现重大提升，具有一定的推广性。

1. 脂质递送系统

代表性产品为脂质纳米颗粒（LNP），现已成熟应用于 mRNA 疫苗、基因编辑系统递送。主要功能是保护 mRNA 分子不被降解，增强其胞内递送。LNP 直径在纳米级别，成分包括中性脂质、离子化脂质、胆固醇、PEG。LNP 递送系统下一步着重解决特异器官靶向问题。预计到 2030 年，LNP 递送系统有望在长续航层面（即体内长时间的停留）取得突破。目前定位为明星产品，全球产值有望快速突破 1000 亿元。

2. 生物递送系统

代表性产品涉及病毒类载体。病毒载体具备感染细胞的能力，可自身突破细胞膜，植入到被感染细胞内，实现病毒的复制和繁殖。其在基因编辑领域的应用已成熟。常用的病毒载体递送系统有慢病毒、腺病毒、腺相关病毒等。其优点有容量大（能达到 7~8kb 的基因容量）、操作流程成熟、安全性获得验证。20 世纪 70 年代，已实现病毒载体运送"基因药物"进入哺乳动物细胞，递送至靶细胞内部，完成"药物"递送。该类系统下一步着重突破基因编辑靶向的问题，预计到 2030 年，对于目的基因编辑的靶向效率会有显著提升。

3. 生物可降解材料递送系统

代表性产品为聚乳酸类纳米颗粒，具体包括两个：①聚乳酸（PLA），获 FDA 批准使用。PLA 纳米颗粒能被细胞有效吞噬，递送效率较好。下一步主要增强其核酸负载能力。2019 年，阳离子肽修饰后的 PLA 纳米颗粒被成功用于递送核酸，具有开发为基因编辑递送系统的潜力。②聚乳酸-羟基乙酸（PLGA），获 FDA 批准使用，相比 PLA，其可将递送时间延长至 6 个月。该递送系统已被用于递送各类小分子、肽和蛋白质，具有作为基因编辑系统递送的潜力，具有良好的安全性。预计到 2030 年，可有效增强其长效性（将其体内持续时间延长到一年）和器官靶向能力。

4. 蛋白、多肽递送系统

（1）细胞穿膜肽（CPP），能够将基因编辑系统运送至细胞内。其作为典型的阳离子多肽，可用于基因编辑系统、mRNA 疫苗等的递送。下一步将集中在 CPP 表面功能化，进而提高其递送效率。

（2）蛋白递送系统（代表性产品为白蛋白）。白蛋白有利于帮助溶解度有限的各种物质。目前白蛋白主要用于紫杉烷类、磺胺类、青霉素类和苯并二氮杂类等治疗剂的递送。白蛋白递送系统在基因编辑中主要解决核酸负载有效性的问题，已形成规模化生产全流程和应用体系。

三、重点产品与关键技术评价

通过筛选，基因编辑领域的重点产品与技术已经进行了一定程度的收敛，在此基础上，开展了面向参与专家会的核心成员的问卷调查，本次问卷以客观题为主，主要目的是明确基因编辑领域各不同产品的市场前景、技术成熟时间及在北京的适应发展阶段；对已筛选的重点技术进行重要程度排序，了解技术的实现时间及适宜在北京发展的阶段。

问卷填写对象主要为前几次专家会参与人员，专家主要来自中国科学院微生物所、基因组所、动物所、遗传发育所和北京大学、首都医科大学附属医院、北京市中西医结合传染病研究所等单位。为了使各位专家的判断对最终结果的影响更为合理，问卷设有"熟悉程度"项，由专家针对各技术领域评判自己的熟悉程度，分值从 1 至 5，代表从非常不熟悉至非常熟悉。

（一）重点产品评价

基因编辑重点产品分为 13 类，对此 13 类产品分别从"成熟产品实现时间""应用前景"和"适于在北京发展的阶段"来评价。其中，成熟产品实现时间指此产品很好的实现产业化所需的时间；应用前景指产品未来的市场获益可能与潜力；适于在北京发展的阶段，指此产品在北京市发展的话，适于进行基础研发、提供产品和技术服务、技术应用，还是根本不适于在北京进行任何阶段的发展。

1. 成熟产品实现时间

问卷中，成熟产品实现的选项有已实现、短期 5 年内、中期 5~10 年、长期 10 年以上、无法预见 5 项。问卷填写人对此指标的判断是一种定性判断，所以在此取众数作为相应产品的成熟技术实现时间的基础判断，再考虑第二众数，综合获得各项产品的成熟估计实现时间。如图 7-30 所示，8 项产品已经实现成熟技术，包括基因检测、体外诊断试剂盒、病毒载体、核酸序列合成、基因编辑作物、基因实验动物、疾病动物模型、基因编辑产品检测；1 项产品已经处于较为成熟且 5 年以内实现成熟技术，包括基因编辑数据库；治疗罕见病、肿瘤、遗传病、细菌和病毒感染的基因治疗药物 4 项可以短到中期内实现成熟技术。

2. 应用前景

在问卷中，商业前景分值范围为 1~5，1 分表示商业前景较差，5 分表示非常具有应用前景。在此，假设 S_{ij} 表示第 j 位专家对第 i 项产品的评价打分；K_{ij} 表示第 j 位专家对第 i 项产品的熟悉程度；S_i 表示第 i 项产品的应用前景综合评价值。通过加权平均计算出 S_i 值（范围为 1~5），公式如下：

$$S_i = \frac{\sum_{j=1}^{n} K_{ij} \times S_{ij}}{\sum_{j=1}^{n} K_{ij}}$$

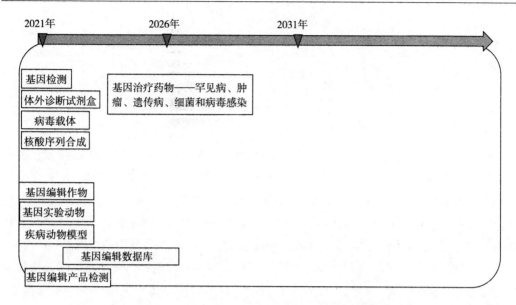

图 7-30　北京基因编辑领域主要产品的成熟技术实现时间

经过计算，得到专家对基因编辑产品的应用前景判断的排序。结果显示（见表 7-13），体外诊断试剂盒应用前景综合评价值为 4.68，排在第一位，其次为治疗肿瘤的基因治疗药物，应用前景综合评价值为 4.66。应用前景综合评价值达到 4 以上的，除前面两项外，还有基因检测，治疗遗传病、罕见病及细菌和病毒感染的基因治疗药物，基因编辑数据库，病毒载体，基因编辑作物，基因编辑产品检测，疾病动物模型，核酸序列合成。应用前景综合评价值未超过 4 的有 1 项，为基因编辑实验动物。

表 7-13　北京基因编辑领域主要产品的应用前景评价　　　　单位：分

排序	产品	应用前景综合评价值
1	体外诊断试剂盒	4.68
2	基因治疗药物——肿瘤	4.66
3	基因检测	4.53
4	基因编辑数据库	4.42
5	基因治疗药物——遗传病	4.41
6	基因治疗药物——罕见病	4.37
7	基因治疗药物——细菌和病毒感染	4.27
8	病毒载体	4.24
9	基因编辑作物	4.24
10	基因编辑产品检测	4.24
11	疾病动物模型	4.03

续表

排序	产品	应用前景综合评价值
12	核酸序列合成	4.00
13	基因编辑实验动物	3.91

3. 适于在北京发展的阶段

对基因编辑产品是否适合在北京发展的判断，问卷所设问题选项有基础研发、提供产品和技术服务、技术应用。对于此项的判断为多项选择，因此某个产品可能有多个阶段适合在北京发展。基于此，每项产品在某个阶段获得 1 位专家的选择，则积累 1 分，超过 2/3 的专家选择，则认为此项产品或应用非常适于在北京发展此阶段；超过 1/3 专家选择但未过 2/3，则认为此项产品或应用比较适于在北京发展此阶段。

通过数据统计，基因检测、体外诊断试剂盒、基因治疗药物——罕见病都是比较适于在北京进行基础研发、提供产品和技术服务、技术应用；病毒载体、核酸序列合成、基因治疗药物——肿瘤都是适于在北京进行基础研发、提供产品和技术服务，非常适于技术应用；基因治疗药物——遗传病、基因编辑动物实验、疾病动物模型都是非常适于在北京进行基础研发和技术应用，比较适于提供产品和技术服务；基因治疗药物——细菌和病毒感染和基因编辑作物都是非常适于在北京进行基础研发，比较适于提供产品和技术服务、技术应用；基因编辑数据库非常适于在北京进行基础研发，比较适于提供产品和技术服务，不适于技术应用；基因编辑产品检测则非常适于在北京进行基础研发、提供产品和技术服务，比较适于技术应用。

综合专家评价结果，总体而言，除基因编辑数据库不适于在北京技术应用，其他所有产品都适于在北京进行基础研发、提供产品和技术服务以及技术应用。13 个产品中，基因治疗药物——遗传病、细菌及病毒感染等 7 种产品非常适于基础研发，其余 6 种比较适于基础研发；基因编辑产品检测非常适于提供产品和技术服务，其余产品均比较适于提供产品和技术服务；病毒载体、序列核酸合成等 6 种产品非常适合技术应用，基因编辑数据库不适于技术应用，其他 6 种产品均比较适于技术应用（见图 7-31）。

（二）具体技术评价

1. 成熟技术实现时间

与前文重点产品的评价一样，问卷中，成熟技术实现的选项已实现、短期 5 年内、中期 5~10 年、长期 10 年以上、无法预见 5 项。众数作为相应技术的成熟时间的基础判断，再考虑第二众数，综合获得各项技术估计的成熟实现时间（其中如果对一项技术的判断，选择不同选项的数接近，那么认为专家判断的实现时间为两个选项的时间之间）。可能在短期、中期、长期不同阶段实现成熟技术的情况，如图 7-32 所示。

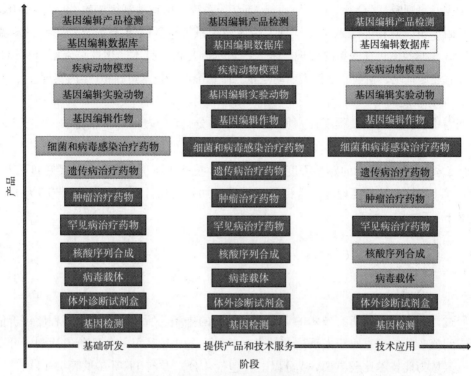

图7-31 在北京适于发展的基因编辑各产品

注：浅灰色表示非常适于发展、深灰色表示比较适合发展、白色表示不适于发展。

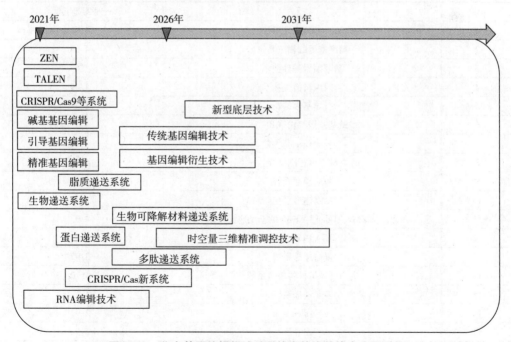

图7-32 北京基因编辑领域重要技术的成熟技术实现时间

根据专家判断，ZFN、Talen、Crispr/Cas9 等系统、单碱基基因编辑、引导基因编辑、精准基因编辑、生物递送系统已实现，脂质递送系统、蛋白递送系统、Crispr/Cas 新系统、RNA 编辑技术可在 5 年内实现，基因编辑基础与衍生技术、生物可降解材料递送系统、多肽递送系统、新型底层技术、时空量三维精准调控技术可在 10 年内实现。

2. 重要程度判断

问卷中，技术的重要程度评判值范围为 1~5 分，1 分表示非常不重要，5 分表示非常重要。在此，假设 T_{ij} 表示第 j 位专家对第 i 项技术的重要程度的评价打分；N_{ij} 表示第 j 位专家对第 i 项技术的熟悉程度，它与第 i 项技术所属于的产品的熟悉程度值相同；T_i 表示第 i 项技术的重要程度综合评价值。通过加权平均计算出 T_i 值（范围为 1~5），公式如下：

$$T_i = \frac{\sum_{j=1}^{n} N_{ij} \times T_{ij}}{\sum_{j=1}^{n} N_{ij}}$$

经过计算，得到对所有技术的重要程度判断的排序。所有技术的重要程度评价值都大于中间值 3 分，专家对于发展这些技术从整体上是比较认可的。评价值达到 4 分则可认为专家认为此技术比较重要，4 分以上（包括 4 分）共有 11 项（见表 7-14）。

表 7-14　北京基因编辑领域技术重要程度评价　　　　　　　　单位：分

排序	技术	重要程度
1	Crispr/Cas9 等系统	4.68
2	精准基因编辑（PE）	4.63
3	基因编辑基础技术	4.63
4	基因编辑衍生技术	4.49
5	引导基因编辑	4.39
6	碱基基因编辑（BE）	4.29
7	Crispr/Cas 新系统	4.24
8	时空量三维精准调控技术	4.22
9	脂质递送系统	4.18
10	生物递送系统	4.13
11	能对标 ZFN、Talen、Crispr 的新型底层技术	4.03
12	RNA 编辑技术	3.97
13	蛋白递送系统	3.92
14	生物可降解材料递送系统	3.70
15	多肽递送系统	3.39
16	Talen	2.97
17	ZFN	2.50

3. 适于在北京发展的阶段

对于基因编辑各技术是否适合在北京发展的判断，有研发、应用示范、产业化、不适合北京发展4项。对于此项的判断为多项选择，因此，某项技术可能有多个阶段适合在北京发展。每项技术在某个阶段获得1位专家的选择，则积累1分，超过2/3的专家选择，则认为此项技术非常适于在北京发展此阶段；超过1/3专家选择但未过2/3，则认为此项技术比较适于在北京发展此阶段；低于1/3则认为不适于在北京发展此阶段。

根据结果显示（见图7-33），专家认为除ZFN技术，其余技术都应该在北京研发与应用示范。应该"研发"的技术中，7项技术非常适于北京研发，10项技术比较适于北京研发；应该"应用示范"的技术中，所有技术都非常适于北京应用示范；应该"产业化"的技术中，2项技术非常适于北京产业化，12项技术比较适于北京产业化，ZFN、Talen和RNA编辑技术不适于北京产业化。

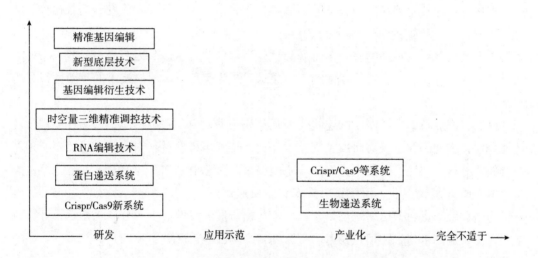

图7-33　非常适于在北京发展各阶段的基因编辑技术

第六节　基因编辑领域技术路线图形象化绘制及解读

一、路线图基本结构

以课题组研究、梳理的北京市基因编辑领域发展关键要点表为基础，结合针对基因编辑产品、关键技术两个层面进行的德尔菲调查问卷结果及专家研讨，绘制面向未来10年的北京市基因编辑领域产业技术路线图，如图7-34所示。

首先，北京基因编辑领域产业技术路线图是以直观的图像将结论和信息按照一定逻辑关系表现出来，呈现"时间—要素"的二维结构图。运用 Microsoft Office Visio 软件进行图形绘制，纵向分为五级，从上到下依次是政策环境、市场环境、基因编辑产品、研发关键技术、交叉技术与科学。政策环境体现对北京市基因编辑未来技术、产品、市场发展具有影响力的相关政策与法律法规。市场环境体现北京市基因编辑相关技术与产品发展所面临的区域市场竞争环境，上下游产业链、创新链环境，应用困境等。基因编辑产品体现目前及未来 10 年较为重要的基因编辑产品品类或服务类情况。研发关键技术体现在基因编辑产业基础研发、技术平台、具体应用等上下游不同环节的关键核心技术情况。交叉技术与科学体现对基因编辑领域技术创新影响较大的交叉技术与科学。

其次，产业技术路线图的横向代表时间，2021~2031 年，即面向未来 10 年的时间跨度，图中各项的长度代表实现的时限，如 2024 年有望加强基因编辑的科学知识普及。

再次，产业技术路线图中各项的不同颜色代表不同的重要程度或发展前景得分。共分 5 个分值：1 分为淡粉色，2 分为黄色，3 分为橙色，4 分为绿色，5 分为蓝色。如基因编辑产品中基因治疗药物——罕见病的颜色为蓝色，表示该基因编辑产品的未来发展前景得分为 5 分；基因编辑技术中的蛋白递送系统为橙色，表示该技术的重要性得分为3 分。

最后，产业技术路线图中的连线代表强关联关系，由于政策环境、市场环境均为环境性要素，因此路线图仅对研发关键技术和交叉技术与科学对基因编辑产品的影响角度进行关联分析，共性关键技术直接连线基因编辑产品总框。如 CRISPR 新系统、DNA 编辑技术、RNA 编辑技术、新型底层技术、脂质递送系统、生物递送系统、生物可降解材料递送系统、蛋白递送系统均是基因治疗药物研发的关键技术，合成生物学、计算科学、人工智能技术与生物信息技术均是影响未来基因编辑产业研发的共性技术。

二、路线图解读

（一）未来 10 年基因编辑技术实现产业化的政策环境将越来越成熟

首先，在 2022 年初，政策层面已经清除了转基因植物用于农业的阻碍，未来的政策很有可能放宽对基因编辑的制药、临床医学等方面的限制。其次，为应对未来更多的基因编辑技术研发应用活动，未来 2~3 年北京会尽早推进相关行业规范和政策指南等制定工作。接下来，为应对基因编辑可能带来的生物安全与社会伦理等问题，未来 4~5 年还要加强基因编辑领域的风险评估与创新管理模式，健全科研伦理审查制度，提前布局并制定相关的公共风险管理预案与监管制度。最后，由于很多基础性基因编辑技术都来自国外，且大多已完成专利布局，未来 5~6 年北京亟须组织法律、政策、学科等相关专家建立一套基因编辑相关知识产权运营及预警机制，为基因编辑技术未来的产业化发展保驾护航。

（二）北京在基因编辑市场产业化过程中会有较大优势

首先，随着《农业用基因编辑植物安全评价指南（试行）》和国家级转基因大豆、玉米品种审定标准的出台，可以预见应用基因编辑形成的新型农作物种子将会快速获批并商品化。其次，在政策允许的情况下，北京会积极推进基因编辑技术在遗传性疾病、肿瘤治疗、异种器官移植等具有广泛应用前景领域的临床试验工作。未来 6~7 年，新型研发的基因编辑药物将会逐渐面世，除治疗罕见病外，还可能成为北京对抗病毒感染的一大潜在治疗方法。未来 7~8 年，以基因编辑为核心技术的新兴生物医药企业将逐渐崛起并替代传统化学制药企业，颠覆传统医药销售模式，带来新一轮的竞争。最后，随着越来越多的新技术、新产品和新企业的出现，终将改变基因编辑药物价格普遍很高的现状。

（三）未来基因编辑产品具有良好应用前景且最适于基础研发

一是体外诊断试剂盒、基因治疗药物等 12 款产品在北京具有较好的应用前景。调查显示，13 款基因编辑产品中，体外诊断试剂盒，基因治疗药物——肿瘤、遗传病、罕见病、细菌和病毒感染，基因检测，基因编辑数据库，病毒载体，基因编辑作物，基因编辑产品检测，疾病动物模型，核酸序列合成 12 款产品应用前景均良好，只有基因编辑实验动物应用前景一般。

二是基因编辑产品在北京首先最适于基础研发，其次是技术应用，最后是提供产品和技术服务。调查显示，除基因编辑数据库不适于在京技术应用，其他所有产品都适于在京进行基础研发、提供产品和技术服务以及技术应用。13 款产品中，基因治疗药物——遗传病、细菌和病毒感染、基因编辑作物、基因编辑实验动物、疾病动物模型、基因编辑数据库和基因编辑产品检测 7 款产品非常适于基础研发；除基因编辑产品检测非常适于提供产品和技术服务，其余 12 款产品均比较适于提供产品和技术服务；病毒载体，核酸序列合成，基因治疗药物——肿瘤、遗传病，基因编辑实验动物、疾病动物模型 6 个产品非常适合技术应用。

（四）未来基因编辑技术重要程度高且适于在京研发与应用示范

一是 17 项基因编辑技术中只有 ZFN 和 Talen 重要程度不高。调查显示，Crispr/Cas9 等系统、精准基因编辑、基因编辑基础技术、基因编辑衍生技术、引导基因编辑、碱基基因编辑、Crispr/Cas 新系统、时空量三维精准调控技术、脂质递送系统、生物递送系统、能对标 ZFN、Talen、Crispr 的新型底层技术 11 项技术重要程度均很高。RNA 编辑技术、蛋白递送系统、生物可降解材料递送系统、多肽递送系统 4 项技术重要程度较高。ZFN 和 Talen 2 项技术重要程度不高。

二是基因编辑技术在北京最适于研发，其次是应用示范，最后是产业化。基因编辑技术适于在北京发展的阶段选项有 4 个：研发、应用示范、产业化、不适合在京发展。调查显示，除了 ZFN 技术，其余 16 项技术都应该在北京研发与应用示范。精准基因编辑、新型底层技术、基因编辑衍生技术、时空量三维精准调控技术、RNA 编辑技术、蛋白递送系统与多肽递送系统 7 项技术非常适于北京研发，其余 10 项技术比较适于北京研发；所有技术都比较适于北京应用示范；Crispr/Cas9 等系统、生物递送系统非常适于北京产业化，ZFN、Talen 和 RNA 编辑技术不适于北京产业化。

第七节 北京发展基因编辑产业的建议

一、在基因编辑的政策及标准上可做国内领先者

一是探索借鉴《深圳经济特区细胞和基因产业促进条例》，出台北京市基因编辑产业相关条例或北京医药健康产业发展条例，明确基因编辑产业发展的相关责任主体，并就其职能及可能出现的违法违规问题作出明确规定，从而进一步做好推动北京基因编辑产业发展的立法保障。

二是积极牵头制定相关标准规范，北京可优先制定基因编辑技术在农业领域产业化应用的使用规范与指南，逐步扩展到制药、临床等方面。通过制定不同领域的标准规范，逐渐实现基因编辑技术在北京的产业化发展。

二、发挥科技资源集中的优势，加强基因编辑技术的原创性基础研究

一是发挥中国科学院、北京大学、博雅辑因、昭衍新药等不同创新主体的研发优势，加强其在基因领域重大理论、原创技术、前沿交叉科学的技术研究与联合攻关。

二是加强基因编辑技术的源头创新、改进与优化。加强新型微生物核酸免疫系统及基因编辑新资源的研究，发现其中具有靶向功能的新颖性核酸免疫系统并揭示其工作机制，为发展新型基因编辑工具提供基础。加强对基因编辑瓶颈技术的研究，如降低脱靶效应、提升靶向的精准度与效率、提高特异性等。

三、北京适于推动基因编辑各产品及相关技术研发，但要有选择地进行商业化应用

一是大力推动病毒载体、核酸序列合成、基因治疗药物——肿瘤与遗传病、基因编辑实验动物、疾病动物模型的技术应用和商业化。基因编辑技术在京进行遗传性疾病、肿瘤治疗等生物医学领域应用具有广泛的前景，有些已进入临床试验阶段，如北京大学、307 医院以及北京佑安医院利用 Crispr-Cas9 技术移植治疗急性淋巴细胞白血病。基因编辑动物和疾病动物模型的研究是基因编辑从实验室走向临床应用的最有效途径，北京亟须在这两个环节取得突破性进展。此外，北京可在 1~2 家三级医疗机构试点设立内部临床研究管理机构和研究型病房，用于开展基因编辑领域的临床研究与临床试验。但由于患者及受试者隐私权问题，基因编辑数据库不适于在北京应用。

二是针对不同技术进行差异化支持。基因编辑衍生技术、新型底层技术等 7 项在京最适于研发的技术，要加强对其源头创新的鼓励和支持。Crispr/Cas9 等系统、生物递送系统 2 项在京最适于产业化的技术，要通过提供相关政策、打通产业链等方式来推动技术在北京应用。

四、加强基因编辑的科学知识普及

一是北京市政府及相关部门需联合科学团体开展多种形式的科普活动，让公众全面了解基因编辑技术与产品的优缺点及潜在风险，理性看待基因编辑这把"双刃剑"。

二是北京市政府及相关部门需将基因编辑产业链条的各类主体及利益方连接起来，打造一个沟通与参与的交流与研发平台，不仅可对外发布相关消息，还可使公众监督相关技术的研发及应用推广。

第八章　促进北京市医药健康领域发展的对策建议

第一节　完善医药健康产业政策法规体系

一、加快北京医药健康产业的立法制定

医药健康产业的国家上位法有《生物安全法》《疫苗管理法》等，地方立法有深圳的《深圳市细胞和基因产业保护条例》，而北京对医药健康产业的立法相对较弱，产业化方面受限于诸多条件，有必要在立法层面给予一定保障。建议北京针对医药健康行业进行立法条例考量，在产业布局、行业促进、行业规范、创新环境、创业环境、产业集聚等方面明确相关规定。

二、加大税收优惠、知识产权保护等政策支持

一要支持医药健康企业加大研发投入，在税收优惠、多渠道投融资、知识产权保护、科技成果转化、通关便利化等方面加大相关政策的突破与支持。加大对自主创新医药、医疗仪器和佐剂等出口的优惠税收政策，引导高附加值新产品的出口，支持优势企业整合国际资源，依靠"一带一路"倡议开拓新市场。二要加快建立适应医药健康产业最新发展的统计制度，提升统计服务水平，增强统计工作对产业发展的保障能力。三要加大政府采购医药健康产品与服务的力度，发挥政府引导作用来促进医药健康产业发展。

三、加强医药健康产业的政策落实与对接

一方面要为医药健康产业已出台的目标规划和法规管制类政策制定政策落实细则，确保其落到实处；另一方面要加强与国家部委开展的行政审批服务创新试点相关政策对

接，积极争取人类遗传资源服务站试点，医疗器械服务站试点，干细胞、人工智能医疗器械等创新产品监管创新试点相关政策支持①。

第二节　加强需求导向的医药创新基础研究

一、完善自由探索与需求导向相结合的基础研究

鼓励开展生物医学与其他学科的跨学科交叉研究，激发更多"从 0 到 1"的原创。面向创新药、新器械、新健康服务等方向加大对基础研究的投入，注重发挥国家自然科学基金的作用，完善自由探索与需求导向相结合的基础研究机制，在人类生命与健康发展相关领域超前部署基础研究及关键技术攻关，提升关键领域基础研究投入的力度和持续性，增强医药健康领域的原始创新能力。

二、完善对医药创新基础研究的资金支持方式

优化政府性基金支持方式，鼓励北京已有创投引导基金、产业基金向干细胞和再生医学、基因治疗、人工智能、新药研发等企业倾斜。充分尊重和信任科研人员，赋予医药健康领域创新团队和领军人才更大的人财物支配权和技术路线决策权。提高基础研究项目间接经费占比，开展项目经费使用"包干制"改革试点，不设科目比例限制，由科研团队自主决定使用。

第三节　加快前沿技术突破与核心技术攻坚

一、加快掌握核心技术自主权，解决医药健康领域"卡脖子"问题

针对北京处于落后地位、关键技术与产品对外依存度高的生物技术重要领域，要发挥集中力量办大事的优势，实施医药健康领域的重大工程、重大科技项目。加强核心基础能力建设，解决未来医药健康产业发展的关键技术问题，包括核心技术和优势产业的短板问题。

---

① 资料来源：《北京市加快医药健康协同创新行动计划（2021—2023 年）》。

二、支持医药健康前沿技术及产品研发应用

加快新一代基因测序、肿瘤免疫治疗、新兴疫苗、干细胞与再生医学、生物医学大数据分析等关键技术研究和转化，建成一批国内一流、国际领先的现代医学临床研究与应用转化基地和生物医疗新技术产业创新中心，形成若干医疗健康产业集群，为成为支柱性产业奠定基础①。

第四节　推进医药健康重点领域高质量发展

一、加强疫苗产业技术创新与产业化

构建全要素、全链条可满足不同技术路线的疫苗生产体系，打造具有国际水平的疫苗产业集群。系统推进 mRNA 制备、抗原递送系统、多联多价、佐剂等关键核心技术研发攻关，重视 mRNA 序列设计、递送系统等关键核心技术的专利布局，推动培养基、脂质体、微流控等高端原材料及设备的国产化替代。支持疫苗技术平台建设，支持疫苗开发机构破解临床试验资源缺乏的难题，加速疫苗新品种开发、临床试验与产业化。

二、加强基因编辑技术的源头创新、改进与优化

鼓励和支持基因编辑技术的源头创新，可加强新型微生物核酸免疫系统研究，发现其中具有靶向功能的新颖性核酸免疫系统并揭示其工作机制，为发展新型基因组编辑工具提供源头创新②。加强对基因编辑瓶颈技术的研究，如降低脱靶效应、提升靶向的精准度与效率、提高特异性等。

三、加快推进医疗器械产业技术创新与成果转化

在高端医疗器械领域加快核心部件、元器件等核心关键技术攻关与应用研究，重点支持医用机器人、高端植入耗材等特色医疗器械产业快速发展；聚焦高端医疗影像设备、生命科学检测仪、体外诊断等领域形成一批国内优良标杆产品；支持并加速医疗器械新技术、新产品落地应用。

---

①　建议北京打造前沿创新医疗项目集群［EB/OL］. 2020 - 01 - 15. https：//finance. eastmoney. com/a/202001151358127147. html.

②　中国科学院颠覆性技术创新研究组. 颠覆性技术创新研究-生命科学领域［M］. 北京：科学出版社，2020.

第五节　加速医药健康产业科技成果落地转化

一、推进创新链、产业链、资金链、服务链等多链深度融合

鼓励产、学、研、医开展关键核心技术联合攻关，鼓励 VIC（风险投资+知识产权+研发外包）等多元新药研发模式。

二、推动公共服务平台建设

推动北京市医药健康领域基础研究平台、概念验证平台、共性关键技术研发服务平台、专业孵化器、技术转移转化平台、金融服务平台等公共服务平台建设。激活各类平台服务功能，降低医药健康领域创新转化的研发、交易、融资成本，提高关键共性技术的先进性，提升核心科技成果转化效能与产业化进程。

三、完善医药健康领域的科技成果转化机制

通过强化科技成果转化系列政策的协调衔接，试点推广医药健康领域高校院所多元分类评价，完善成果转移转化利益分享机制，宣贯落实企业研发活动税收优惠政策，设立新药研发上市缩短周期绿色通道等措施，打通科技成果转化政策堵点。

第六节　优化医药健康产业创新生态

一、完善医药健康产业公共服务体系

聚焦北京市生物制药创新团队及企业在新药研发、中试、生产等环节的共性需求，以中关村生命科学园等专业园区为核心，充分发挥市场化主体模式创新、功能互补等方面作用，加快培优引强，支撑打造覆盖生物制药全生命周期共性需求的国际化、高水平、专业化的公共服务体系①。

---

① 北京市政协科技委建议完善医药健康产业创新生态　吸引留住创新成果［EB/OL］．2020-06-09．http://www.bjzx.gov.cn/zxgz/zxdt/202006/t20200609_29909.html.

北京市医药健康产业技术路线图研究

二、积极培育数字医疗新业态

支持人工智能技术推动智慧医疗产业快速发展，加快人工智能应用场景建设和广泛落地。围绕精神疾病、疾病看护等领域，研发数字医疗、健康医疗等相关产品。

三、利用全球资源推进医药健康产业国际化发展

积极开展新药研发阶段的国际科技合作，加强海外尚未上市的生物创新药早期产品和创新技术的引进与合作，积极加入国际协同创新组织，建立医药健康领域资源共享的新技术开发模式，实现药物全球同步研发。依托大兴、亦庄自由贸易试验区高端产业片区等自由贸易试验区建设，吸引跨国生物医药企业在京设立研发机构，实施大科学计划加强全球科学家与研究机构与在京科研机构的创新合作。打造产业国际化服务体系，支持国际化产业服务平台建设，吸引国际检测认证机构与中介服务机构，提高医药健康企业的国际专利战略布局水平与国际核心竞争力。前瞻谋划布局未来产业，抢占生命医药健康领域国际竞争制高点。

附　录

一、北京市疫苗产业技术路线图绘制未来发展关键要点（参考表）

注：本技术路线图面向未来 10 年，表中疫苗市场指未来 10 年国内、国际疫苗使用市场；疫苗产品指未来 10 年建议重点研发、生产的疫苗；疫苗技术指未来 10 年应重点支持发展的技术；环境指未来 10 年要实现上述市场、产品、技术所需构建的支撑环境。

层级	一级关键要点	关键要点细分	要点描述
疫苗市场	一类疫苗（计划免疫）应保证国产完全供给		◇传统疫苗，北京已经有些饱和了，像肺炎疫苗等 ◇但疫苗不会百分之百饱和，疫苗总会有负反应，可发展方向是对目前疫苗的升级（安全性、与其他疫苗联合）
	二类疫苗（一类疫苗之外的）预防性疫苗具有更广的市场空间 （可以面向国际市场，同时应注意国内市场和国外市场的病种存在差异）		◇国际共性的疫苗：包括①针对新突发传染病的；②疑难病的——RSV（呼吸道合胞病毒），HIV（艾滋病病毒），新的结核病疫苗、呼吸道疫苗、登革热疫苗、带状疱疹疫苗、手足口疫苗；③针对变异株的、耐药性的（超级耐药菌） ◇国际虽有，但亚洲人（或中国人）基因型不同，需要做本土开发的——HPV（人类乳头瘤病毒）疫苗（九价的有 11 家拿到批件，北京没有 1 家）、轮状病毒疫苗
	适度发展治疗性疫苗		◇截至 2020 年底，世界上到达三期临床，获批的有 3 个 ◇国内仅上海有进入临床的治疗性疫苗——闻玉梅院士的乙肝疫苗 ◇主要针对肿瘤 ◇整体上都处于研发阶段
	在国际上我国疫苗并不领先		◇只有新冠疫苗现在是与世界并驾的 ◇大部分疫苗我国处于技术底层（如民海生物在做的四价五联的二倍体狂犬疫苗，已是国内领先，但 GSK 已有六联、七联产品），有不少于 10 年的差距

层级	一级关键要点	关键要点细分	要点描述
疫苗产品		DNA 疫苗	◇现在国外还没有获批，等再成熟一些再做
		RNA 疫苗 核酸疫苗（DNA RNA）	◇优点：无须培养、快速、无须 P3、P4 实验室操作 ◇缺点：mRNA 疫苗不良反应很大，这个问题解决不了，未来市场很难预测 ◇北京需要做 RNA 疫苗平台，如果平台做成，很多疫苗都可以做出来，可以占领制高点；当前国内苏州艾博生物、斯微生物（上海）在做，起步不晚，但还有一些技术环节解决不了 ◇mRNA 疫苗的研发企业，原来是做治疗性疫苗的，主要是肿瘤疫苗，国外企业有 10 年的积累。新冠疫苗是第一次做预防性疫苗 ◇做动物疫苗比较成熟 ◇风险为是否会整合到人体基因中，要证明 mRNA 序列不会融合到人体 ◇最大的不良反应来自纳米脂质体，有些成分（如胆固醇）对人体有毒性反应
		灭活疫苗	◇技术相对成熟，某些疫苗必须采用灭活疫苗，所以有持续发展的必要性 ◇北京灭活做得挺好，与北京有 P3 实验室有关，但与其他地区差异不大 ◇涉及毒株，存在生物安全的风险 ◇主要看对技术平台的掌握情况
		减毒活疫苗	◇技术实现比较难，筛选病毒株比较难
		病毒载体疫苗	◇安全性还要评估（如埃博拉疫苗，采用的是复制性 VSV 载体，可能对脑有负面影响） ◇在治疗性上效果较好
		多联多价疫苗	◇发展趋势 ◇优点：一针可以预防多种疾病，尤其对于小孩疾病预防，可以减少打疫苗次数（如百白破+HIP 等） ◇当前组白百破进入 I 期临床试验（智飞生物），难点是佐剂
		多糖结合疫苗	◇与多联多价疫苗有交叉，当前已有此类疫苗上市 ◇未来的热点品种——13 价肺炎球菌多糖结合疫苗（沃森生物）
		多肽疫苗、蛋白疫苗	◇在抗原环节设计
		结合疫苗	◇如多糖和病毒结合，结合疫苗小婴儿可用
		亚单位疫苗	◇也叫组分疫苗（交叉）

层级	一级关键要点	关键要点细分	要点描述
疫苗产品	病毒样颗粒（VLP）疫苗		◇与减毒活疫苗，灭活疫苗，亚单位、重组、多糖或结合疫苗，类毒素疫苗有交叉 ◇重组疫苗的一种，使用免疫系统专门针对特定细菌 ◇适合用于免疫系统较弱的人
	纳米疫苗		◇与前述疫苗品种有交叉 ◇基于纳米颗粒的疫苗具有高特异性，非常有效并且具有良好的药代动力学特性 ◇基于纳米颗粒的VLP疫苗还可以消除注射疫苗的需要，并且可能会在鼻内疫苗或吸入器中使用
技术及设备	研发关键技术	疫苗抗原的筛选	◇重点关注有效性
		抗原设计技术	◇重点关注保护效力、持久性 ◇能够应对变异株，转变"来一个挡一个"的被动研发情况 ◇利用免疫组学、免疫信息学可以做
		抗原递送系统	◇未来方向是基于纳米技术的综合系统 ◇可能把佐剂结合进来
		佐剂技术	◇中国佐剂技术落后国际较多，如新冠疫苗使用的多是日本的、GSK的佐剂，一旦断供，中国将无法生产 ◇如组分百白破疫苗，难点就是佐剂 ◇重点佐剂产品——CpG寡聚脱氧核苷酸
		病毒和DNA载体技术	◇当前国内基础技术都是国外的，国内多是对别人的技术改造
		mRNA制备的技术	◇载体和抗原设计一体化 ◇重点关注稳定性
		纳米载体技术	◇用于纳米疫苗的载体技术 ◇纳米颗粒的特性使其通不过国家药典相关标准
		制剂相关技术	◇包括剂型、脂质体等相关技术 ◇核心是将材料和制剂结合在一起 ◇重点关注稳定性 ◇涉及材料化学、物理化学等学科
		哺乳动物培养技术	◇北京缺少实验动物的实验室
		多联多价技术	◇如百白破，其中一个成分是百日咳，全菌体的，不良反应大。国际上是组分疫苗，不是全菌体的，从菌体是提取出主要成分，再去配制组合疫苗。国内正在申报临床实验的过程中

续表

层级	一级关键要点	关键要点细分	要点描述
技术及设备	生产工艺关键技术与设备（包括原辅料）	培养基	◇国内无血清的培养基
		脂质体（辅料）	
		血清	◇国内生产线无法生产出符合质量要求的产品，如牛血清
		工具酶	
		纯化的介质	◇重点看均一性 ◇严重依赖国外
		发酵设备	
		微流控设备	◇用于 mRNA 疫苗的生产线
		一次性注射器	
		西林瓶	
		分包装线	◇当前主要使用德国博世的生产线，已有部分国产可替代
	储存运输关键技术	信息追溯技术与系统	◇在发达地区已经能做到，但偏远地区还不行 ◇放置芯片，考虑到成本问题，大包装都有，做不到每个小包装都有
		24 小时温控系统	◇包含超温处理技术、信息管理系统
	可能影响到疫苗发展的其他领域技术	结构生物学	◇对于抗原设计会引起重大变化
		材料科学	◇对于脂质体会有影响
		工程技术发展	◇对于相关设备的影响
环境	法律制度环境	《疫苗管理法》对疫苗产业的促进与限制	◇一方声音：我国是比较健全的，中国《疫苗管理法》是世界上唯一的 ◇另一方声音：疫苗严管后，会没有创新，不允许成立新疫苗企业（现在除新冠疫苗企业，不可能再批新的疫苗生产企业了）
		药典标准对疫苗产业的影响	◇药典标准高于国外，我们技术达不到，以致可达到国外标准的还无法达到国内标准，无法在国内市场上市 ◇对佐剂的要求，限制加佐剂的量，不允许为了加大免疫反应增加佐剂量。抗原的量和佐剂的量要平衡。不推荐为了节约抗原去增加佐剂 ◇疫苗杂质（国内标准高于国外），如抗生素的残留（有案例）。是对人群使用的安全性的保证
		CDE（药品评审中心）技术审评的原则和标准	◇联合疫苗，要求每个单独的疫苗都获批上市后，才能做联合疫苗。研发周期非常长（如五联苗，要做 5 个疫苗都批准上市后，再做）（对于企业来说，国际上集团公司可以把集团内部单成分的疫苗去做联合疫苗。国内不可以，现在正在考虑是否突破）

层级	一级关键要点	关键要点细分	要点描述
环境	法律制度环境	疫苗接种资质对疫苗研发的影响	◇医院没有疫苗接种资质，无法做疫苗的早期临床实验和后期临床实验（北京前期临床、后期临床不敢做，拿不到新产品的上市批件） ◇建议：疫苗临床评价任务写到 CDC 的职责中（疫苗临床由省 CDC 和医院一起做） ◇预防性疫苗都在 CDC，健康人群在做，还是二三线城市来做。是由北京经济发展阶段决定的
		政策支持是非常重要的	◇药监局，康希诺研发时，天津市药监局（代表国家）派人驻场，过程中所有的问题都可以解决
		管理路径	◇新冠疫苗临床试验都在国外，如何管理 ◇3 个路径：应急疫苗（新冠）管理路径、常用疫苗管理路径（国外有了我们没有的，仿制；效力比较低的要改进的）、创新疫苗管理路径
		北京	◇新冠肺炎疫情暴发初期，科委立了六七个课题，支持新冠病毒变异的应对研究 ◇前瞻性地考虑问题
	产业环境	疫苗评价机构是否充足	◇一方观点：北京具有评价优势，北京市药监局专门建立了评价中心，可进行疫苗评价；CRO 临床前评价、CRO 临床评价有很多机构，如北京昭衍生物，之前主要做动物评价，现在也在扩展 ◇另一方观点：北京缺乏研发类的评价机构，像天津的药明康德
		临床试验机构间的竞争	◇当前江苏做得最多，河南近期发展迅速 ◇北京组织不来健康的志愿者，北京最早是朝阳区 CDC 做的临床。多中心，北京牵头，把河北的 CDC 联合进来 ◇北京对此环节应该放弃还是加强 ◇限制的瓶颈，CDC 是事业单位，不能盈利，CDC 做临床试验，收入不能发放给自己单位人员。河南、河北愿意做，政府非常支持，临床试验是解决编外人员工资的重要途径 ◇知情同意权
		北京缺乏承接实验室技术转化的机构	◇北京具有研究优势，中国医学科学院、清华大学、北京大学、中国科学院等都在做疫苗前期的研究，用现代生物技术的方法来做疫苗 ◇北京有科研优势，但是科研机构找的合作单位都不是北京的，尤其是新技术、新疫苗流到外地。例如，军事医学研究院秦成峰在做 mRNA 疫苗，合作企业找的都不是北京企业 ◇能承接的企业已经自己在做研发，如民海、科兴控股

续表

层级	一级关键要点	关键要点细分	要点描述
环境	产业环境	北京面临外地竞争加剧	◇上海、成都、江苏、长春、深圳、北京 6 个聚集区，北京生产规模处于中下水平 ◇新型疫苗都不在北京（除新冠疫苗） ◇成都和武汉在新疫苗领域发展不错，武汉还有一些新的动物疫苗品种
		产业链、创新链上下游的配合	◇如疫苗开发和递送系统研究机构之间应加强合作
		新疫苗生产线投资风险	◇三期临床和厂房建设并行，存在不成功则厂房投资失败的风险
		政府对新疫苗研发资助力度不够	◇当前，最多 500 万元，对疫苗研发杯水车薪，如三期临床就可以花掉 1 亿元
		北京对高新技术注重程度不够	
	市场环境	购买制度对疫苗产业的影响	◇只有省级 CDC 可提供疫苗 ◇当前由卫健委集中购买，卫健委与企业签约
		国际市场会受到政治经济、宗教制度差异的影响	◇例如，用到猪的，在伊斯兰国家就会有限制
可能的风险元素	突发传染病		◇会引导研发方向 ◇热度下降可能会出现产能过剩问题
	舆论		◇疫苗涉及公共安全，容易引起社会广泛关注和舆论 ◇政府如何进行舆论处理、如何引导，会对疫苗产业产生影响
	人们对疫苗的认知		◇加强宣传，疫苗是预防大部分人群，有个别人员死亡不能否定整个疫苗 ◇现在有疫苗相关的纠纷
	安全性管理——临床负作用的管理		◇要有管理途径，对负面作用要有上报途径。上市后也应该观察，但现在没处上报 ◇对疫苗进行长期观察，只有乙肝疫苗做长期观察，观察数据到 10 年。新冠疫苗还没有观察到，应在抗体下降到一定程度再打加强针，什么时候打不同厂家的疫苗会不一样

二、北京市基因编辑产业技术路线图绘制未来发展关键要点（参考表）

注：本技术路线图面向未来 10 年，表中基因编辑市场指未来 10 年国内、国际基因编辑应用市场；基因编辑产品指未来 10 年建议重点研发、生产的基因编辑类产品；基因编辑技术指未来 10 年应重点支持发展的技术；环境指未来 10 年要实现上述市场、产品、技术所需构建的支撑环境。

层级	一级关键要点	关键要点细分	要点描述
基因编辑市场	基础研究		◇模式生物的功能基因转录调控研究：ZFN/TALEN/CRISPR/Cas9 广泛应用于烟草、拟南芥、大鼠、小鼠、斑马鱼、果蝇等模式生物 ◇功能基因研究中发挥重要作用：在哺乳动物细胞、体外人源细胞等功能研究中发挥作用
		生物医学领域应用	◇遗传性疾病治疗：亨特氏综合征（2017 年 Sangamo 公司利用 ZFN 技术）、帕金森病、血友病、杜氏肌营养不良、地中海贫血症（2015 年地中海贫血）等取得进展 ◇肿瘤治疗是当前生物医学领域的热点：我国是首个将 CRISPR/Cas9 用于人体试验的国家，批准至少 9 例基于 CRISPR/Cas9 技术的肿瘤治疗临床研究；Cellectis 公司使用 TALEN 技术改造后的供体 T 细胞治疗患儿白血病（2015）；四川大学华西医院卢铀主持世界第一例 CRISPR/Cas9 人体试验，攻克目标肺癌（2016）；基于 TALEN 技术的急性淋巴细胞白血病 CAR-T 免疫疗法进入临床试验阶段（2017） ◇重大疾病动物模型研究：2014 编辑猴，为建立猴疾病模型和研究人类疾病奠定基础；2017 消除猪内源性逆转录病毒，为动物器官人体移植提供可能；世界首例基因敲除狗，敲除肌生长抑制素基因后，狗的肌肉生长发育能力增强，这使得攻克重症、定制的高级动物模型有可能得以实现（如帕金森、重症肌无力、渐冻人症等人类疾病，可在狗的身体上重现） ◇新冠病毒检测与治疗：张峰团队和我国企业开发的新型冠状病毒核酸检测试剂盒；我国微远基因（广州）基于自有 CRISPR 平台开发出"新型冠状病毒"核酸检测试剂盒 ◇Editas Medicine：张峰等在 2013 年创立的主攻利用 CRISPR/Cas9 技术治疗多种疾病的生物医药公司，专注于开发基于 CRISPR/Cas9 技术在肿瘤和遗传缺陷病等方面的疗法。已经开展的项目包括：①和 JUNO 合作开发 2.0 版 CAR-T 疗法；②推进 2017 年展开针对雷伯式先天黑内障的临床研究；③其他基因性疾病，如镰型细胞性贫血症、角膜疱疹等

层级	一级关键要点	关键要点细分	要点描述
基因编辑市场	农业领域应用		◇植物育种，极大改进植物育种的精准度：已在小麦、水稻、大麦、蘑菇等物种中实现定点突变；基因组编辑的耐低温储存马铃薯和无反式脂肪酸大豆油的商业化开发已获重要进展 ◇动物育种，可利用更精准、更快速的方法来获得期望的表型：英国培育的"基因猪"，可抵御致命性猪蓝耳病毒感染；美国培育的无角荷斯坦牛，避免牛割角的痛苦；中国科学家培育低脂抗寒猪；华大基因的长不大的小猪
	其他领域应用		◇工业微生物领域：已广泛应用于微生物代谢工程 ◇基因驱动系统对有害生物的防控：根除疟疾、登革热、寨卡病毒等虫媒疾病、消灭或控制入侵物种等方面具有广阔前景，如英国"进攻疟疾"项目是对疟蚊 DNA 进行绝育改造来阻止疟疾传播
	基因编辑技术与 CAR-T 疗法结合		◇很多基因编辑公司专注于 CAR-T 疗法和免疫缺陷病，所有的 CAR-T 疗法公司都和基因编辑公司开展合作，包括诺华、Juno 和 Cellectis 在内的 6 家 CAR-T 疗法企业与 Intellia Therapeutics、Editas Medicine 和 CRISPR Therapeutics 等基因编辑公司强强联合，开发结合基因编辑技术特别是 CRISPR 技术的 2.0 版 CAR-T 疗法 ◇二代 TALEN 应用于 CAR-T 已有临床基础且 CAR-T 公司与 CRISPR 公司合作成为趋势，三代 CRISPR 借助技术替代趋势也将最早落地 CAR-T 领域 ◇从技术难度和产业趋势预判，模式小鼠—肿瘤—遗传缺陷病—其他疾病是 CRISPR 落地步骤 ◇Cellectis 公司开发的结合 TALEN 技术（第二代基因编辑）的异体 CAR-T 疗法 UCART19 定向敲除 TCR-α 基因（可降低 GVHD）、CD52 基因（使细胞对 alemtuzumab 耐药）、RQR8（自杀基因，可增加细胞对 rituximab 的敏感性），已经成功治愈了一例复发性急性淋巴细胞白血病（ALL）患儿
基因编辑产品	基因编辑体外诊断（IVD）产品		◇基因编辑方法学的新冠病毒检测产品：FDA 在 2020 年 5 月 EUA（仅限于紧急授权使用）首次批准张锋团队开发的基因编辑 IVD 产品——SHERLOCK 方法学定性检测人体上呼吸道样本中的新冠病毒 N 基因和 ORF1ab 基因；国内已有进入优先/应急审评的国产基因编辑方法学的新冠病毒检测产品中，已批准的产品 2 个，处于沟通交流及资料完善中的产品 1 个
	基因编辑药物		◇治疗遗传性疾病的基因编辑药物：2021 年 10 月 6 日，Intellia Therapeutics 公司宣布，CRISPR/Cas9 候选疗法 NTLA-2002 的 1/2 期临床试验已获得新西兰药品和医疗器械安全局批准，用于治疗成人遗传性血管水肿（HAE）

续表

层级	一级关键要点	关键要点细分	要点描述
技术	归巢核酸内切酶（MN）	MN	◇技术描绘：识别 12~40 个碱基对的双链 DNA 序列，并进行切割，再利用同源重组技术进行基因编辑 ◇难点：切割点位少，人工改造难度大
	锌指核酸酶（ZFN）	ZFN	◇技术描绘：通过锌指蛋白和核酸内切酶的融合形成新嵌合蛋白，分别由锌指蛋白和核酸内切酶来完成 DNA 位点的识别和切割。其中，锌指蛋白可以与各种功能结构域融合成不同用途的人工蛋白分子 ◇理论可通过组装不同的锌指蛋白来识别 DNA 序列的不同位点，但 ZFN 相关专利技术被美国加州 Sangamo Biosciences 公司长期垄断，Sangamo 公司对自身的独门筛选平台严加保护，无法基于该公司的技术平台开展锌指核酸酶的设计工作 ◇难点：技术平台被垄断、锌指蛋白组合筛选难度大、不同的锌指蛋白之间进行组装的匹配性、干扰性无法完全预测、具有一定特异性仍存脱靶效应、在细胞中持续表达对细胞有毒性
	转录激活因子样效应核酸酶（TALEN）——更适用于临床治疗	TALEN	◇技术描绘：每一段 TALE 蛋白对应一个 DNA 碱基，从而将 TALE 蛋白组装后与内切酶相连后，可以实现 DNA 位点的精确切割和编辑。DNA 序列由 4 种碱基组成（A/T/G/C），理论上只需要 4 类 TALE 蛋白（34 个氨基酸组成的蛋白）就可以通过不同类型的组合，实现对 DNA 序列的定位 ◇优点：可设计性比 ZFN 技术更强，不受上下游序列影响；比 ZFN 的应用潜力更广阔 ◇难点：载体运输 TALE DNA 能力有限；通过计算机可以帮助设计 TALE 蛋白的 DNA 序列，但实际合成则难度较大；仍存在脱靶效应、TALEN 与基因组进行特异结合与染色体位置及临近序列有关等问题
	常间回文重复序列丛集关联蛋白系统（CRISPR/Cas）——更适用于科学研究	CRISPR/Cas	◇技术描绘：一段 CRISPR 序列被转录为向导 RNA 分子，然后具有切割功能的 Cas9 蛋白寻找与向导 RNA 分子配对的 DNA 序列，一旦找到，Cas9 会迅速卡住目标 DNA 序列并将其进行切割 ◇优点：构建容易；细胞毒性较小 ◇难点：①脱靶效应，即便转录后的向导 RNA 与目标 DNA 序列并不是完美配对，存在 1 个或几个碱基对的差错，Cas9 蛋白还是会执行剪切。临床层面的技术脱靶，是不允许的。②Cas9 蛋白体型庞大，由 1000 多个氨基酸构成，载体运输面临较大挑战。③基因编辑系统修复错误基因仅在细胞分裂时出现，对于已经停止分裂的细胞中的遗传疾病（如神经系统疾病），缺乏有效的修复工具

层级	一级关键要点	关键要点细分	要点描述
技术	常间回文重复序列丛集关联蛋白系统（CRISPR/Cas）——更适用于科学研究	CRISPR/Cas	◇未来方向： 国外：①CRISPR-Cas 等创新工具需不断地研发、迭代和优化，包括 MIT 张峰团队目前也还在不断地迭代优化；②开拓各种不同物种都适用的关键的工具包，提高它的精准性、安全性、适用性和通用性，特别是基因编辑技术的安全性和准确性，涉及临床是需要非常谨慎的；③Mammoth Biosciences 成立于 2017 年 6 月，这几年开发了不少编辑工具，目前有 Cas12、Cas13、Cas14、CasΦ 4 款，其中 Cas14 与 CasΦ 是目前最小的基因编辑蛋白之一，因为可轻松置入腺病毒载体中传递，使体内编辑与治疗更容易 国内：MIT 张峰团队的 CRISPR-Cas9 可能是目前最先进的技术，我国还没有 CRISPR Cas9，但是 CRISPR 技术对于中国来说并不是"卡脖子"技术，如中国科学院动物所李伟自主研发的 CRISPR CTF，此外 Cas12b、Cas12i 也是国内的专利技术 北京：一直在追着张峰、Jennifer、David Liu ◇突破点：①低活性胞嘧啶脱氨酶所构建的胞嘧啶碱基编辑器，可能无法有效介导在组织器官或体细胞（如原代血细胞）中的基因组靶向碱基编辑。②如何发展新策略构建低脱靶率的高效碱基编辑系统将成为碱基编辑领域未来发展的难点和突破点
		单碱基编辑技术	◇优点：①仅需一个 DNA 单链切口就能实现单碱基精准编辑，能有效避免编辑过程中产生的基因组损伤，且可对上千种引起人类疾病的基因组碱基突变进行定点矫正；②规避同源重组修复和降低不需要的错误 ◇应用：可能极大推动疾病模型制备、动植物的育种和人类疾病的临床治疗 ◇基因组定向编辑：利用新型碱基编辑系统（Base Editor, BE），包括可实现 C-to-T 编辑的胞嘧啶碱基编辑器（Cytosine Base Editor, CBE）和实现 A-to-G 编辑的腺嘌呤碱基编辑器（Adenine Base Editor, ABE），可在单碱基水平实现精准高效的基因组定向编辑 ◇GOTI 技术：能准确灵敏地监测到基因编辑是否会产生脱靶效应，使用该技术发现第三代单碱基编辑器（BE3）会产生大量脱靶效应（中国科学院、斯坦福大学、中国农业科学院） ◇LEAPER 新型 RNA 单碱基编辑技术：仅需要在细胞中表达向导 RNA 即可招募细胞内源脱氨酶实现靶向目标 RNA 的编辑，为生命科学基础研究和疾病治疗提供全新工具（北京大学研发） ◇以多种新的胞苷脱氨酶为基础构建多种新型的 CBE 工具：在编辑窗口和特异性上的改善，为未来单碱基编辑工具的开发和改善奠定基础

层级	一级关键要点	关键要点细分	要点描述
技术	常间回文重复序列丛集关联蛋白系统（CRISPR/Cas）——更适用于科学研究	现有基因组编辑系统的优化与改良	◇降低基因编辑的脱靶概率，提高编辑的精准性 ◇技术瓶颈：导向 RNA（sgRNA）设计、Cas9 蛋白改造、递送系统优化
		新型高效核酸酶系统的筛选与发现	◇制约问题：前间区序列邻近基序识别序列的存在、Cas9 蛋白分子过大等固有缺陷，限制应用的进一步拓展 ◇筛选出数种具有独特性质的 Cas 效应蛋白如 Cas12a、Cas13a 等，已成功应用于基因组编辑研究中
		新型微生物核酸免疫系统及基因组编辑新资源的研究	◇对不同微生物核酸免疫系统的研究，发现其中具有靶向功能的新颖性核酸免疫系统并揭示其工作机制，将为新型基因组编辑原创性工具的建立提供关键基础
		基因组编辑技术应用拓展	◇对现有 Cas 蛋白的改造或新型 Cas 蛋白的筛选发现
	基因编辑系统递送系统	病毒载体	◇病毒载体是目前最流行的 CRISPR/Cas9 系统向细胞递送的方式：逆转录病毒、腺病毒、腺相关病毒（AAV）已在提供遗传物质治疗方面进行广泛应用 ◇利用病毒载体递送 CRISPR/Cas9 系统的固有缺点：致癌风险、插入大小限制、人体内免疫反应等
	NgAgo-gDNA 基因编辑技术	NgAgo-gDNA	◇利用格氏嗜盐碱杆菌的 Argonaute（一类蛋白），借助短链 DNA，而非 RNA，作为向导，真正实现了对基因组的任意位置进行切割
	医疗器械	基因枪	◇以氢气为动力，以干电池为起动电源，把 DNA 微弹或颗粒药物直接发射到人体或动物的细胞、组织或器官。作为Ⅲ类医疗器械管理
	可能影响到基因编辑发展的其他领域技术	合成生物学、计算科学、核酸酶领域、人工智能技术、生物信息技术等	
环境	法律制度环境	生物法律法规	◇了解我国现有与生物技术、临床治疗、干细胞治疗、转基因生物安全等相关的法律法规，了解基因编辑技术及其产品的监管政策或法律是否存在空白 ◇已有政策法规：①国家科委《基因工程安全管理办法》，1996 年 12 月 24 日发布实施；②国家药监局《人基因治疗研究和制剂质量控制技术指导原则》2003 年 3 月 20 日发布实施；③科技部、卫生部《人胚胎干细胞研究伦理指导原则》，2003 年 12 月 24 日；④国务院令《中华人民共和国人类遗传资源管理条例》，2019 年 5 月 28 日发布，2019 年 7 月 1 日实施；⑤国家药监局药品评审中心

层级	一级关键要点	关键要点细分	要点描述
环境	法律制度环境	生物法律法规	《基因治疗产品非临床研究与评价技术指导原则（试行）》《基因修饰细胞治疗产品非临床研究技术指导原则（试行）》《基因治疗产品长期随访临床研究技术指导原则（试行）》2021年12月3日发布实施 ◇建议：①提升基因科技立法的层级，与《民法典》第1009条的原则性规定予以衔接，并使事前防范风险的统一行政监管有法可依；②具体监管措施可借鉴美国，由同一机构进行统一审批，意即由我国国家药品监督管理局统一负责基因编辑技术相关研究的审批；或借鉴英国，采用特许主义，进行个案审查，避免遗漏不合规行为
		政策或行业使用规范	◇制定政策和行业使用规范与指南，如可以优先推动基因编辑技术在农业领域的产业化应用 ◇具有国际通用意义、标准意义的基因编辑技术与应用相关标准
		补充	◇知识产权政策、知识产权风险评估 ◇基础研究政策
	产业环境	上游	◇高校和基础研究机构：主要提供基础研究成果的专利授权 ◇ZFN：约翰霍普金斯大学等 ◇TALEN：明尼苏达大学、马丁路德大学等 ◇CRISPR：博德研究所、加州大学、哈佛大学、中国科学院、北京大学等
		中游	◇产品供应商：提供试剂盒、病毒载体和核酸序列合成，如New England Biolabs、Sigma-aldrich、Thermo Fisher、博雅辑因生物科技有限公司、杭州百格生物技术有限公司等 ◇技术开发服务商：技术开发类的基因组编辑公司，如Caribou公司、Crispr公司、Editas公司
		下游	◇制药企业：如福泰制药、朱诺治疗公司、诺华、辉瑞公司等 ◇临床试验企业CRO：做药物筛选动物模型 ◇动植物育种公司：如Calyxt公司、重组科技、杜邦、孟山都、先正达等
		产业链不完整	◇尚未形成完整、顺畅的产业链：我国高校和科研院所集中在产业链上游，主要从事基础研究；在中游，国内企业主要集中在试剂盒开发和提供基因敲除、载体构建等服务上，没有较为成熟的技术研发企业；在下游，以CAR-T为代表的基因治疗技术临床探索初步展开，主要以医院为主体，企业很少参与相关研发 ◇无核心技术：国内研发主体没有掌握相关核心技术，缺少原创性和突破性的重要研究成果，主要是跟风；企业整体技术实力较弱，核心技术被欧美企业垄断，没有吸引到相关的金融投资

层级	一级关键要点	关键要点细分	要点描述
环境	市场环境	风险投资机构和制药公司的大量投资	◇将 CRISPR/Cas 基因组编辑技术转变为医疗手段,吸引了来自风险投资机构和制药公司的大量投资
		将影响生物制药和基因/细胞治疗等方面	◇生物制药:构建基于基因组编辑技术的全新制药方式,以获得一些难以用单纯的化学方法合成或在生物体中难以大量提取的药物,如胰岛素、干扰素等 ◇基因/细胞治疗:CRISPR+CAR-T 疗法能够提高 CAR-T 疗法的疗效、降低副作用与成本,在癌症、遗传性疾病和逆转录病毒相关的传染病等疾病的治疗方面取得许多堪称跨时代的佳绩,有望成为免疫治疗的突破口
		可能颠覆传统的医药销售模式	◇基因编辑技术具有较高的技术门槛,需要医院配备专人操作,其产品销售会更倾向于学术上推广和临床技术上支持 ◇新兴生物医药公司崛起并替代传统的化学制药公司,可能会颠覆传统的以医药代表为重要标志的医药销售格局
		重塑种业竞争格局	◇对美国农业新技术的研发与应用带来深远影响:美国豁免多例基因组编辑产品的监管,一是使研究开发者节省数年的时间和大量的金钱(开发成本有望下降 90%、品种培育周期可能由 12 年减到 5 年);二是可能改变大型农业公司垄断生物技术种业市场的局面 ◇未来基因编辑技术研发和种业市场呈现"百花齐放、百家争鸣"的竞争格局:取消对基因编辑技术的监管,会促进大企业和小企业、大学以及其他公共研究机构之间进行更多的合作与授权,同时也会促使更多传统作物育种企业、技术企业和食品企业以及公共研发机构参与其中
		推进功能基因组学的研究	◇CRISPR/Cas 可以同时实现对多个基因的编辑,对基因家族的功能研究变得更便捷 ◇面对大量的测序数据,基因编辑技术将在基因组功能的解读与对基因的修饰和改造中发挥重要作用,将影响生命科学、医学和农业等领域的研究模式,进一步推动各学科的快速发展
		补充	◇治疗价格昂贵:世界上第一个正式上市的体内治疗的基因治疗产品 Glybera 的使用价格超过 100 万欧元 ◇宗教影响
	公众舆情	加强科普	◇加强基因编辑技术的科学知识普及,建立科学家—公众对话机制 ◇基因编辑涉及公共安全,容易引起社会广泛关注和舆论

层级	一级关键要点	关键要点细分	要点描述
可能的风险元素	基因组编辑的技术风险		◇脱靶现象：①核酸酶除能对特定DNA序列进行编辑外，还可能会删减基因组的其他部分，从而导致细胞毒性，如无法预测的脱靶突变。②在基因治疗过程中，特别是恶性肿瘤的方案中，只能直接载体注射到肿瘤局部。若静脉注射，载体将会很快被清除，难以达到治疗效果 ◇增患其他疾病风险：由于对许多疾病基因的功能以及相关生物学机制尚未完全了解，如果没有开展更多研究就对大量基因进行编辑，有可能产生非预期的效果或副作用，如增加患癌风险
	伦理问题		◇生命法益与人性尊严、基因歧视、社会分裂与不平等：对生殖细胞和胚胎细胞的基因编辑，涉及人类后代繁衍与发展，会引发破坏人类基因的多样性、造成后代疾病易感染性和公平与否等多重伦理学问题 ◇DNA序列被改变，传统意义上的"父—子"关系受到挑战
	治疗的持久性问题和延迟性的副作用		◇没有足够的实验结果显示效果的稳定性和可持久性
	社会风险		◇加强风险评估和风险管理，制定适合我国国情的基因编辑治理框架 ◇健全科研伦理审查制度，加强基因组编辑技术等高风险生物医学新技术的监管 ◇鼓励基因编辑应用于人体的基础研究 ◇支持人体细胞基因编辑的应用研究（仅限治疗个体，不会在后代遗传），但需要了解体细胞基因编辑的临床应用的风险、收益与严谨评估 ◇限制关键技术细节的扩散 ◇追踪和控制关键实验设备和原料的流向 ◇加强关键技术人员的培训 ◇规范相关研究和应用机构的工作准则
	关键技术国际公司已经完成专利布局，随时可以"卡脖子"		◇基因编辑关键核心技术发展与应用受制于人

三、疫苗技术路线图调查问卷

尊敬的专家：

您好！

诚挚邀请您填写"疫苗领域技术路线图调查问卷"！本次调查是基于我单位承担的课题"北京市医药健康产业重点领域选择及技术路线图研究"，课题组现针对"疫苗领域"技术路线图绘制的相关问题征求专家意见和建议，希望您能客观填答！

感谢您百忙之中的指导！

首先，请您完善个人基本信息：

单位名称	
职称	
研究领域	

联系人：×××
联系电话：××××

北京市科学技术研究院创新发展战略研究所
课题组
2021 年 12 月

1. 疫苗产品相关问题

序号	疫苗产品	产品描述	您对该产品的熟悉程度（分值1~5分，1分为非常不熟悉，5分为非常熟悉）	该产品发展成熟的实现时间（A已实现；B短期，5年内；C中期，5~10年内；D长期，10年以上；E无法预见）	该产品的应用前景（分值1~5分，1分为应用前景较差，5分为应用前景很好）	适合北京发展的阶段（可多选）（A研发；B动物实验；C临床试验；D生产）
1	DNA疫苗	将编码某种抗原蛋白的外源基因（DNA）直接导入动物体细胞内，并通过宿主细胞的表达系统合成抗原蛋白，诱导宿主产生对该抗原蛋白的免疫应答。主要用于针对人类病毒、细菌和寄生虫疾病以及多种癌症				
2	RNA疫苗	将编码某种抗原蛋白的外源基因（RNA）直接导入动物体细胞内，并通过宿主细胞的表达系统合成抗原蛋白，诱导宿主产生对该抗原蛋白的免疫应答。主要用于针对人类病毒、细菌和寄生虫疾病以及多种癌症				
3	灭活疫苗	先对病毒或细菌进行培养，然后用加热或化学剂将其灭活，灭活疫苗既可由整个病毒或细菌组成，也可由它们的裂解片段组成为裂解疫苗				

续表

序号	疫苗产品	产品描述	您对该产品的熟悉程度（分值1~5分，1分为非常不熟悉，5分为非常熟悉）	该产品发展成熟的实现时间（A 已实现；B 短期，5 年内；C 中期，5~10 年内；D 长期，10 年以上；E 无法预见）	该产品的应用前景（分值1~5分，1分为应用前景较差，5分为应用前景很好）	适合北京发展的阶段（可多选）（A 研发；B 动物实验；C 临床试验；D 生产）
4	病毒载体疫苗	把基因嵌入到病毒里，然后把病毒递送到人体细胞内，释放出病毒 RAN，依靠人体细胞制造出靶向蛋白质 S 蛋白，相当于在体内生成疫苗				
5	多价联合疫苗	由不同种病原体相关抗原，预防不同病原微生物引起的疾病，或由同一种病原体的不同群、血清型或基因型的抗原构成，同一种病原微生物的不同血清型/株引起的疾病				
6	多糖结合疫苗	利用化学交联或生物合成法，将多糖共价结合在蛋白载体上，刺激机体产生非 T 细胞依赖免疫原性，引起 T 细胞依赖免疫原性				
7	减毒活疫苗	属于第二代疫苗，指病原体经过甲醛处理后，A 亚单位（毒性亚单位）的结构改变，毒性减弱，但 B 亚单位（结合亚单位）的活性保持不变，即保持了抗原性的一类疫苗				
8	亚单位疫苗	通过化学分解或有控制性的蛋白质水解方法，提取细菌、病毒的特殊蛋白质结构，筛选出的具有免疫活性的片段，制成不含有核酸、能诱发机体产生抗体制成的疫苗，也叫组分疫苗				
9	蛋白疫苗	将某种病毒的目的抗原基因构建在表达载体上，将已构建的表达蛋白载体转化到细菌、酵母或哺乳动物或昆虫细胞中，在一定的诱导条件下，表达出大量的抗原蛋白，通过纯化后制备的疫苗				
10	多肽疫苗	按照病原体抗原基因中已知或预测的某段抗原表位的氨基酸序列，通过化学合成技术制备而成，多肽作为免疫原引起体内效应细胞免疫应答。主要用于针对人类病毒、细菌和寄生虫疾病以及多种癌症				

序号	疫苗产品	产品描述	您对该产品的熟悉程度（分值1~5分，1分为非常不熟悉，5分为非常熟悉）	该产品发展成熟的实现时间（A 已实现；B 短期，5 年内；C 中期，5~10 年内；D 长期，10 年以上；E 无法预见）	该产品的应用前景（分值1~5分，1分为应用前景较差，5分为应用前景很好）	适合北京发展的阶段（可多选）（A 研发；B 动物实验；C 临床试验；D 生产）
11	病毒样颗粒疫苗	由病毒的一个或多个结构蛋白组成的，类似于天然病毒粒子空间结构的多聚体颗粒，没有病毒核酸，具有很强的免疫原性和生物学活性，可以激发宿主先天和适应性免疫反应。主要用于针对人类、动物病毒				
12	纳米疫苗	是基于纳米材料和技术制成，纳米颗粒表面可同时装载多个抗原，与人体细胞受体结合后，通过纳米颗粒偶联显著增强蛋白疫苗的保护性免疫响应。主要用于针对人类病毒、细菌及多种癌症				
13	尚未列示的其他疫苗产品(请在下方列出，并回答相应问题)					

2. 疫苗产品制备涉及技术的相关问题

序号	技术	您对该技术的熟悉程度（分值1~5分，1分为非常不熟悉，5分为非常熟悉）	该技术在国内的实现时间（A 已实现；B 短期，5 年内；C 中期，5~10 年内；D 长期，10 年以上；E 无法预见）	国内和国际实现时间的差距（A 没有差距；B 5 年；C 5~10 年；D 10 年以上）	该技术对疫苗产品制备的重要程度（分值1~5分，1分为非常不重要，5分为非常重要）	适合北京发展的阶段（可多选）（A 研发；B 应用示范；C 产业化；D 不适合北京发展）
1	源头抗原技术					
2	抗原递送系统					
3	佐剂技术					
4	病毒和 DNA 载体技术					
5	mRNA 制备技术					
6	纳米载体技术					
7	制剂相关技术					
8	哺乳动物培养技术					
9	多联多价技术					

续表

序号	技术	您对该技术的熟悉程度（分值1~5分，1分为非常不熟悉，5分为非常熟悉）	该技术在国内的实现时间（A已实现；B短期，5年内；C中期，5~10年内；D长期，10年以上；E无法预见）	国内和国际实现时间的差距（A没有差距；B 5年；C 5~10年；D 10年以上）	该技术对疫苗产品制备的重要程度（分值1~5分，1分为非常不重要，5分为非常重要）	适合北京发展的阶段（可多选）（A研发；B应用示范；C产业化；D不适合北京发展）
10	脂质体					
11	培养基					
12	血清					
13	发酵设备					
14	纯化介质					
15	工具酶					
16	微流控设备					
17	西林瓶					
18	尚未列示的其他技术（请在下方列出，并回答相应问题）					

四、基因编辑技术路线图调查问卷

尊敬的专家：

您好！

诚挚邀请您填写"基因编辑领域技术路线图调查问卷"！本次调查是基于我单位承担的课题"北京市医药健康产业重点领域选择及技术路线图研究"，课题组现针对"基因编辑领域"技术路线图绘制的相关问题征求专家意见和建议，希望您能客观填答！

感谢您百忙之中的指导！

首先，请您完善个人基本信息：

单位名称	
职称	
研究领域	

联系人：×××

联系电话：××××

北京市科学技术研究院创新发展战略研究所

课题组

2022 年 3 月

1. 基因编辑技术的相关问题

序号	技术	您对该技术的熟悉程度（分值1~5分，1分为非常不熟悉，5分为非常熟悉）	该技术在国内的实现时间（A 已实现；B 短期，5年内；C 中期，5~10年内；D 长期，10年以上；E 无法预见）	国内和国际实现时间的差距（A 没有差距；B 5 年；C 5~10 年；D 10 年以上）	该技术对基因编辑产品制备的重要程度（分值1~5分，1分为非常不重要，5分为非常重要）	适合北京发展的阶段（可多选）（A 研发；B 应用示范；C 产业化；D 不适合北京发展）
1	ZFN					
2	TALEN					
3	CRISPR/Cas9 系统					
4	单碱基基因编辑(BE)					
5	引导基因编辑					
6	精准基因编辑(PE)					
7	脂质递送系统					
8	生物递送系统					
9	生物可降解材料递送系统					
10	蛋白递送系统					
11	多肽递送系统					
12	CRISPR/Cas 新系统					
13	能对标 ZFN、TALEN、CRISPR 的新型底层技术					
14	基因编辑基础技术（DNA 编辑技术，包括基因插入等）					
15	基因编辑衍生技术（DNA 编辑技术，包括表观编辑、靶向示踪、基因储存、DNA 读写等）					
16	时空量三维精准调控技术（DNA 编辑技术）					
17	RNA 编辑技术					
18	尚未列示的其他技术（请在下方列出，并回答相应问题）					

2. 基因编辑产品及应用相关问题

序号	基因编辑产品	您对该产品的熟悉程度（分值1~5分，1分为非常不熟悉，5分为非常熟悉）	该产品发展成熟的实现时间（A 已实现；B 短期，5 年内；C 中期，5~10 年内；D 长期，10 年以上；E 无法预见）	该产品的应用前景（分值1~5分，1分为应用前景较差，5分为应用前景很好）	适合北京发展的阶段（可多选）（A 基础研发；B 提供产品和技术服务；C 技术应用）
1	基因检测				
2	体外诊断试剂盒				
3	病毒载体				
4	核酸序列合成				
5	基因治疗药物——罕见病				
6	基因治疗药物——肿瘤				
7	基因治疗药物——遗传病				
8	基因治疗药物——细菌和病毒感染				
9	基因编辑作物				
10	基因实验动物				
11	疾病动物模型				
12	基因编辑数据库				
13	基因编辑产品检测				
14	尚未列示的其他基因编辑产品（请在下方列出，并回答相应问题）				